超简单取穴不出错

李美玲◎编

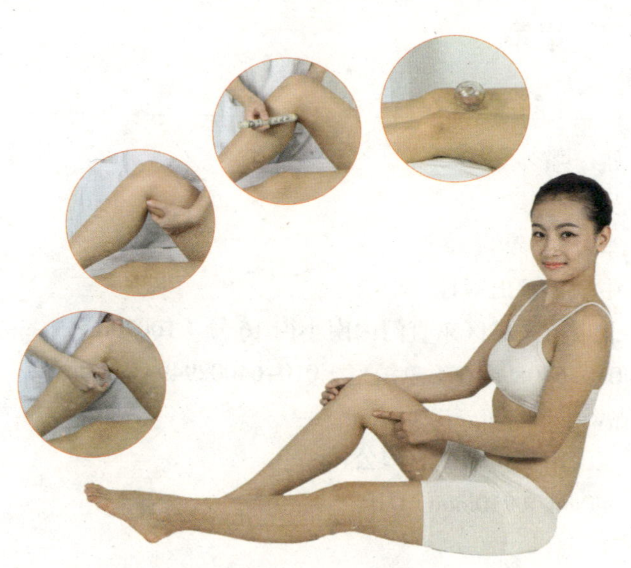

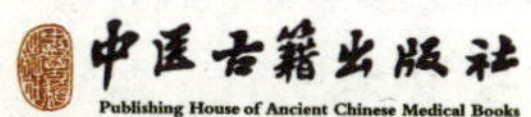

图书在版编目（CIP）数据

超简单取穴不出错 / 李美玲编. -- 北京 : 中医古籍出版社, 2025. 6. -- ISBN 978-7-5152-3014-6

Ⅰ. R224.2

中国国家版本馆CIP数据核字第2025U62J28号

超简单取穴不出错

李美玲　编

策划编辑　姚　强

责任编辑　吴　迪

封面设计　李舒园

出版发行　中医古籍出版社

社　　址　北京市东城区东直门内南小街 16 号（100700）

电　　话　010-64089446（总编室）010-64002949（发行部）

网　　址　www.zhongyiguji.com.cn

印　　刷　三河市嵩川印刷有限公司

开　　本　640mm × 910mm　1/16

印　　张　10

字　　数　150 千字

版　　次　2025 年 6 月第 1 版　2025 年 6 月第 1 次印刷

书　　号　ISBN 978-7-5152-3014-6

定　　价　69.00 元

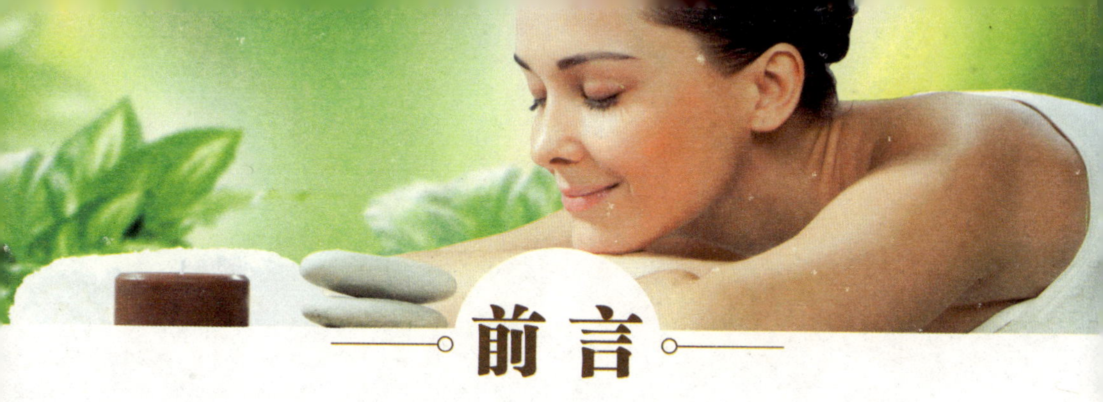

前言

随着现代化程度的日益加深，生活节奏的不断加快，人们所面临的健康问题也越发严峻，养生也显得日益重要。在众多的养生方法里面，经穴疗法是其他疗法所无法取代的一种，它以其经济、简便、安全、适用的特征为广大养生爱好者所接受。

在中医穴位中，“四总穴歌”非常有名。“肚腹三里留，腰背委中求，头项寻列缺，面口合谷收”，这四句话分别对应了人体四个部位、四个穴位，找准这四个穴位进行治疗都可以缓解相对应部位的疼痛。然而，大部分人即使听说过这句话，也找不准相应的穴位；至于人们常听到的气海、关元、膻中、百会等穴位，也仅仅是听说而已，它们在养生中的重要作用一般人知之甚少，以致刮痧、艾灸、按摩这些中医保健的常用手法，也在人们的眼前蒙上了一层神秘的面纱。而怎么运用相应穴位去缓解疼痛，保健养生，预防疾病，甚至治愈疾病，对于老百姓来说更是“虽不能至，心向往之”的事。

本书便是针对广大养生爱好者经常为无法准确定位穴位这一问题而编，内容涵盖了十二正经、任督二脉、经外奇穴，详细列出了人体 247 个穴位的不同功效，详细介绍了每个穴位的位置、功效主治，以及如何对症治病的方法，并列出了每种穴位的多种治疗手段，多种穴位的配合使用疗效，并全方位地说明了按摩、艾灸、刮痧、拔罐的使用方法。

为了让大家更精确地定位取穴及操作，每个穴位均配有清晰的真人展示图，以保证普通人一学就会，让普通人可以自己动手保健养生。

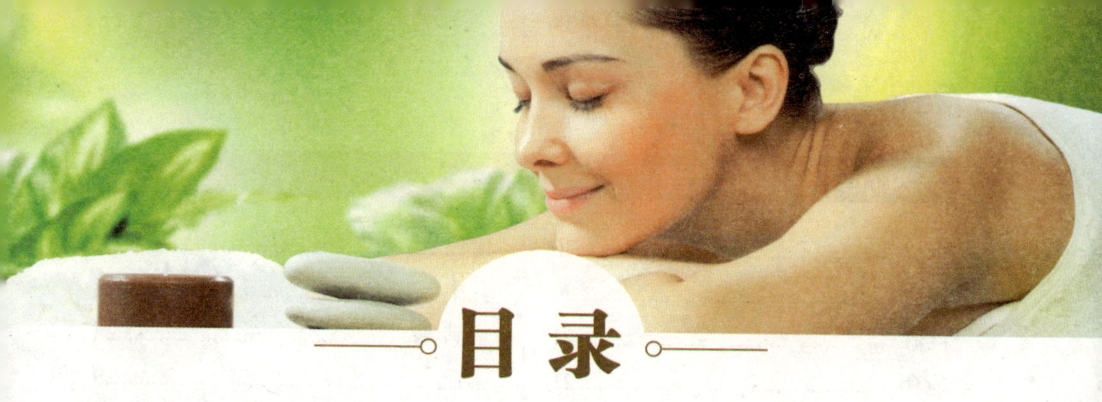

目录

第一章 经络穴位及取穴定位

第二章 手太阴肺经

第三章 手阳明大肠经

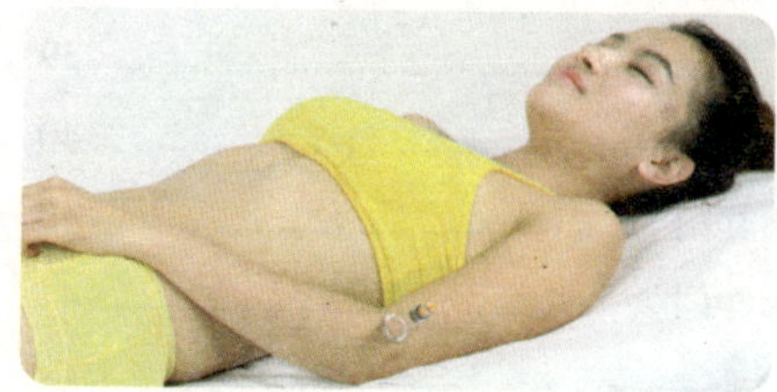

第四章 足阳明胃经

第五章 足太阴脾经

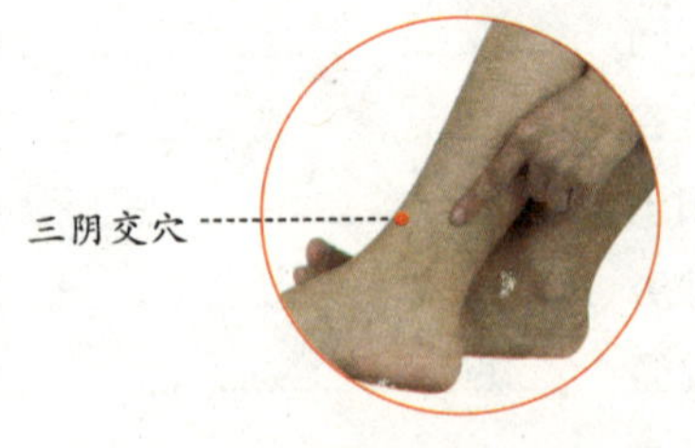

第六章 手少阴心经

第七章 手太阳小肠经

第八章 足太阳膀胱经

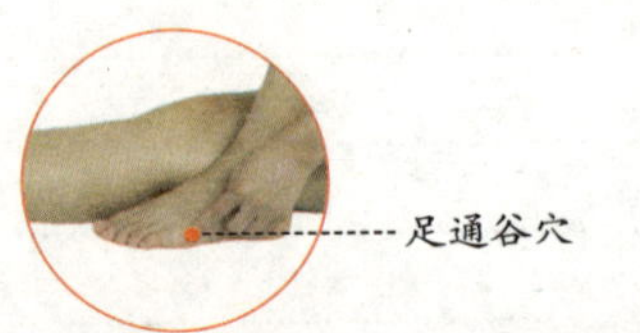

第九章 足少阴肾经

第十章 手厥阴心包经

第十一章 手少阳三焦经

第十二章 足少阳胆经

第十三章 足厥阴肝经

第十四章 任脉

第十五章 督脉

第十六章 经外奇穴

第一章

经络穴位及取穴定位

●经络穴位是人体的“金矿”。先天不足，后天失养，加上气血随着年纪的增长而日渐不足，都会导致我们的身体出现这样或是那样的问题。为了对身体进行调理，促进身体健康，远离疾病的痛苦，我们不妨充分开采身体里面的“金矿”。

●经络包括十二经脉、奇经八脉、十二经别、十五络脉等，其中十二经脉是经络的主干。经络将脏腑、四肢百骸、五官九窍相互联系起来，使正常的生理活动得以维持。除了起到连接作用外，经络穴位也是我们身体里面的药囊，我们要及时对其进行疏导，促进气血循环，从而维系身体健康。

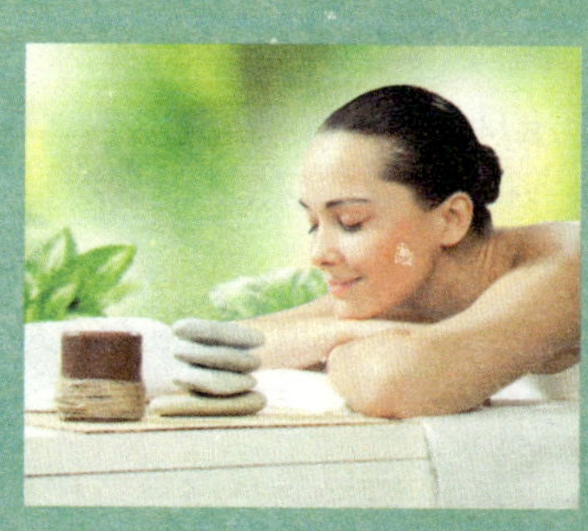

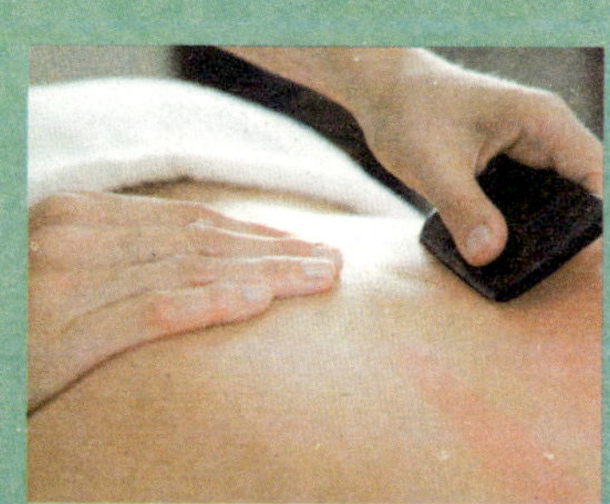

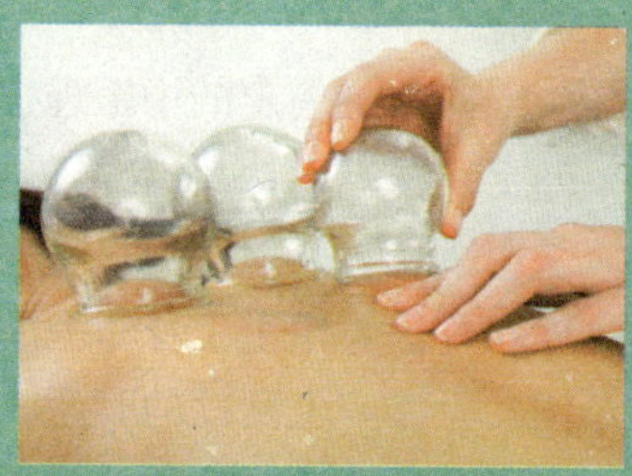

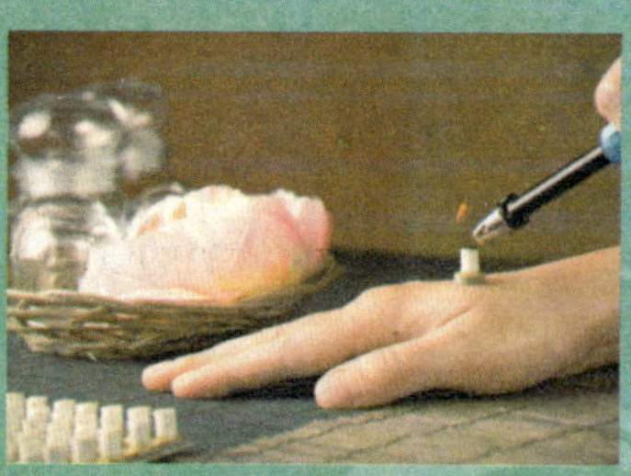

让你周身畅通的养生“真经”——经络穴位

经络穴位是人体的“金矿”。先天不足，后天失养，加上气血随着年纪的增长而日渐不足，都会导致我们的身体出现这样或是那样的问题。为了对身体进行调理，促进身体健康，远离疾病的痛苦，我们不妨充分开采身体里面的“金矿”。

按照中医的解释，经络分别指的是两种系统，其中大的为经，它就好比是人体内的环路，广泛地连接着人体内的重要部位；小的叫络，就如同主路旁的辅路，既是对主路的补充，又能够增加细微之处的联系。其中经脉系统包括十二经脉，也就是十二正经，还有奇经八脉，以及附属于十二经脉的十二经别、十二经筋、十二皮部，其中最主要的就是十二经脉和奇经八脉中的任脉和督脉了。络脉系统包括十五络脉，以及难以计数的浮络、孙络等。十二经脉里的气血就好像是江河里的水在不停地流动着，而奇经八脉就好像是湖泊和水库，有着调节十二经脉气血的作用。当十二经脉的气血量多的时候，就会渗灌到奇经八脉中。要是十二经脉的气血不足的话，奇经八脉中的气血又会流注到十二经脉中。

气血就在这些经络的主干和分支上进行着有机的往复循行。一旦经络出现了问题，不通畅了，身体里面的气血便会出现堵塞。再严重的话，整个人体的气血交通也就瘫痪了，导致疾病也就在人体中产生。所以我们平时一定要保持这些道路的通畅，只有这样才能保证机体的健康。

穴位是人体脏腑经络之气输注于体表的部位，也是邪气所客之处。在防治疾病时，穴位是针灸治疗疾病的刺激点与反应点，以通其经脉，调其气血，使阴阳归于平衡，脏腑趋于和调，从而达到祛除病邪的目的。而按摩穴位可以增强机体免疫力，防病治病。除此之外，经常刺激经络和穴位，还可以有效改善人体体质，缓解病痛。

在掌握一定的中医理疗知识的基础上，根据个人的体质和实际需要，采用按摩、拔罐、刮痧和艾灸等中医理疗方法，作用于身体上的经络和穴位，能够产生良性的刺激，长期坚持便能实现防病祛病、强身健体的目的。

图解常用取穴定位4法

在养生知识日益普及的今天，穴位疗法早已融入了人们的生活当中。不过使用经络穴位是一项技术活，也可以说是一把双刃剑。如果找对了穴位，再加上适当的手法，便可以益寿延年；如果在一窍不通或是一知半解的情况下胡乱摆弄，则往往会弄巧成拙。所以，在进行穴位疗法之前，一定要先了解穴位、找准穴位。

手指同身寸度量法

利用患者本人的手指作为测量尺度来量取穴位的方法称为手指度量法，又称为“手指同身寸”，这是临床上最常用的取穴找穴方法。

“同身寸”中的“寸”并没有具体数值。“同身寸”中的“1寸”在不同人身体上的长短是不同的：较高的人的“1寸”比较矮的人的“1寸”要长，这是由身体比例决定的。所以，“同身寸”只适用于其本人的身体，不能用自己的手指去测量别人身上的穴位，这样做是找不准穴位的。

拇指同身寸：大拇指横宽为1寸。

中指同身寸：中指中节屈曲，手指节内侧两端横纹头之间的距离为1寸。

横指同身寸：又叫“一夫法”，食指、中指、无名指和小指四指并拢，以中指中节横纹处为准，食指、中指、无名指和小指四指指幅横宽为3寸；另外，食指与中指并拢横宽为1.5寸。

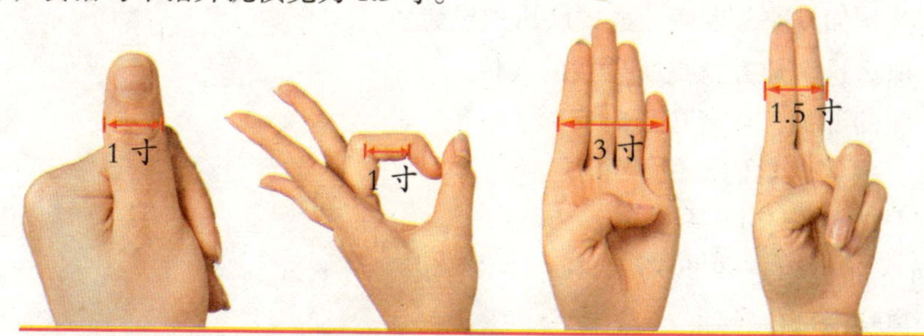

常用同身寸示意图

骨度分寸定位法

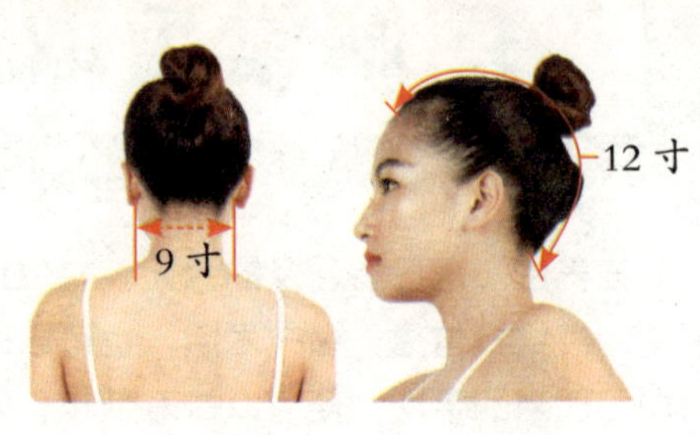

该法始见于《灵枢·骨度》。它是将人体的各个部位分别规定其折算长度，作为量取腧穴的标准的一种方法。如前后发际间为 12 寸；两乳间为 8 寸；胸骨下缘至脐中为 8 寸；耳后两乳突（完骨）之间为 9 寸；肩胛骨内缘至背正中线为 3 寸；腋前（后）横纹至肘横纹为 9 寸；肘横纹至腕横纹为 12 寸；股骨大粗隆（大转子）至膝中为 19 寸；膝中至外踝尖为 16 寸；胫骨内侧髁下缘至内踝尖为 13 寸。

体表标志定位法

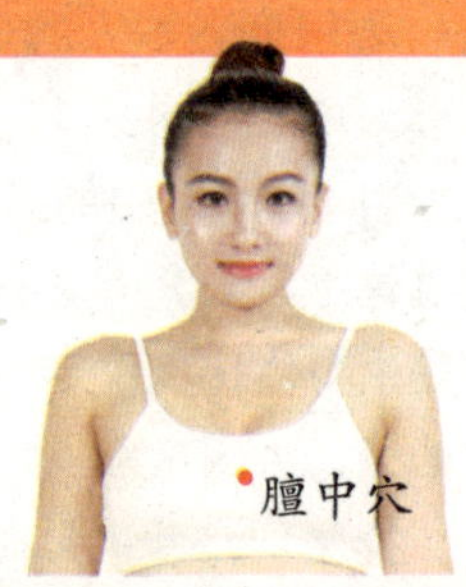

固定标志：常见判别穴位的标志有眉毛、乳头、指甲、趾甲、脚踝等，如神阙位于腹部脐中央；膻中位于两乳头中间。

动作标志：需要做出相应的动作姿势才能显现的标志，如张口取耳屏前凹陷处即为听宫穴。

感知找穴法

身体感到异常，用手指压一压、捏一捏、摸一摸，如果有痛、硬结、痒等感觉，或与周围皮肤有温度差，如发凉、发烫，或皮肤出现黑痣、斑点，那么这个地方就是所要找的穴位。感觉疼痛的部位，或者按压时有酸、麻、胀、痛等感觉的部位，可以作为阿是穴治疗。阿是穴一般在病变部位附近，也可在距离病变部位较远的地方。

承山穴

第二章

手太阴肺经

●手太阴肺经起于中脘部，向下联络大肠，返回沿着胃下口到胃上口，穿过膈肌，入肺，从气管、喉咙横行出于胸壁外上方，出腋下，沿上肢内侧前缘下行，过肘窝，入寸口上鱼际，直出拇指桡侧端少商穴，其分支从前臂列缺穴处分出，沿掌背侧走向食指桡侧尖端，经气在商阳穴与手阳明大肠经相接。

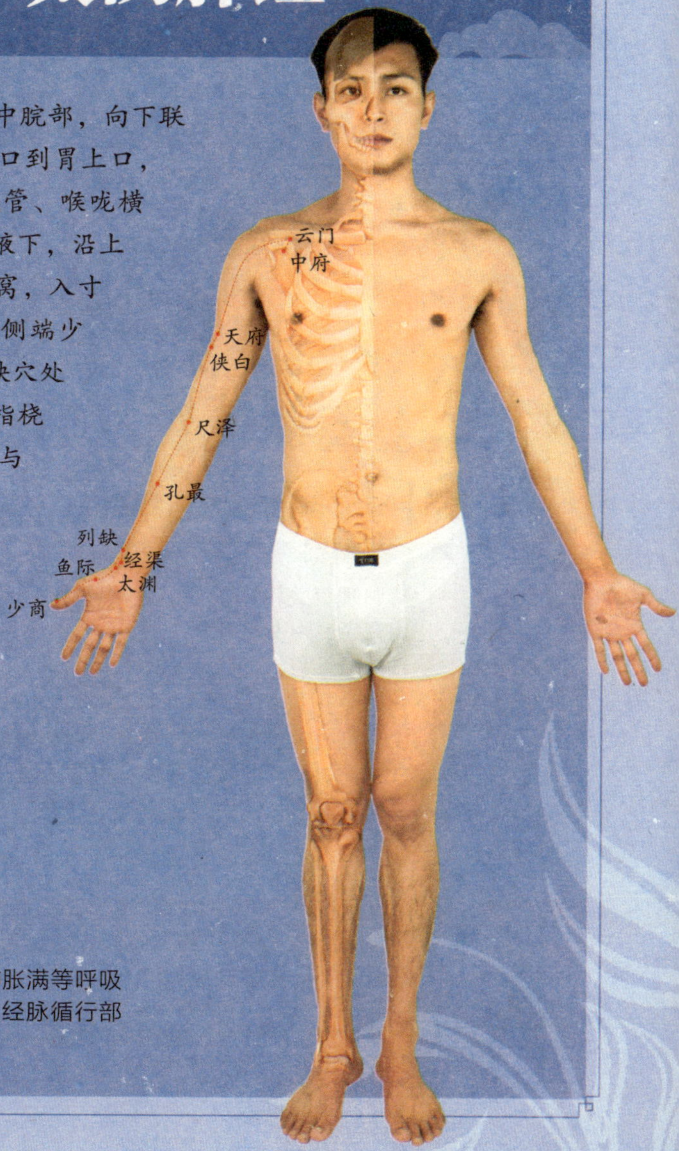

手太阴肺经主治病症

咳嗽、气喘、气急、肺胀满等呼吸系统疾病和胸痛、肩背痛及经脉循行部位发生的病变疾患。

中府 诸类肺病按中府

【功效主治】清泻肺热，止咳平喘。主治咳嗽、气喘、胸部胀满、肺炎、哮喘等。

【配伍治病】中府配复溜、合谷，主治肺热咳嗽。

【穴位理疗】按摩：用拇指指腹揉按中府穴 100 次，每天坚持，能够改善肺炎、胸痛、肺结核、哮喘。艾灸：用艾条温和灸中府穴 10 分钟，1 天 1 次，可改善咳嗽。

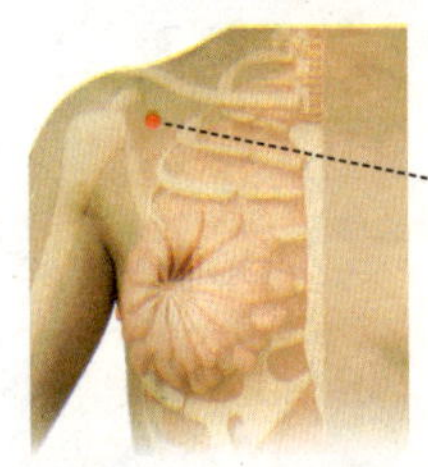

精准取穴

在胸前壁的外上方，云门下1寸，平第1肋间隙，距前正中线6寸。

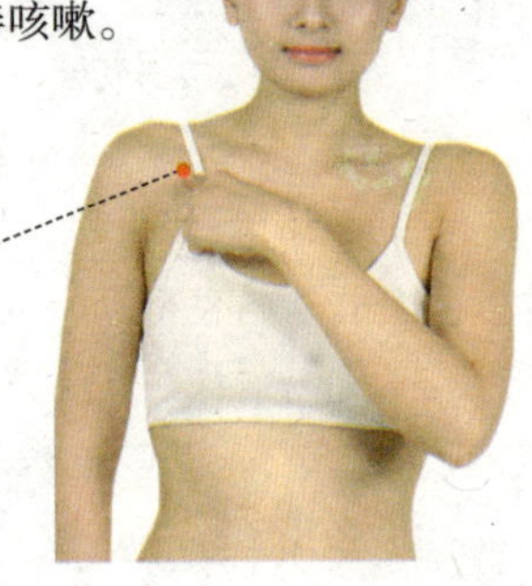

云门 清肺理气泻烦热

【功效主治】清肺理气，泻四肢热。主治咳嗽、气喘、胸痛、肩背痛、胸中烦痛等。

【配伍治病】云门配天宗、巨骨，可治疗肩背痛。

【穴位理疗】按摩：用拇指按揉云门穴 100 ~ 200 次，1 天 1 次，可改善肺部疾病。艾灸：用艾条温和灸云门穴 5 ~ 10 分钟，1 天 1 次，可防治肺部疾患。

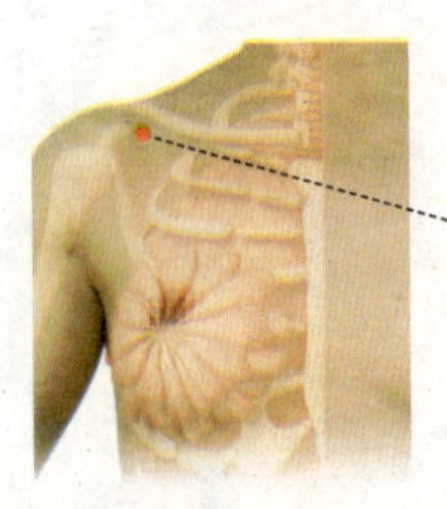

精准取穴

在胸前壁的外上方，肩胛骨喙突上方，锁骨下窝凹陷处，距前正中线6寸。

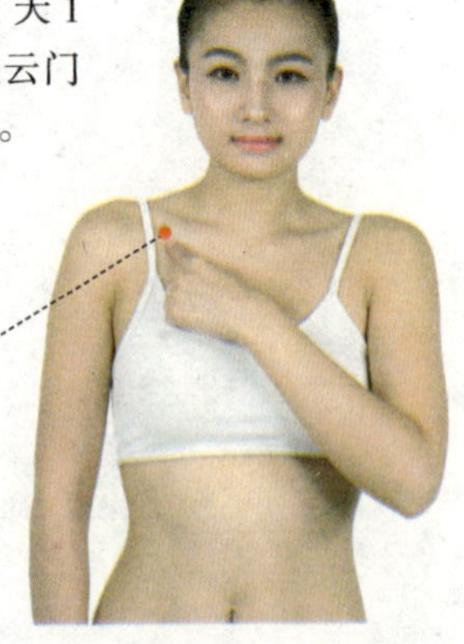

天府　平喘安神调肺气

【功效主治】调理肺气，安神定志。主治气喘、支气管炎、鼻出血、臂痛等。

【配伍治病】天府配少商，则可治疗咽喉肿痛。

【穴位理疗】按摩：用拇指揉按天府穴 100 ~ 200 次，每天坚持，可防治肺部疾患。艾灸：用艾条温和灸天府穴 5 ~ 10 分钟，1 天 1 次，可缓解因受风着凉引起的上臂疼痛。

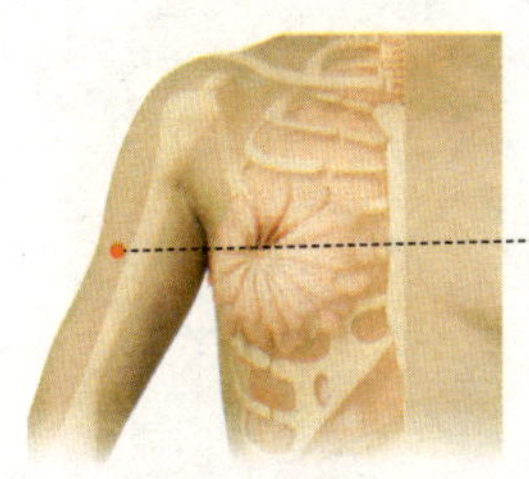

精准取穴

在臂内侧面，肱二头肌桡侧缘，腋前纹下3寸处。

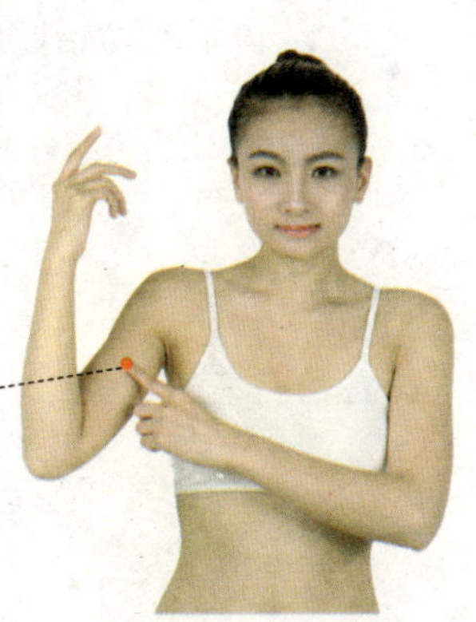

侠白　宽胸和胃宣肺气

【功效主治】宣肺理气，宽胸和胃。主治咳嗽、气喘、干呕、烦满、上臂内侧痛等。

【配伍治病】侠白配郄门、间使，主治正中神经痛。

【穴位理疗】按摩：揉按侠白穴 100 ~ 200 次，1 天 1 次，能防治咳嗽、气喘、干呕等。艾灸：用艾条温和灸侠白穴 5 ~ 10 分钟，1 天 1 次，可缓解因肺气不足引起的咳喘。

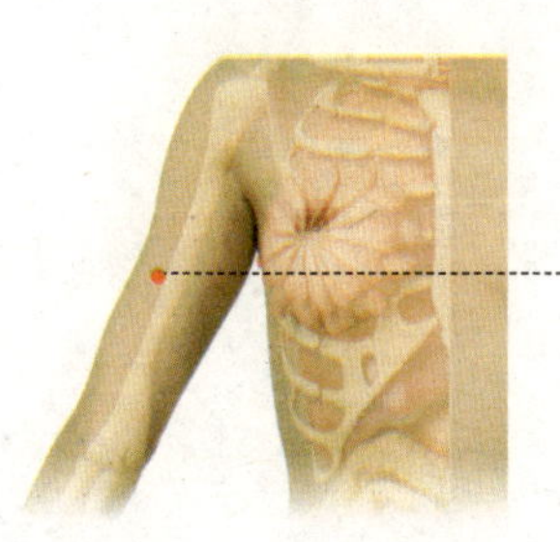

精准取穴

在臂内侧面，肱二头肌桡侧缘，腋前纹下4寸，或肘横纹上5寸处。

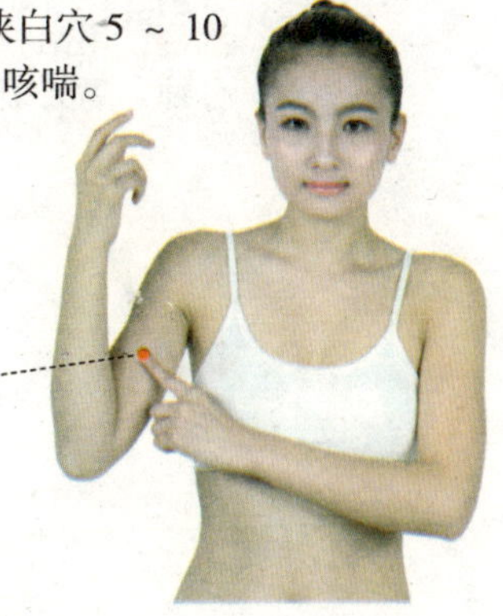

尺泽 清肺化痰平咳喘

【功效主治】清肺热，平咳喘。主治咳嗽、气喘、心烦、咯血、过敏、肘关节疼痛。

【配伍治病】尺泽配中府、肺俞，可治疗咳嗽。

【穴位理疗】按摩：拇指弹拨尺泽穴 100 ~ 200 次，每天坚持，防治咳嗽、咯血、过敏、肘关节疼痛等。

艾灸：用艾条温和灸尺泽穴 5 ~ 10 分钟，1 天 1 次，可缓解肘痛、上肢痹痛。

精准取穴

在肘横纹中，肱二头肌腱桡侧凹陷处。

孔最 清热润肺治咯血

【功效主治】清热止血，润肺理气。主治肺部疾病、前臂酸痛、头痛等。

【配伍治病】孔最配肺俞、尺泽，可治咳嗽、气喘。

【穴位理疗】按摩：用拇指指腹按压孔最穴 1 ~ 3 分钟，每天坚持，可防治肺部疾病。

刮痧：用刮痧板的边缘在孔最穴上刮拭 3 分钟，隔天 1 次，可防治肺部疾病。

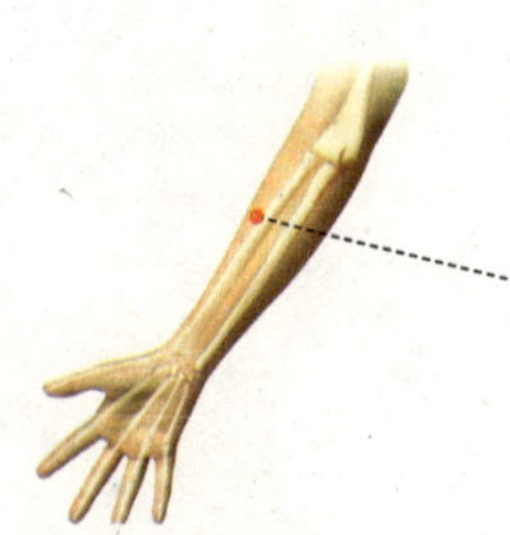

精准取穴

在前臂掌面桡侧，尺泽与太渊连线上，腕横纹上7寸。

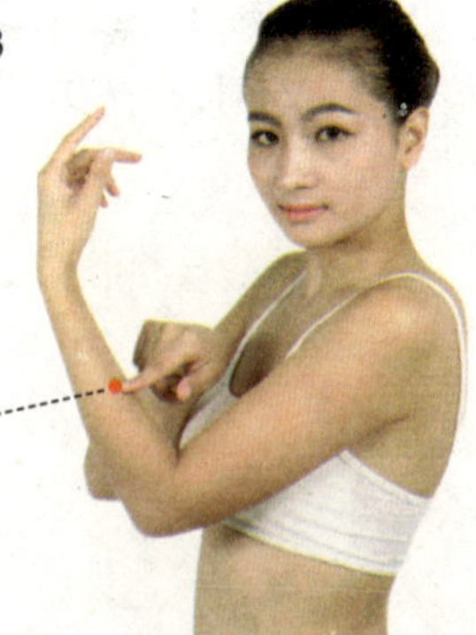

经渠　宣肺利咽平咳喘

【功效主治】宣肺利咽，降逆平喘。主治咳嗽、气喘、胸痛、咽喉肿痛、手腕痛等。

【配伍治病】经渠配太渊、尺泽，可治咳嗽、气喘。

【穴位理疗】按摩：弹拨经渠穴100～200次，每天坚持，能防治肺部疾患，如气喘、咳嗽。艾灸：用艾条温和灸经渠穴5～10分钟，1天1次，可缓解前臂冷痛。

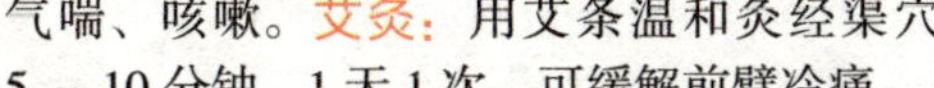

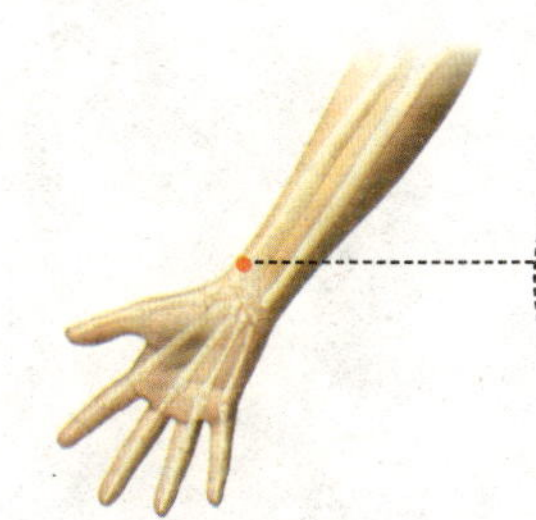

精准取穴

在前臂掌面桡侧，桡骨茎突与桡动脉之间凹陷处，腕横纹上1寸。

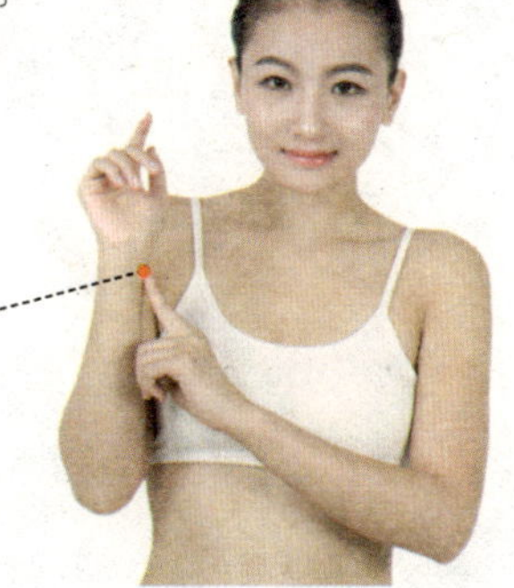

太渊　定喘止咳一把手

【功效主治】止咳化痰，通调血脉。主治咯血、胸闷、手掌冷痛麻木等。

【配伍治病】太渊配尺泽、鱼际、肺俞，可治咳嗽。

【穴位理疗】按摩：按压太渊穴片刻，然后松开，反复5～10次，每天坚持，可改善手掌冷痛麻木。艾灸：温和灸太渊穴5～10分钟，1天1次，可缓解咯血、胸闷。

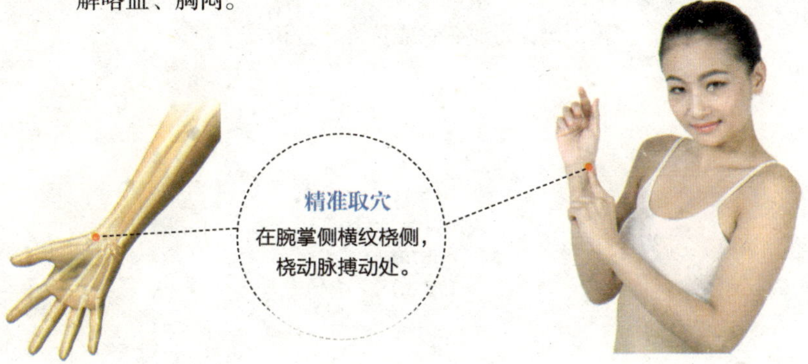

鱼际 小儿常按助消化

【功效主治】泻热开窍，利咽镇痉。主治咳嗽、咽痛、咯血、身热、牙痛、小儿消化不良等。

【配伍治病】鱼际配孔最、尺泽，可治咳嗽、咯血。

【穴位理疗】按摩：用拇指指尖用力按揉鱼际穴，每天坚持，可缓解咳嗽、咽痛、身热。艾灸：用艾条温和灸鱼际穴5～10分钟，1天1次，可缓解牙痛。

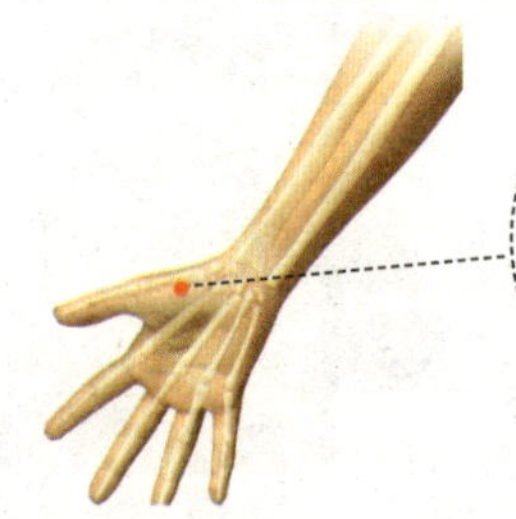

精准取穴

在手拇指第1掌指关节后凹陷处，约为第1掌骨中点桡侧，赤白肉际处。

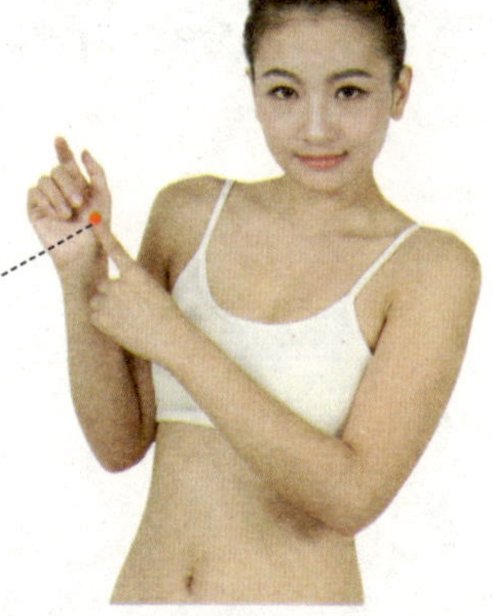

少商 昏迷急救求少商

【功效主治】清热止痛，解表退热。主治中暑、身热、中风昏迷、咽痛、神志恍惚、言语错乱。

【配伍治病】少商配中冲，可治昏迷、发热。

【穴位理疗】按摩：按揉少商穴3分钟，可治疗中暑、中风昏迷。艾灸：用艾炷灸少商穴2～3壮，1天1次，可改善神志恍惚、言语错乱。

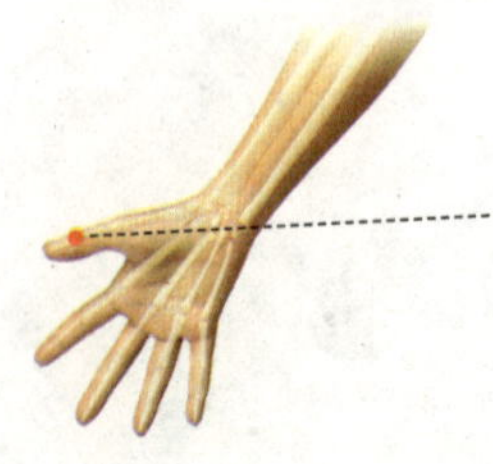

精准取穴

在手拇指末节桡侧，距指甲角0.1寸（指寸）。

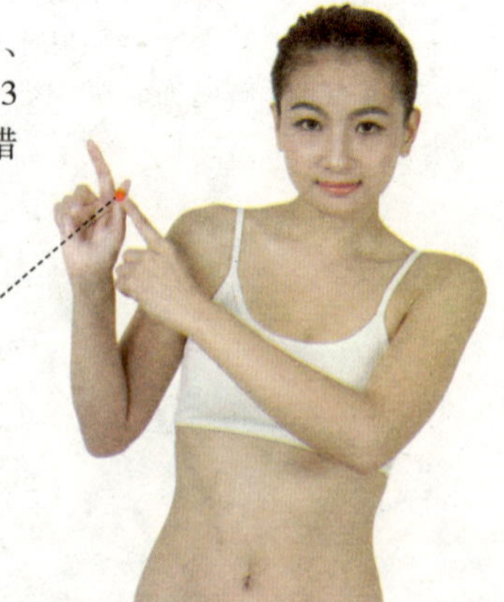

第三章

手阳明大肠经

●手阳明大肠经起于食指桡侧端商阳穴，经过手背行于上肢伸侧前缘，上肩，至肩关节前缘，向后与督脉在大椎穴处相会，再向前下行入锁骨上窝（即缺盆），进入胸腔络肺，通过膈肌下行，入属大肠。其分支从锁骨上窝上行，经颈部至面颊，入下齿龈，再回转绕至上唇，左右交叉于人中，至两侧鼻翼旁，经气于迎香穴处与足阳明胃经相接。

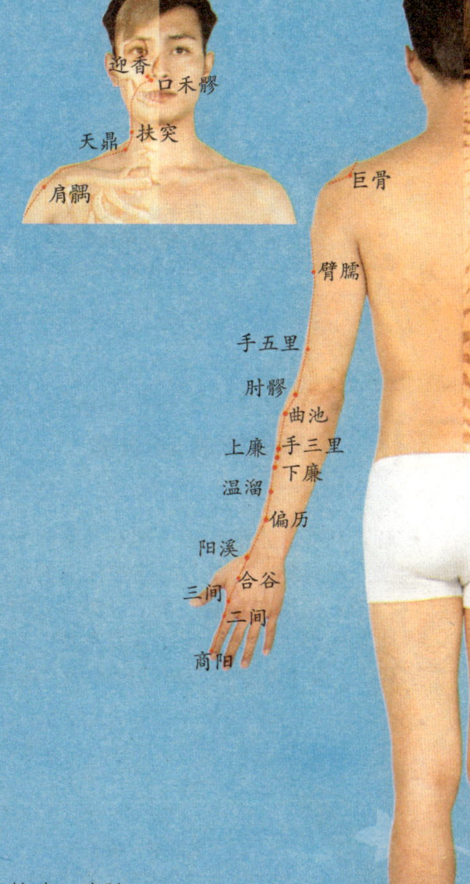

手阳明大肠经主治病症

头面五官疾患、咽喉病、热病、皮肤病、胃肠病、神志病等及经脉循行部位的其他病症。

商阳　晕厥中风疗效佳

【功效主治】清热解表，苏厥开窍。主治中风昏迷、中暑、咽喉肿痛、牙痛、耳鸣、耳聋。

【配伍治病】商阳配少商、中冲、关冲，有醒脑开窍的作用，主治中风、中暑。商阳配合谷、少商，有清热泻火的作用，主治咽喉肿痛、目赤肿痛。

【穴位理疗】按摩：用拇指指尖用力掐揉商阳穴，每天坚持，能够改善中风昏迷、中暑、咽喉肿痛、牙痛、耳鸣、耳聋。艾灸：用艾条温和灸商阳穴5 ~ 10分钟，1天1次，可改善中风昏迷、咽喉肿痛、牙痛、耳鸣、耳聋等。

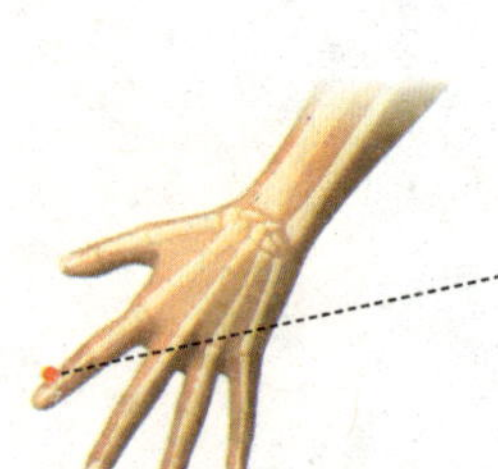

精准取穴

在手食指末节桡侧，距指甲角0.1寸（指寸）。

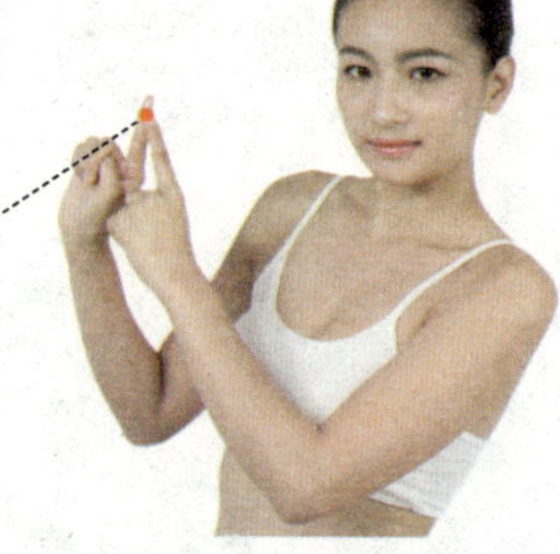

二间　清热解表利咽喉

【功效主治】解表利咽。主治湿疹、咽喉及眼部疾病。

【配伍治病】二间配鱼际、合谷，有清热泻火的作用，主治咽喉肿痛、牙痛。

【穴位理疗】按摩：用拇指按揉二间穴100 ~ 200次，每天坚持，能够防治咽喉及眼部疾病。艾灸：用艾条温和灸二间穴5 ~ 10分钟，1天1次，可改善咽喉肿痛、湿疹。

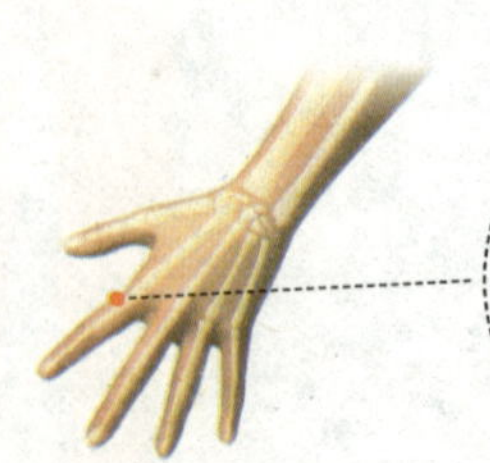

精准取穴

微握拳，位于手食指本节（第2掌指关节）前，桡侧凹陷处。

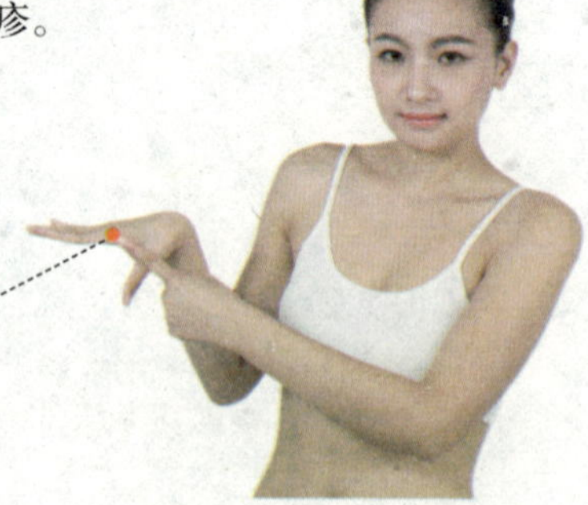

三间 清热利咽治喉痹

【功效主治】泻热，止痛，利咽。主治目痛、齿痛、咽喉肿痛、身热、手背及手指红肿疼痛、腹痛、腹泻等。

【配伍治病】三间配阳溪，主治喉痹、咽如哽。

【穴位理疗】按摩：用拇指按揉三间穴 100 ~ 200 次，每天坚持，能够防治咽喉及眼部疾病。艾灸：用艾条温和灸三间穴 5 ~ 10 分钟，1 天 1 次，可缓解腹痛、腹泻。

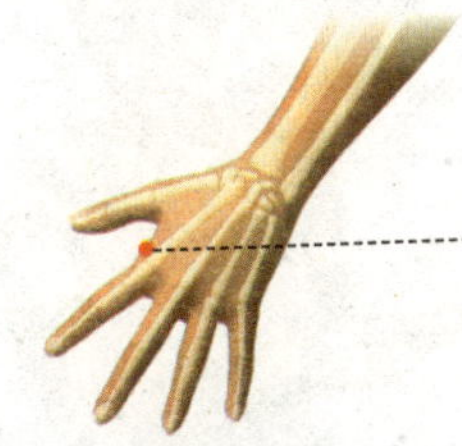

精准取穴

微握拳，位于手食指本节（第2掌指关节）后，桡侧凹陷处。

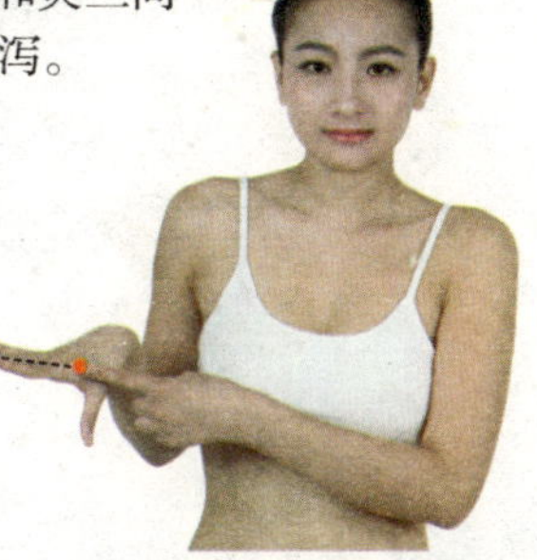

合谷 面口疾病第一穴

【功效主治】镇静止痛，通经活络。主治腹痛、头痛、头晕、月经不调、牙痛、面瘫。

【配伍治病】合谷配颊车、迎香，有通经活络、止痛作用，主治牙痛、面痛、面瘫。合谷配太冲，有镇静安神、平肝息风作用，主治癫狂、头痛、眩晕、高血压。

【穴位理疗】按摩：用拇指指尖用力掐揉合谷穴 100 ~ 200 次，每天坚持，可缓解急性腹痛、头痛。艾灸：用艾条温和灸合谷穴 10 分钟，1 天 1 次，治头面部疾患，如头痛、头晕、目赤肿痛、牙痛、面肿等。

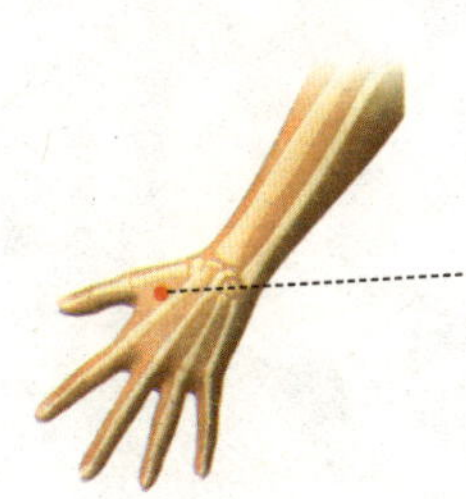

精准取穴

在手背，第1、2掌骨间，当第2掌骨桡侧的中点处。

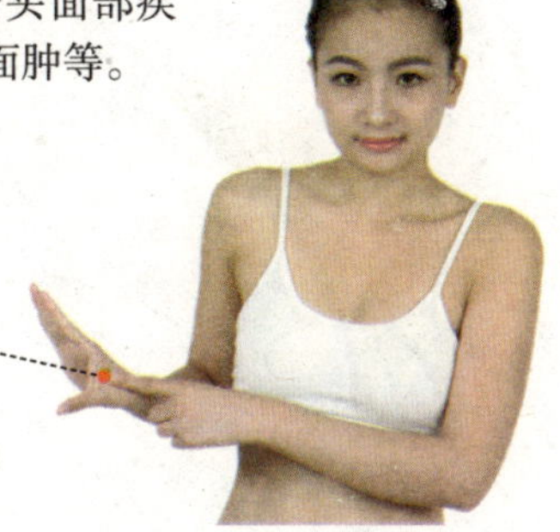

阳溪 头痛眼病常用穴

【功效主治】清热疏风，通利关节。主治咽部及口腔疾病、腰痛。

【配伍治病】阳溪配列缺，主治腕部腱鞘炎。

【穴位理疗】按摩：用拇指按揉阳溪穴 100 ~ 200 次，每天坚持，能够改善咽部及口腔疾病。艾灸：用艾条温和灸阳溪穴 10 分钟，1 天 1 次，改善目赤肿痛、牙痛、腰痛等。

精准取穴
在腕背横纹桡侧，手拇指向上翘起时，当拇短伸肌腱与拇长伸肌腱间的凹陷中。

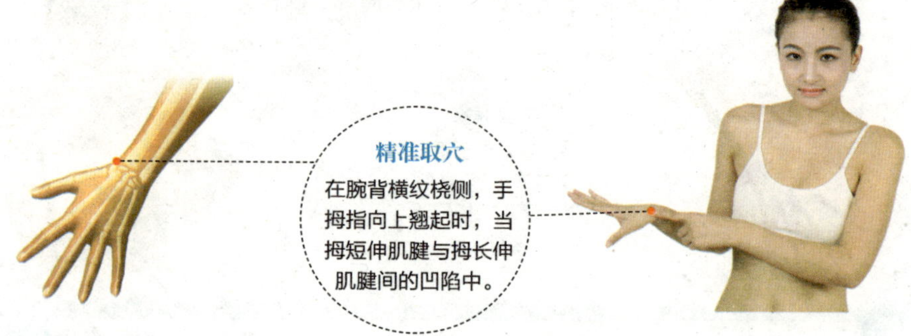

偏历 清热利尿治臂痛

【功效主治】清热利尿，通经活络。主治牙痛、腹痛、前臂痛、耳聋、耳鸣。

【配伍治病】偏历配太渊，治感冒、头痛、咽喉痛。

【穴位理疗】按摩：用拇指按揉偏历穴 100 ~ 200 次，能治牙痛、腹痛、前臂痛、耳聋、耳鸣等。艾灸：用艾条温和灸偏历穴 5 ~ 10 分钟，1 天 1 次，可改善前臂冷痛。

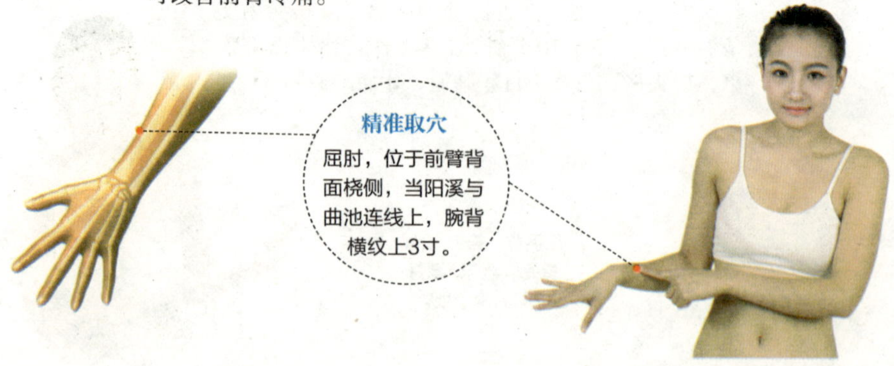

温溜 清热理气消炎症

【功效主治】清热理气。主治鼻出血、牙痛、前臂痛、腹痛、口腔炎。

【配伍治病】温溜配曲池，主治喉痹不能言。

【穴位理疗】按摩：按揉温溜穴 100 ~ 200 次，每天坚持，能够防治鼻出血、牙痛、前臂痛、腹痛等。艾灸：用艾条温和灸温溜穴 5 ~ 10 分钟，1 天 1 次，可改善前臂冷痛。

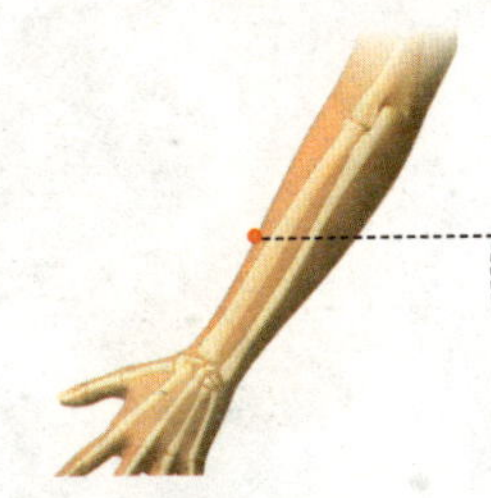

精准取穴

屈肘，在前臂背面桡侧，当阳溪与曲池的连线上，腕横纹上5寸。

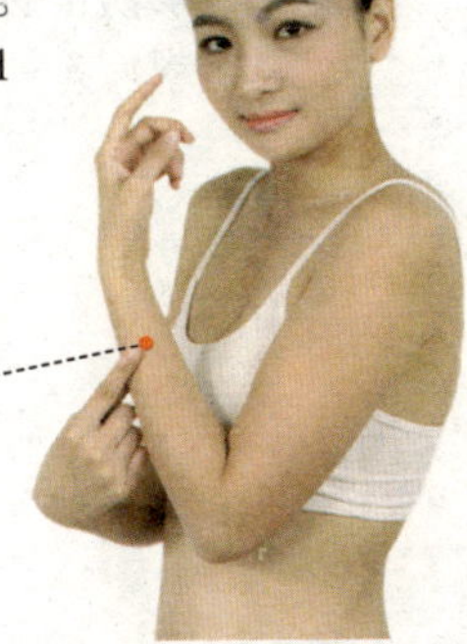

下廉 轻便手肘通经络

【功效主治】调理肠胃，通经活络。主治头痛、眩晕、目痛、肘臂痛、腹胀、腹痛等。

【配伍治病】下廉配头维、神庭，主治头痛、眩晕。

【穴位理疗】按摩：按揉下廉穴 100 ~ 200 次，每天坚持，能够改善腹痛、腹胀、前臂痛。艾灸：用艾条温和灸下廉穴 10 分钟，1 天 1 次，可改善腹痛、头痛等症。

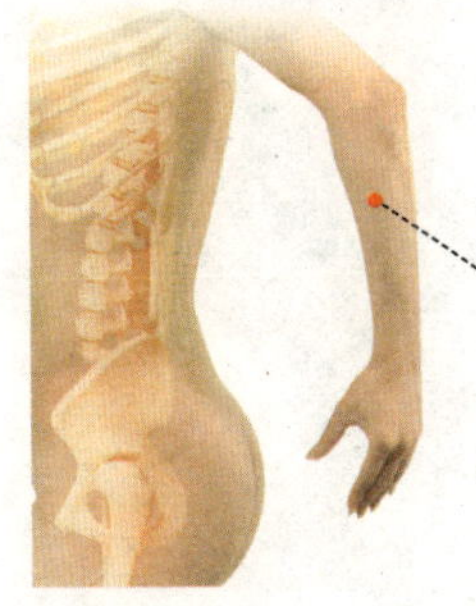

精准取穴

在前臂背面桡侧，当阳溪与曲池连线上，肘横纹下4寸处。

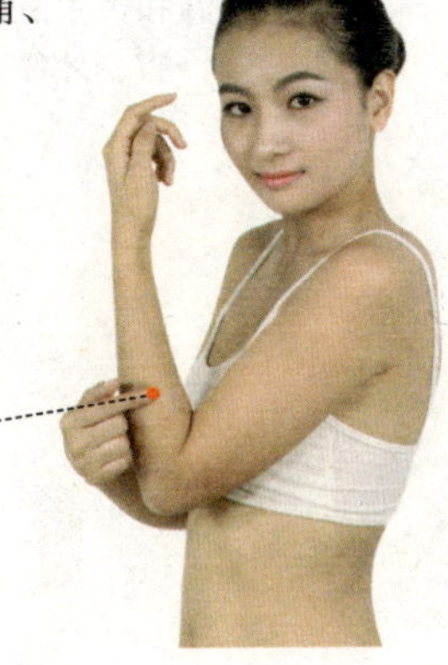

上廉 防治肩周理肠胃

【功效主治】调理肠胃，通经活络。主治头痛、手臂酸痛、半身不遂、腹痛、肠鸣。

【配伍治病】上廉配下廉，主治小便黄。

【穴位理疗】按摩：按揉上廉穴 100 ~ 200 次，每天坚持，能够防治腹痛。艾灸：用艾炷直接灸上廉穴，常规灸 3 ~ 5 壮，1 天 1 次，可改善肠鸣。

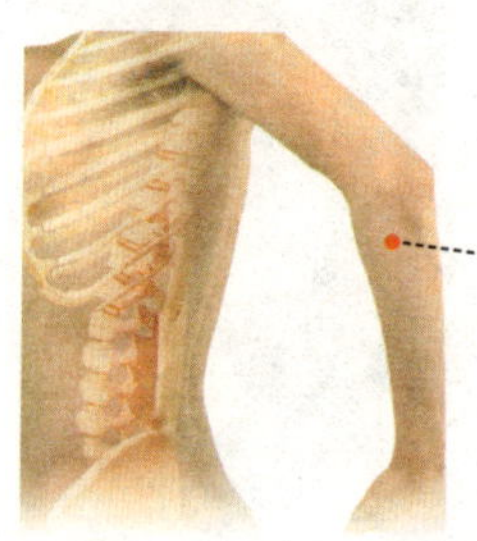
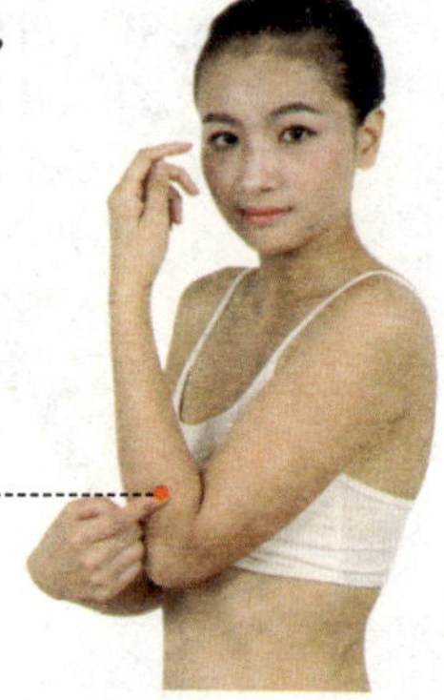

精准取穴

在前臂背面桡侧，当阳溪与曲池连线上，肘横纹下 3 寸处。

手三里 提高免疫肠胃好

【功效主治】清热明目，调理肠胃。主治头痛、目痛、牙痛、上肢痹痛、腹痛泄泻。

【配伍治病】手三里配温溜、曲池、丰隆，主治喉痹。

【穴位理疗】按摩：按揉手三里穴 100 ~ 200 次，每天坚持，治目痛、上肢痹痛、腹痛泄泻。艾灸：用艾条温和灸手三里穴 10 分钟，1 天 1 次，缓解头痛、目痛、牙痛、肠鸣、泄泻等。

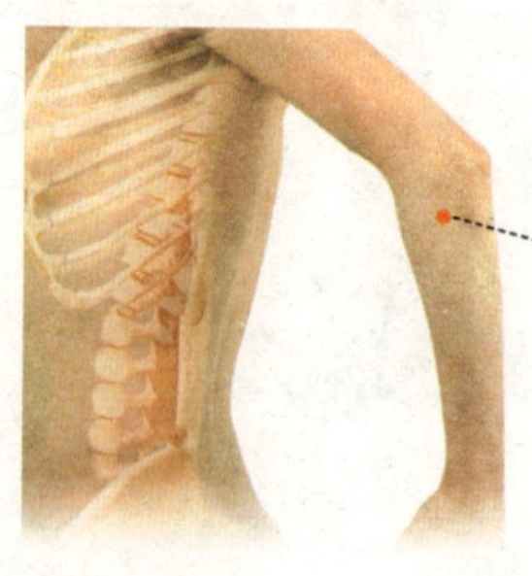
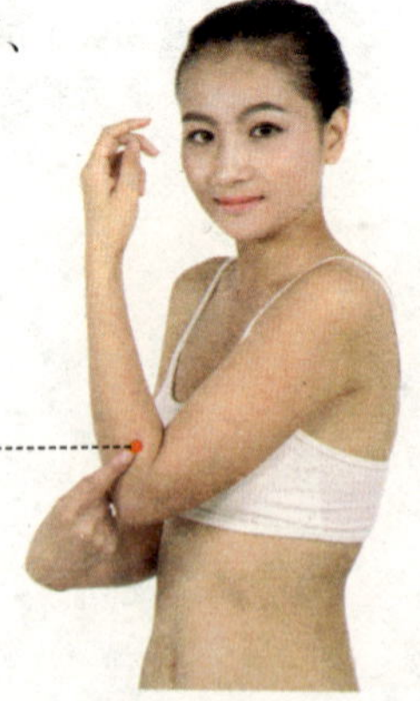

精准取穴

在前臂背面桡侧，当阳溪与曲池的连线上，肘横纹下2寸。

曲池 清热解表降血压

【功效主治】清热和营，降逆活络。主治肩臂肘疼痛、咽喉肿痛、耳聋、耳鸣、发热、目赤、便秘、头痛。

【配伍治病】曲池配合谷、外关，主治感冒、发热、咽喉炎、扁桃体炎、目赤肿痛。

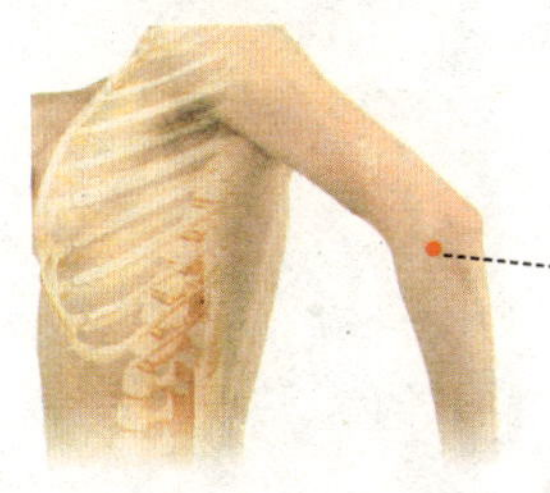

精准取穴

在肘横纹外侧端，屈肘时当尺泽与肱骨外上髁连线中点。

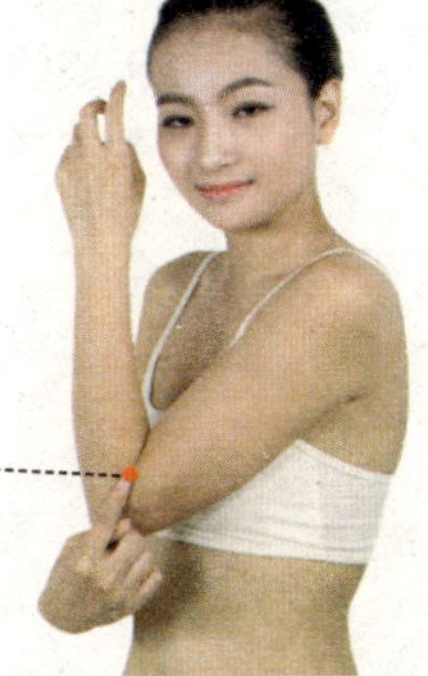

【穴位理疗】

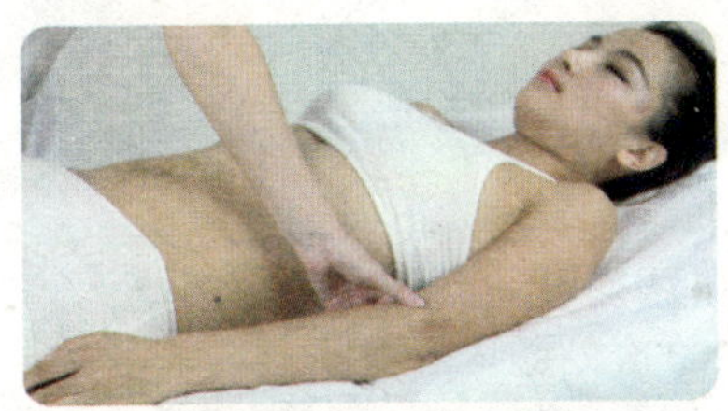

按摩：用拇指揉按或弹拨曲池穴 5 分钟，每天坚持，可防治肩臂肘疼痛、咽喉肿痛。

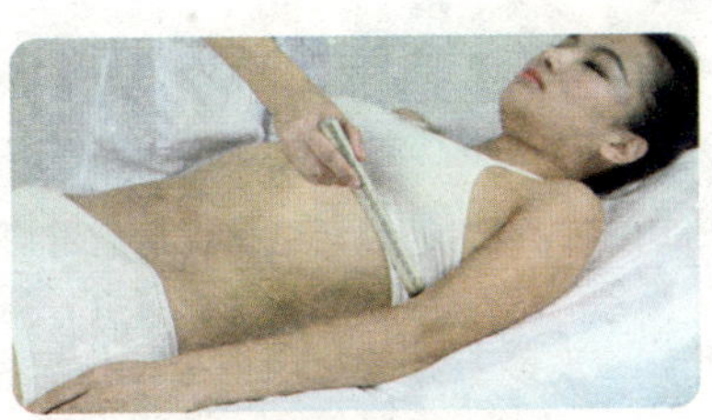

艾灸：用艾条温和灸曲池穴 5 ~ 10 分钟，1 天 1 次，可改善肘痛、上肢痹痛。

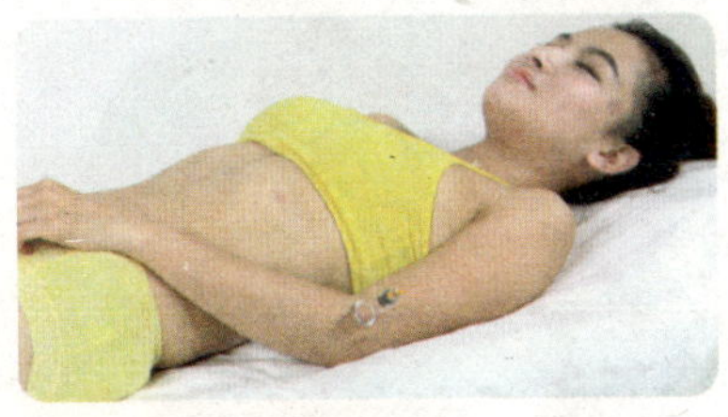

拔罐：取小型气罐吸拔左右曲池穴，留罐 10 分钟，隔天 1 次，可缓解耳聋、耳鸣、发热、目赤肿痛。

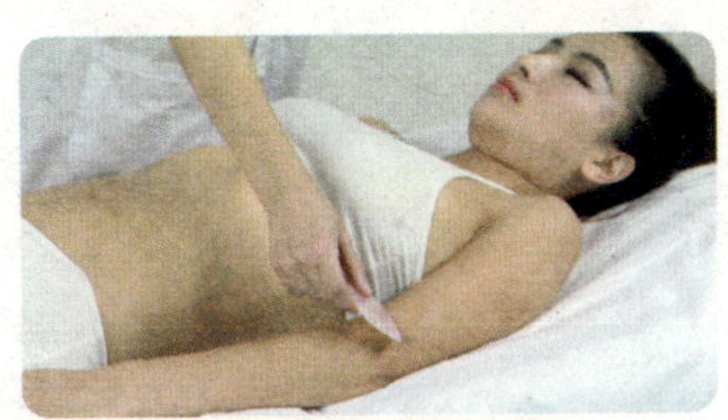

刮痧：从上向下刮拭曲池穴 3 ~ 5 分钟，隔天 1 次，可缓解咽喉肿痛、便秘、头痛、发热等。

臂臑 肩臂屈伸不再痛

【功效主治】清热明目，通经活络。主治颈痛、肩臂疼痛、目痛。

【配伍治病】臂臑配手三里、大迎，主治颈部淋巴结结核。

【穴位理疗】按摩：用拇指按揉臂臑穴 100 ~ 200 次，每天坚持，可防治肩臂疼痛。艾灸：用艾条温和灸臂臑穴 5 ~ 10 分钟，1 天 1 次，可改善肩臂痹痛、目痛。

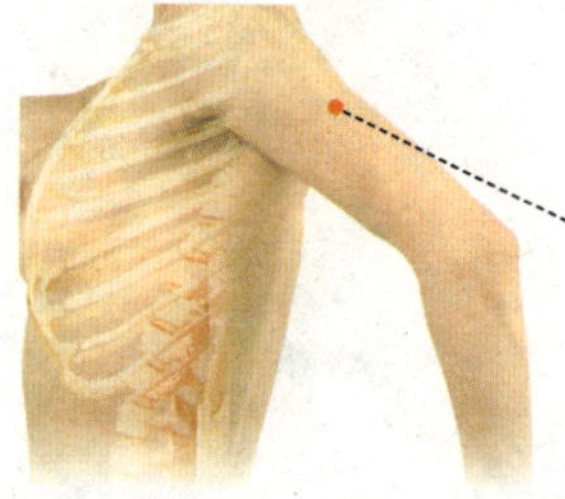

精准取穴

在臂外侧，三角肌止点处，当曲池与肩髃的连线上，曲池上7寸。

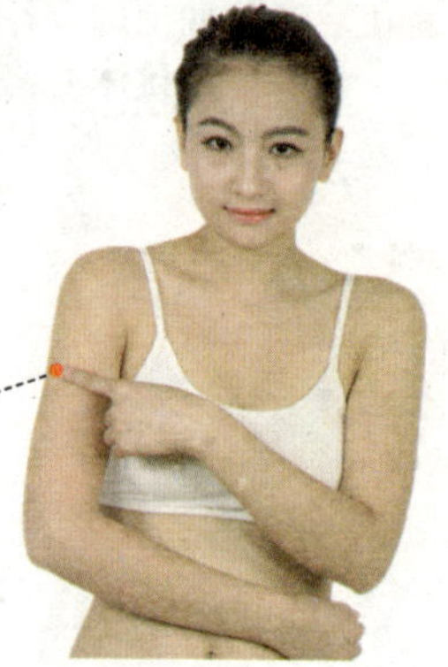

肩髃 活络止痛肩自由

【功效主治】通经活络。主治肩臂痹痛、上肢不遂。

【配伍治病】肩髃配肩髎、肩贞、臑俞，有活络止痛作用，主治肩关节周围炎。

【穴位理疗】按摩：用拇指按揉肩髃穴 100 ~ 200 次，每天坚持，可防治肩臂疼痛。艾灸：用艾条温和灸肩髃穴 5 ~ 10 分钟，1 天 1 次，可改善肩臂痹痛、上肢不遂。

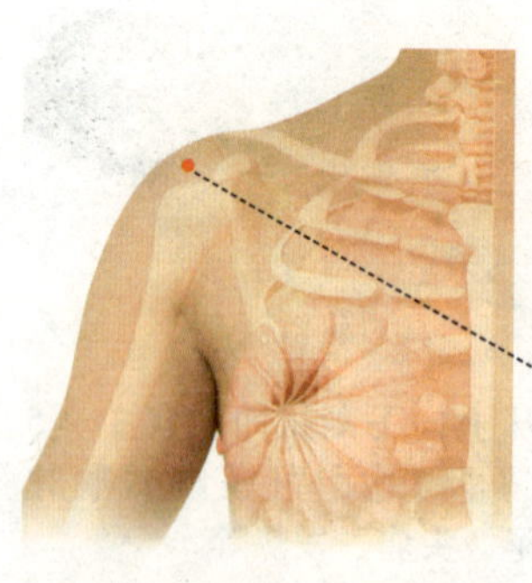

精准取穴

在肩部三角肌上，臂外展或向前平伸时，当肩峰前下方凹陷处。

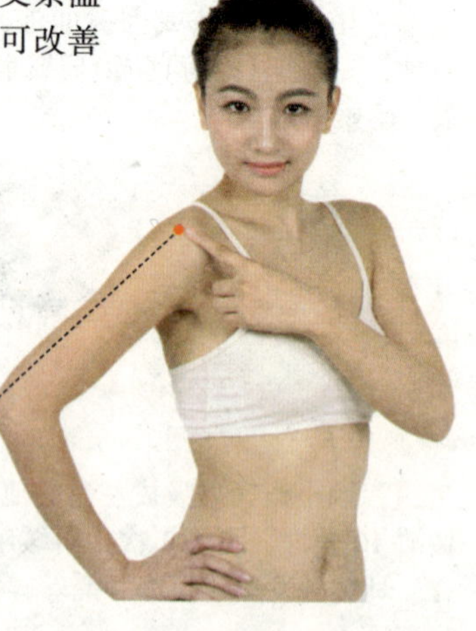

第四章

足阳明胃经

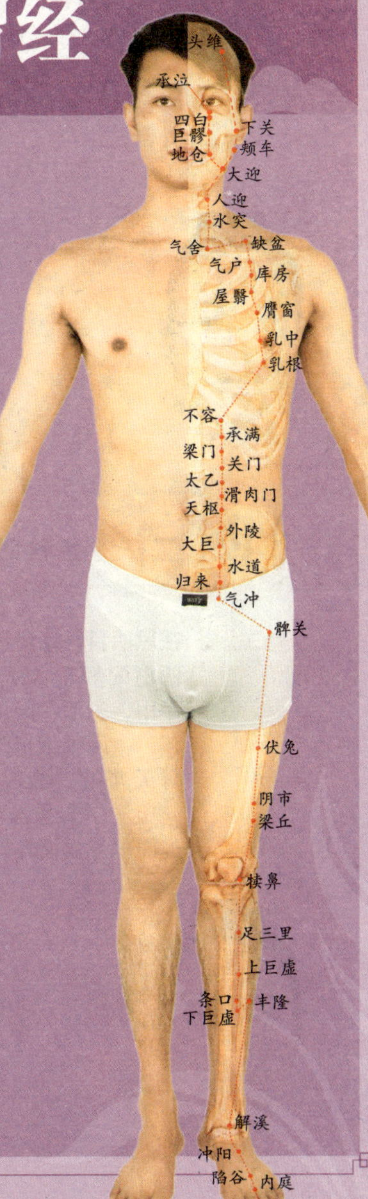

●足阳明胃经起于眼眶下的承泣穴，从头走足，行于足腿外侧前缘，至胸部行于任脉旁4寸，走腹部行于脐旁2寸，经下肢外侧前沿，止于足中趾外侧趾甲角旁的厉兑穴，在足大趾内侧跟足太阴脾经交会。

足阳明胃经主治病症

肠胃等消化系统、神经系统、呼吸系统、循环系统病症，咽喉、头面、口、牙、鼻等器官病症，以及本经脉所经过部位的其他病症。

承泣　迎风流泪按此穴

【功效主治】疏风清热，明目止泪。主治眼部疾病。

【配伍治病】承泣配风池、睛明，加耳尖放血，可疏风清热、泻火解毒，主治目赤肿痛。

【穴位理疗】按摩：用中指指腹揉按承泣穴 100 次，每天坚持，可防治眼部疾病。刮痧：由内向外刮拭承泣穴，以局部皮肤发红为宜，隔天 1 次，可清热、疏通气血。

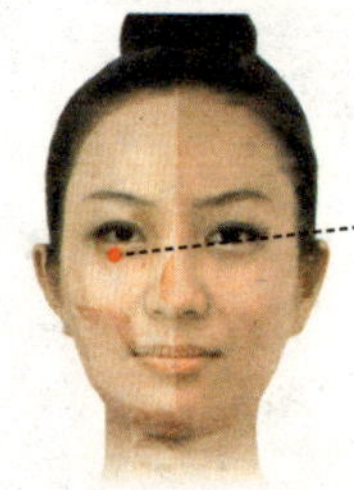

精准取穴

在面部，瞳孔直下，当眼球与眶下缘之间。

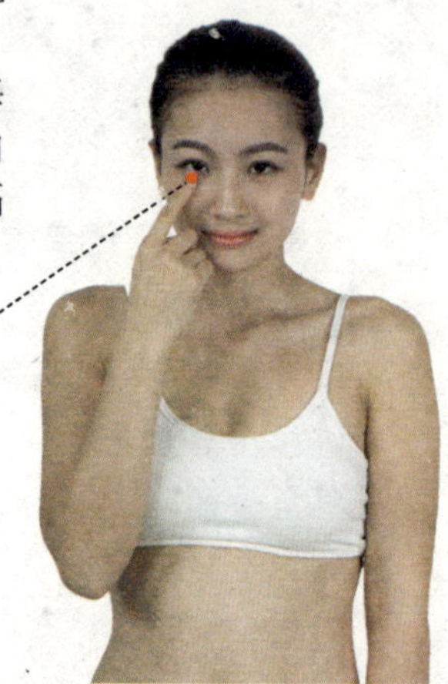

四白　各种眼病常按揉

【功效主治】祛风明目，通经活络。主治眼部疾患。

【配伍治病】四白配颊车、攒竹、太阳，有通经活络的作用，主治口眼歪斜、角膜炎。

【穴位理疗】按摩：用中指指腹按揉四白穴 60 ~ 100 次，每天坚持，能改善视力，防治眼部疾患。艾灸：用艾条温和灸四白穴 10 分钟，可促进面部气血循环，缓解面部肌肉痉挛。

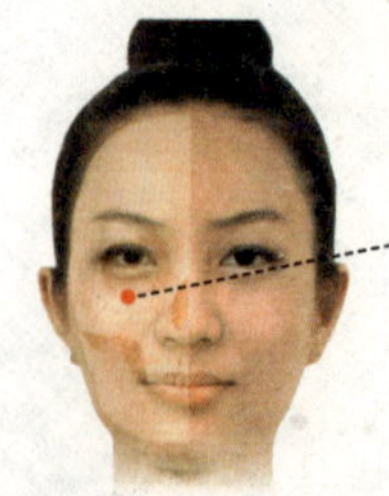

精准取穴

在面部，瞳孔直下，当眶下孔凹陷处。

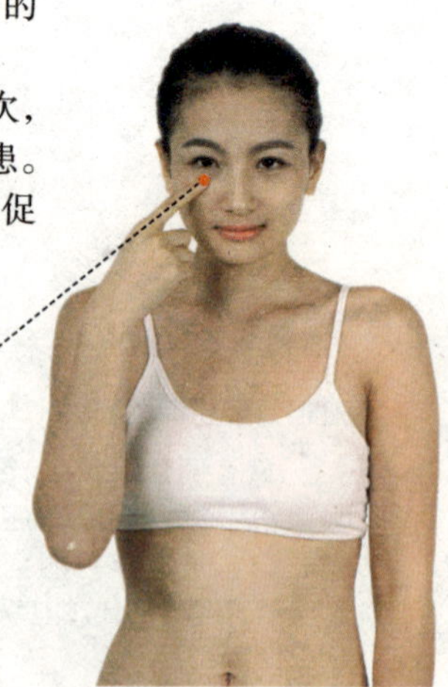

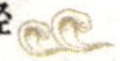

巨髎　头面五官病全疗

【功效主治】祛风通窍。主治面瘫、白内障、目赤痛、多泪、近视、鼻出血、齿痛、唇颊肿、鼻塞、远视、目翳等。

【配伍治病】巨髎配合谷、风池、阳白、颊车，有祛风、活血通络的作用，主治口眼歪斜。

【穴位理疗】按摩：用中指指腹按揉巨髎穴 100 ~ 200 次，每天按摩，可治面瘫、近视、远视。

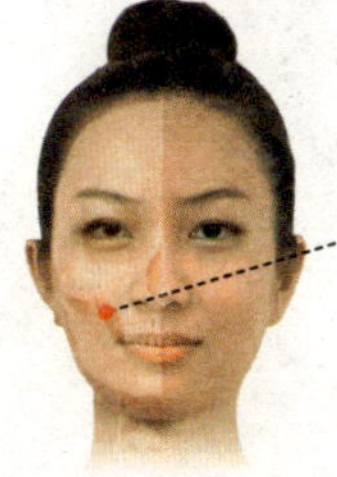

精准取穴

在面部，瞳孔直下，平鼻翼下缘处，当鼻唇沟外侧。

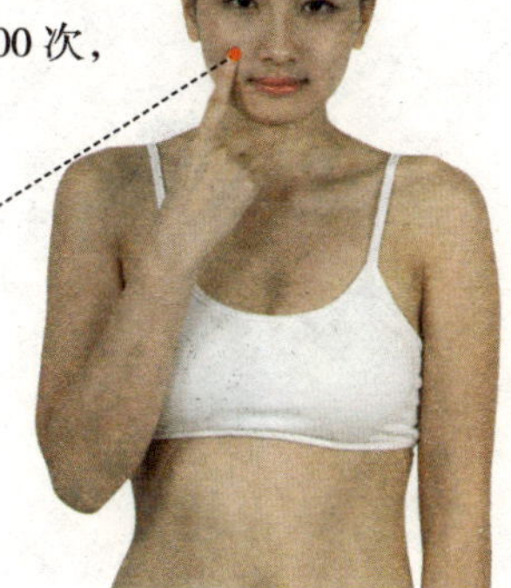

地仓　治疗面瘫常用穴

【功效主治】健脾益气。主治口眼歪斜、流涎。

【配伍治病】地仓配颊车、承浆、合谷，主治口噤不开。

【穴位理疗】按摩：用中指指腹揉按地仓穴 100 ~ 200 次，每天坚持可治疗口眼歪斜、流涎。

刮痧：由内向外刮拭地仓穴 2 ~ 3 分钟，1 天 1 次，治疗面神经麻痹。

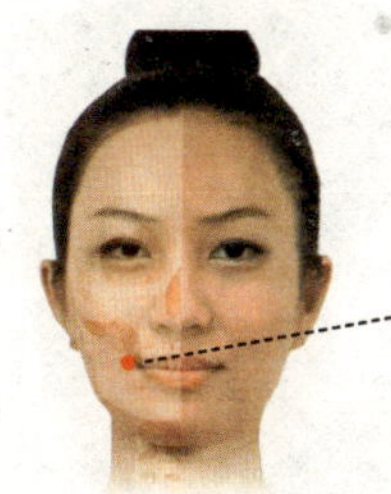

精准取穴

在面部，口角外侧，上直对瞳孔。

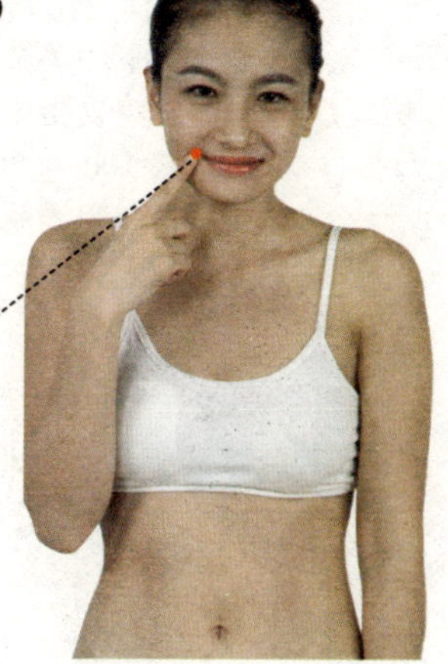

大迎 牙面疼痛寻大迎

【功效主治】通关开窍，祛风通络。主治牙关紧闭、口眼歪斜、齿痛、眼睑痉挛。

【配伍治病】大迎配听会、曲池，主治齿痛、恶寒。

【穴位理疗】按摩：用拇指指腹每天按揉大迎穴 3 分钟，可防治面瘫、牙痛等。艾灸：用艾条温和灸大迎穴 10 ~ 15 分钟，可改善眼睑痉挛。

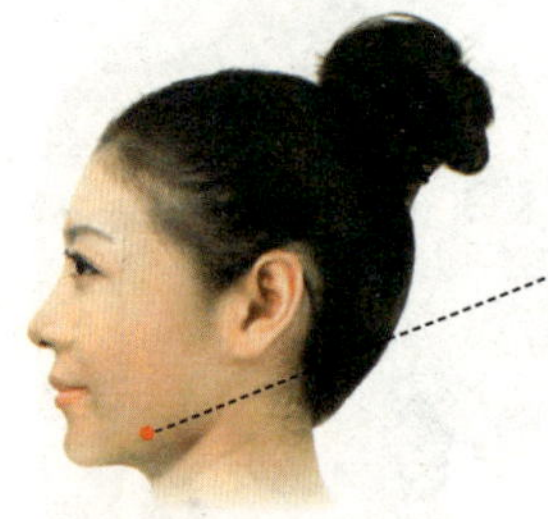

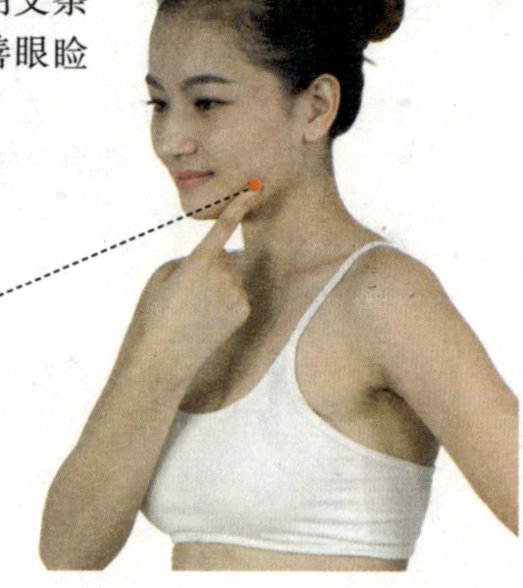

精准取穴

在下颌角前方，咬肌附着部前缘，当面动脉搏动处。

颊车 消肿止痛泻胃火

【功效主治】祛风清热，开关通络。主治腮腺炎、颞下颌关节炎、咀嚼肌痉挛。

【配伍治病】颊车配合谷，有泻阳明热邪的作用，主治牙痛、颞下颌关节炎。

【穴位理疗】按摩：将食指中指并拢，用两指指腹每天按揉颊车穴 100 ~ 200 次，可改善腮腺炎、颞下颌关节炎、咀嚼肌痉挛等。

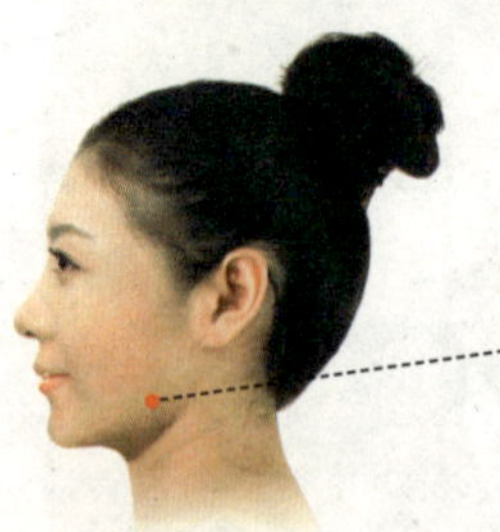

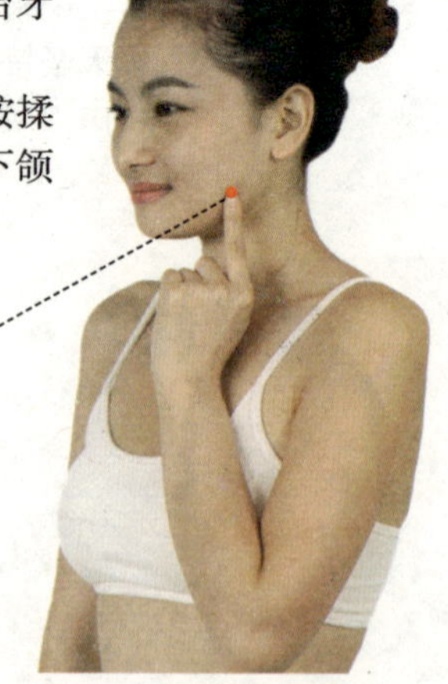

精准取穴

在下颌角前上方约1横指（中指），当咀嚼时咬肌隆起，按之凹陷处。

下关　牙痛耳病均有效

【功效主治】消肿止痛，聪耳通络。主治颞下颌关节炎、口眼歪斜、牙痛。

【配伍治病】下关配颊车、合谷、外关，主治牙关紧闭。

【穴位理疗】按摩：用中指指腹按揉下关穴 3 ~ 5 分钟，每天坚持可治疗颞下颌关节炎、口眼歪斜等。艾灸：用艾条温和灸下关穴 10 分钟，1 天 1 次，有祛火聪耳的功效，治疗耳聋、耳鸣。

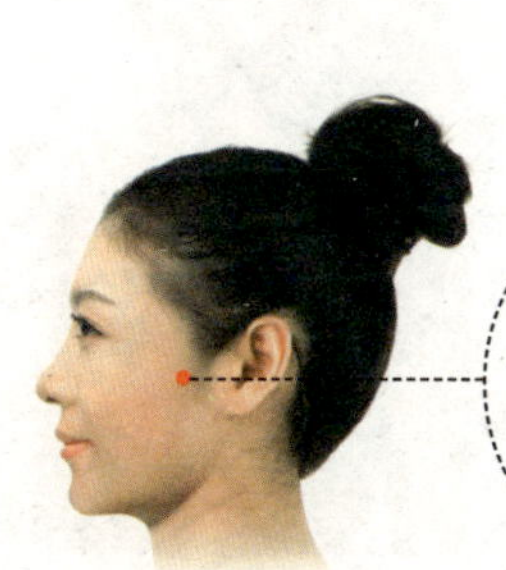

精准取穴

在面部耳前方，当颧弓与下颌切迹所形成的凹陷中。

头维　清肝火治偏头痛

【功效主治】镇惊安神，通络止痛。主治中风后遗症、视物不明、前额痛、偏头痛。

【配伍治病】头维配合谷，主治头痛。

【穴位理疗】按摩：按摩头维穴 5 分钟，长期按摩，可改善中风后遗症。刮痧：刮拭头维穴 2 ~ 3 分钟，1 天 1 次，可改善视物不明、前额痛、偏头痛等。

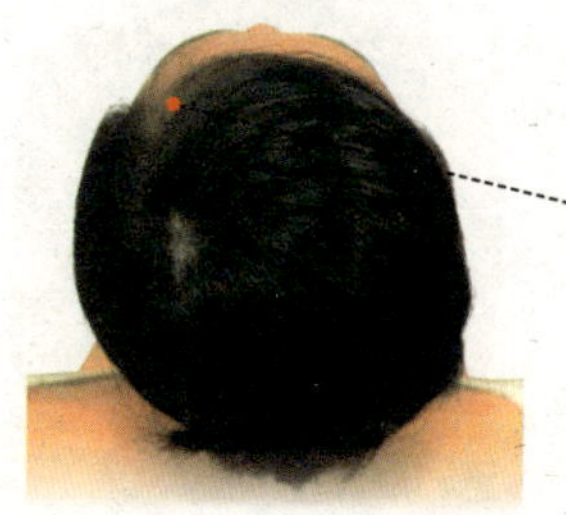

精准取穴

在头侧部，当额角发际上0.5寸，头正中线旁开4.5寸。

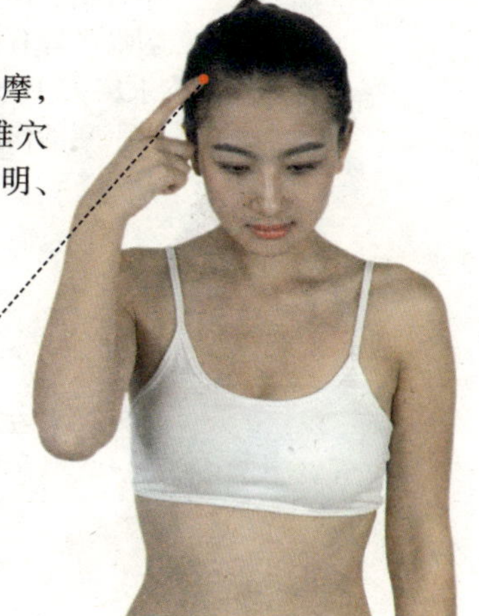

人迎 咽炎哮喘找人迎

【功效主治】利咽散结，理气平喘。主治咽喉肿痛、气喘、头痛、咽喉炎、高血压。

【配伍治病】人迎配天突、合谷、中封、内庭，有化痰散结的作用，主治单纯性甲状腺肿。

【穴位理疗】按摩：用食指、中指两指指腹揉按人迎穴100～200次，每天按摩，对咽喉肿痛、气喘、高血压等具有良好的疗效。

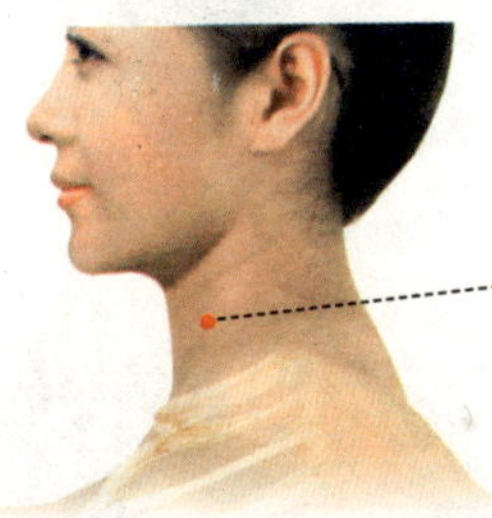

精准取穴

在颈部，喉结旁，当胸锁乳突肌的前缘，颈总动脉搏动处。

水突 清热利咽找水突

【功效主治】清热利咽，降逆平喘。主治咽喉肿痛、咳嗽、气喘、支气管炎、咽喉炎。

【配伍治病】水突配气舍，主治咽喉肿痛。

【穴位理疗】按摩：用食指、中指两指指腹按揉水突穴100次，每天按摩，对支气管炎、咽喉炎等有良好的疗效。艾灸：用艾条温和灸水突穴10分钟，1天1次，有理气止痛、止咳平喘的作用。

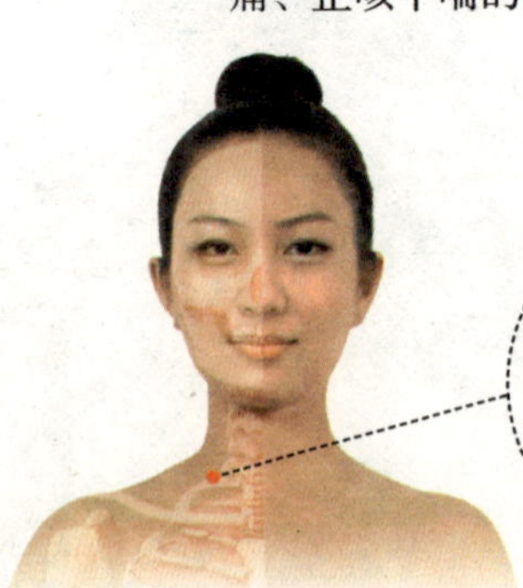

精准取穴

在颈部，胸锁乳突肌的前缘，当人迎与气舍连线的中点。

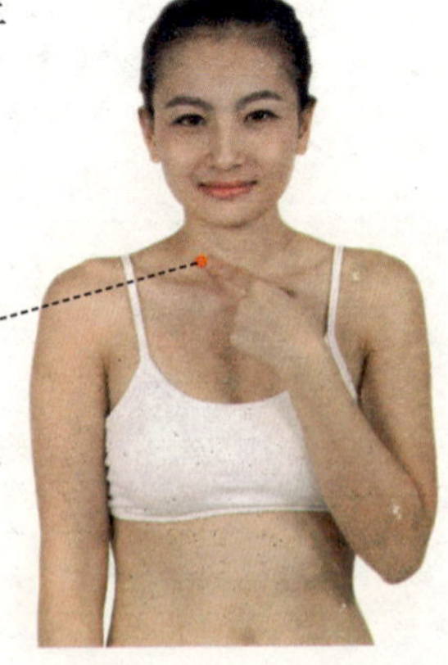

气舍 软坚散结止咳喘

【功效主治】宣肺止咳，降气平喘，软坚散结。主治咽喉肿痛、气喘、呃逆、甲状腺肿大、瘰疬（淋巴结结核）、颈项强直等。

【配伍治病】气舍配扶突、人迎、合谷，有软坚散结、活血祛瘀的作用，主治甲状腺肿大。

【穴位理疗】按摩：用食指、中指两指指腹按揉气舍穴100～200次，每天按摩，可缓解颈项强直、落枕。

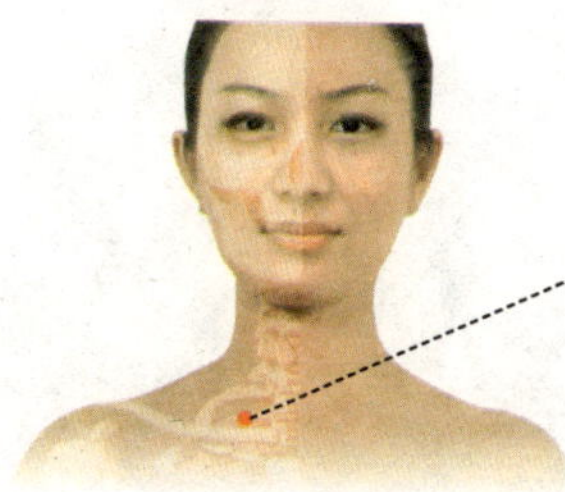

精准取穴

在颈部，当锁骨内侧端的上缘，胸锁乳突肌的胸骨头与锁骨头之间。

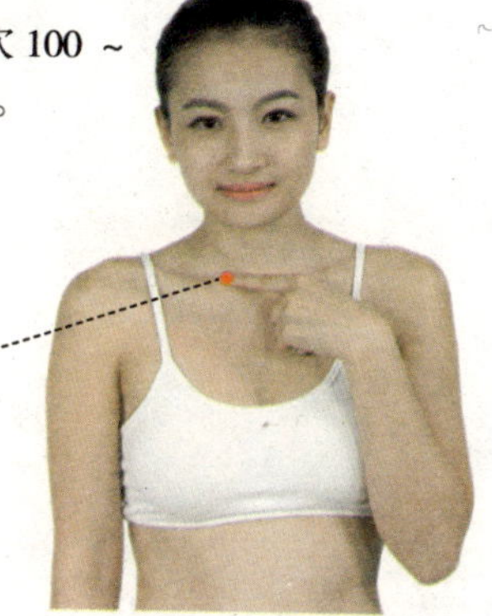

缺盆 咽喉肿痛找缺盆

【功效主治】宽胸利膈，止咳平喘。主治咳嗽、气喘、咽喉肿痛、淋巴结肿大、胸膜炎等。

【配伍治病】缺盆配膻中、巨阙，主治咳嗽。

【穴位理疗】按摩：将食指中指并拢，两指指腹按揉缺盆穴2～3分钟，每天按摩，可改善咽喉肿痛、咳嗽、哮喘等。

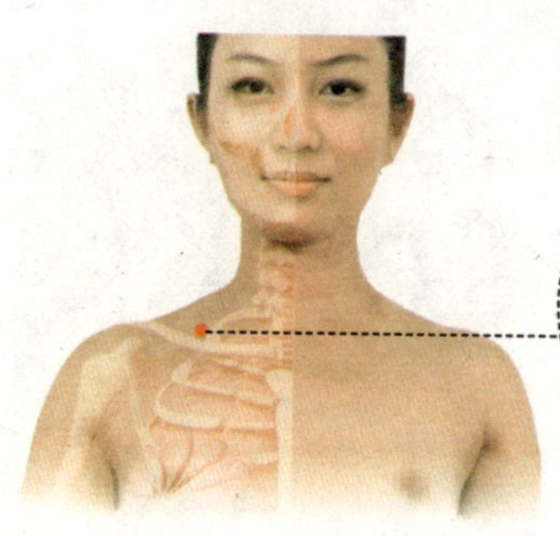

精准取穴

在锁骨上窝中央，距前正中线4寸。

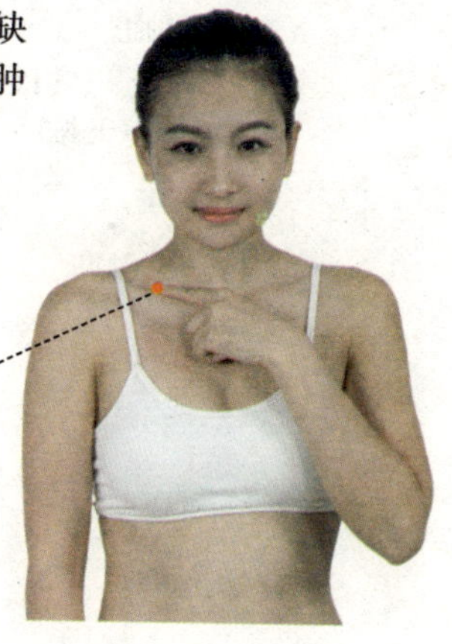

气户 宽胸理气止咳喘

【功效主治】理气宽胸，止咳平喘。主治胸痛、呃逆、胁肋疼痛、咳嗽、气喘。
【配伍治病】气户配华盖，可宽胸理气，主治胁肋疼痛。
【穴位理疗】按摩：按揉气户穴 2 ~ 3 分钟，每天按摩，可改善哮喘。艾灸：用艾条温和灸气户穴 10 分钟，1 天 1 次，可缓解呃逆、咳嗽、气喘。

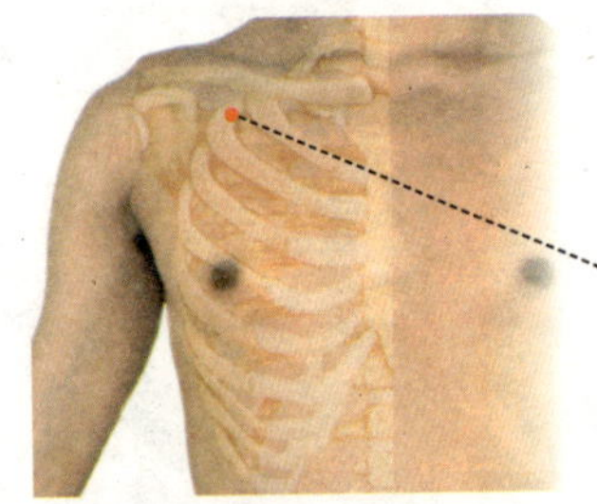

精准取穴

在胸部，当锁骨中点下缘，距前正中线4寸。

库房 胸胁胀痛取库房

【功效主治】理气宽胸，清热化痰。主治咳嗽、气喘、胸胁胀痛、呼吸不畅。
【配伍治病】库房配中府、周荣、尺泽，主治咳逆上气、咳吐脓血。
【穴位理疗】按摩：用食指的指腹来回推按库房穴 1 ~ 3 分钟，每天按摩，可改善气喘、呼吸不畅等。

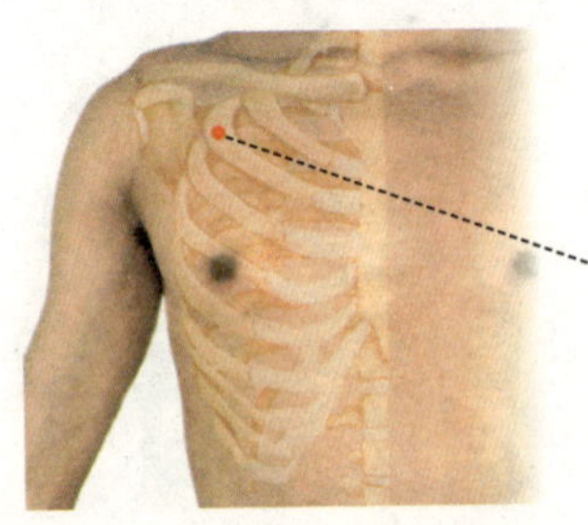

精准取穴

在胸部，当第1肋间隙，距前正中线4寸。

屋翳　行气活血通乳腺

【功效主治】疏通乳腺，行气活血。主治气喘、咳吐脓血、胸胁胀痛、乳腺炎、咯血。

【配伍治病】屋翳配尺泽、肺俞、膻中，有宣肺、止咳、平喘的作用，主治咳嗽、气喘。

【穴位理疗】按摩：推按屋翳穴 1 ~ 3 分钟，每天按摩，可改善气喘、呼吸不畅。艾灸：用艾条回旋灸屋翳穴 10 分钟，1 天 1 次，可治咳痰、咯血等。

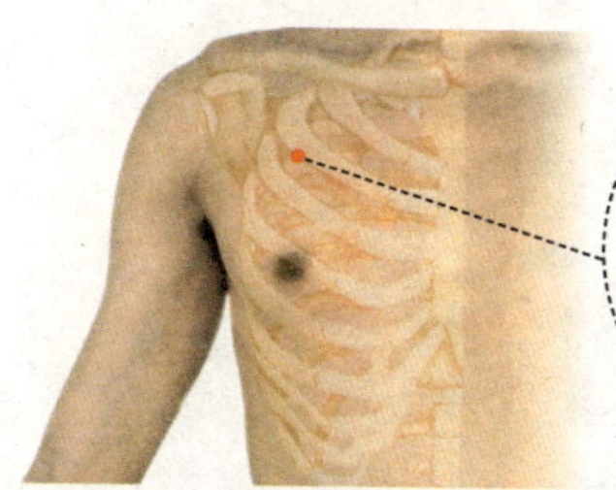

精准取穴

在胸部，当第2肋间隙，距前正中线4寸。

膺窗　止咳消肿治咳喘

【功效主治】止咳平喘，消肿清热。主治咳嗽、气喘、胸胁胀痛、急性乳腺炎、胸膜炎。

【配伍治病】膺窗配乳根、内关、大椎、曲池、足三里，主治乳腺炎。

【穴位理疗】按摩：按揉膺窗穴 1 ~ 3 分钟，每天按摩，可改善气喘、呼吸不畅。艾灸：用艾条温和灸膺窗穴 10 分钟，1 天 1 次，可治胸胁胀痛。

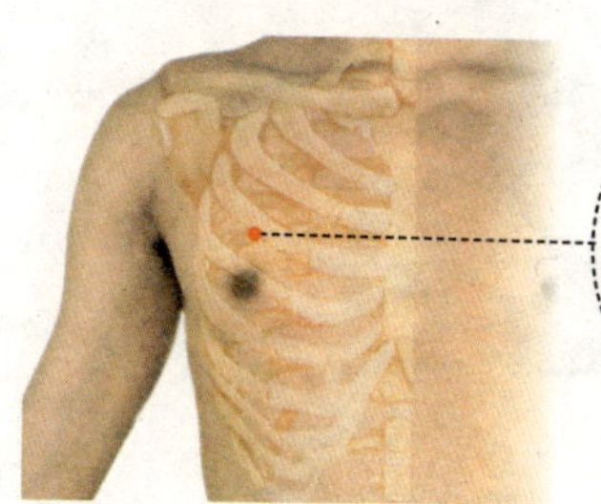

精准取穴

在胸部，当第3肋间隙，距前正中线4寸。

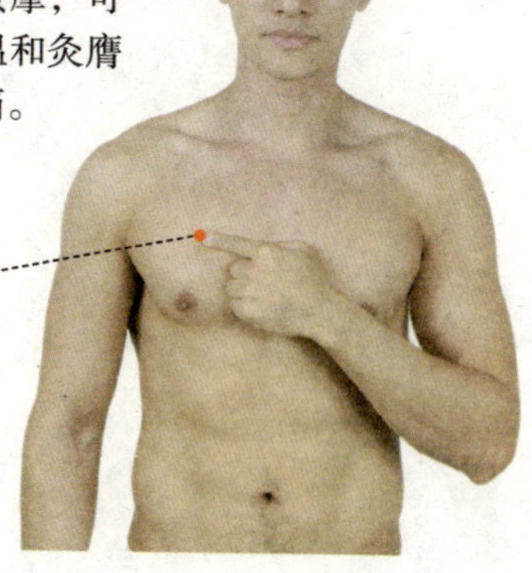

乳中 疏通乳腺促乳汁

【功效主治】疏通乳腺。主治胸闷、乳腺疾病。

【配伍治病】乳中配乳根、俞府，有降气化痰、宽胸理气的作用，主治咳嗽、痰哮。

【穴位理疗】按摩：点按乳中穴 1 ~ 3 分钟，每天按摩，可改善胸闷、乳腺疾病等。

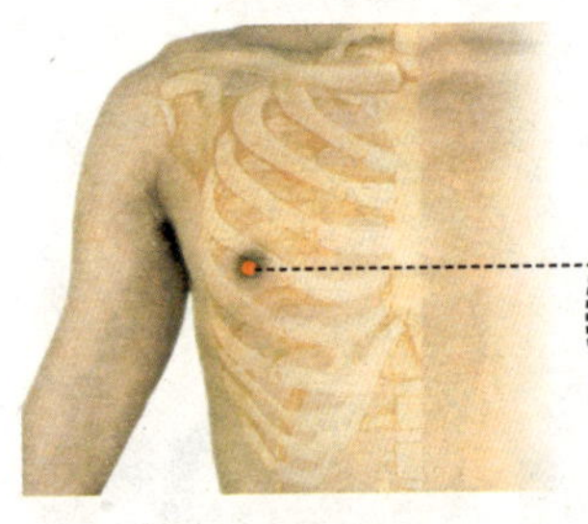

精准取穴

在胸部，当第4肋间隙，乳头中央，距前正中线4寸。

承满 健脾和胃助消化

【功效主治】调中化滞，健脾和胃。主治肠鸣、呕吐、胃痛、食欲缺乏、呃逆、吐血等。

【配伍治病】承满配中脘、内关，主治胃痛、呕吐。

【穴位理疗】按摩：用手掌根部推按承满穴 2 ~ 3 分钟，每天按摩，可改善胃痛、食欲缺乏等。艾灸：用艾条温和灸承满穴 10 分钟，1 天 1 次，可缓解呃逆、吐血等。

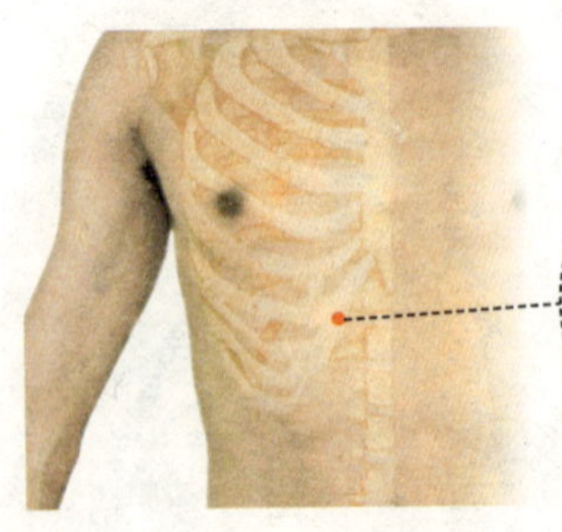

精准取穴

在上腹部，当脐中上5寸，距前正中线2寸。

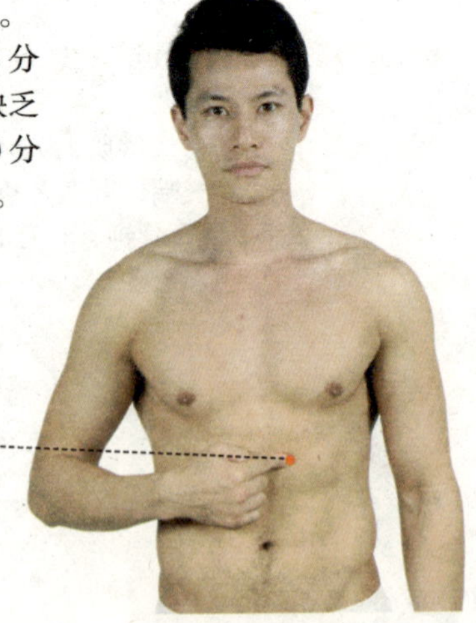

梁丘 膝关节痛疗效佳

【功效主治】理气和胃，通经活络。主治胃痉挛、膝关节痛、腹胀、腹痛、腹泻。

【配伍治病】梁丘配曲泉、膝阳关，主治下肢痉挛。

【穴位理疗】按摩：推按梁丘穴 1 ~ 3 分钟，每天按摩，可改善胃痉挛、膝关节痛等。艾灸：用艾条温和灸梁丘穴 5 ~ 10 分钟，1 天 1 次，可缓解腹胀、腹痛、腹泻等。

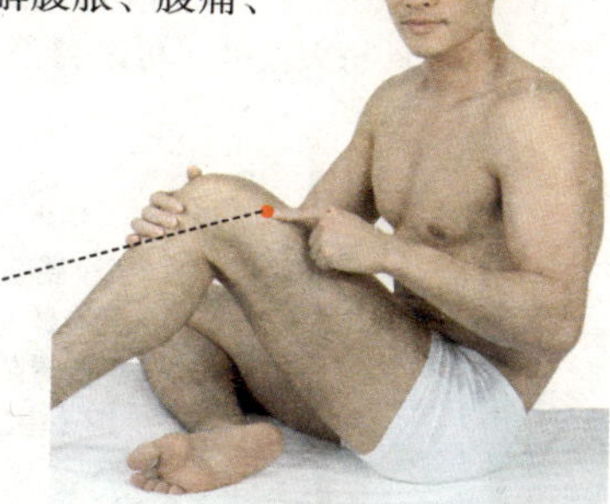

精准取穴

屈膝，位于大腿前面，当髂前上棘与髌底外侧端的连线上，髌底上2寸。

犊鼻 关节疼痛按犊鼻

【功效主治】通经活络，消肿止痛。主治膝痛、膝冷、下肢麻痹、屈伸不利。

【配伍治病】犊鼻配膝阳关、足三里、阳陵泉，有温经通络的作用，主治膝及膝下病。

【穴位理疗】按摩：用手掌小鱼际敲打犊鼻穴 2 ~ 3 分钟，长期敲打，可改善下肢麻痹、屈伸不利等。

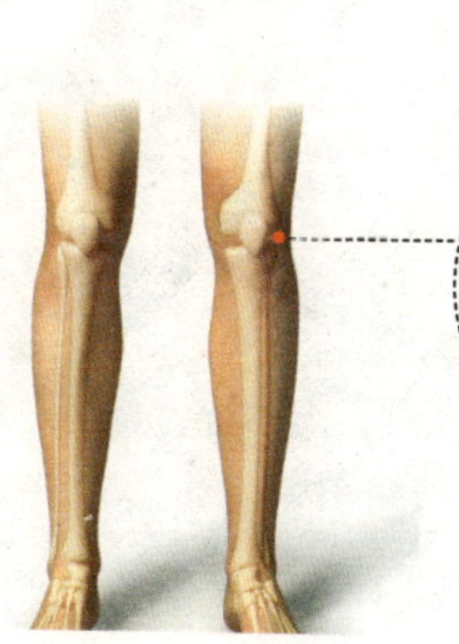

精准取穴

屈膝，位于膝部，髌骨与髌韧带外侧凹陷中。

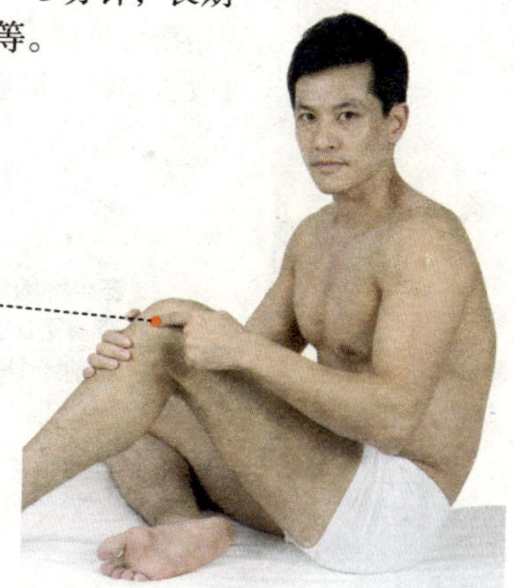

足三里 常按胜吃老母鸡

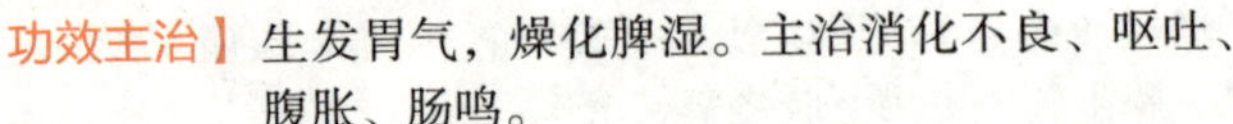

【功效主治】生发胃气，燥化脾湿。主治消化不良、呕吐、腹胀、肠鸣。

【配伍治病】足三里配曲池、丰隆、三阴交，有健脾化痰的作用，主治头晕、目眩。

【穴位理疗】按摩：用手指指腹推按足三里穴 1 ~ 3 分钟，每天按摩，可改善消化不良、下肢痿痹等。

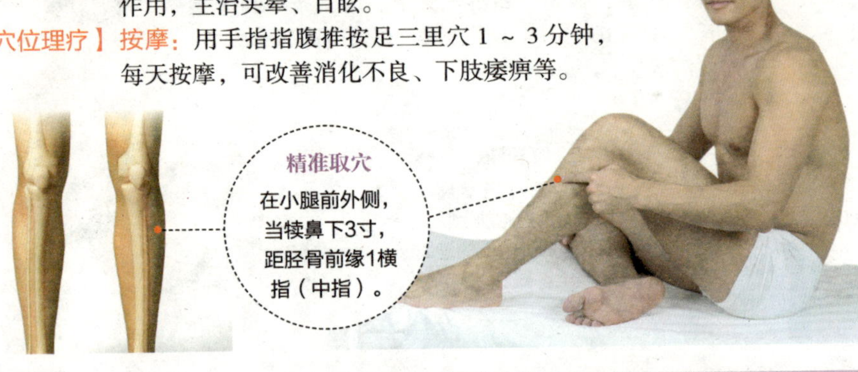

上巨虚 大肠病找上巨虚

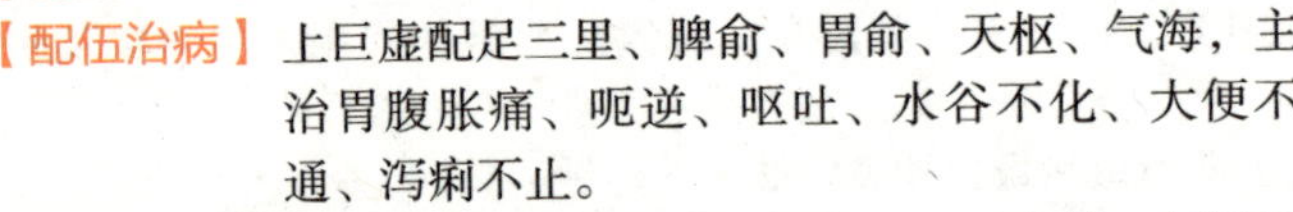

【功效主治】调和肠胃，通经活络。主治腹痛、腹泻、便秘、胃肠炎、下肢痿痹。

【配伍治病】上巨虚配足三里、脾俞、胃俞、天枢、气海，主治胃腹胀痛、呃逆、呕吐、水谷不化、大便不通、泻痢不止。

【穴位理疗】按摩：用指腹推按上巨虚穴 1 ~ 3 分钟，每天按摩，可改善便秘、膝胫酸痛等。

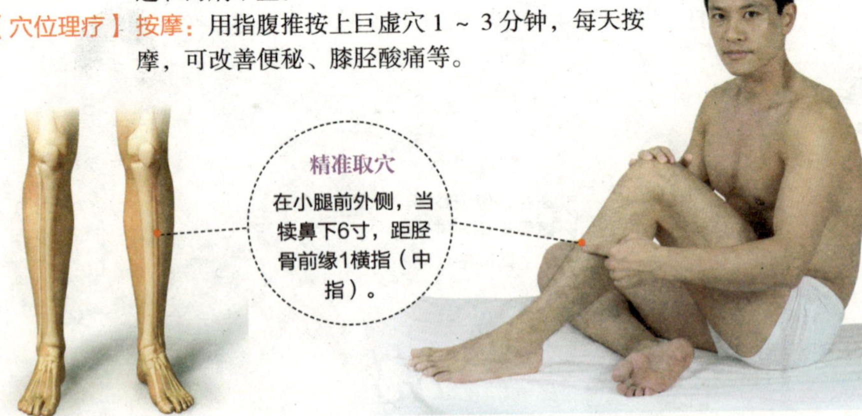

条口　关节不利找条口

【功效主治】调肠胃，通络，清热。主治肩周炎、膝关节炎、下肢瘫痪、胃痉挛、肠炎等。

【配伍治病】条口配足三里、承山、承筋，有清热凉血的作用，主治足下热、不能久立。条口配肩髎，有舒筋活络的作用，主治肩周炎。

【穴位理疗】按摩：用拇指推按条口穴 2 ~ 3 分钟，每天按摩，可改善肩周炎、膝关节炎等。

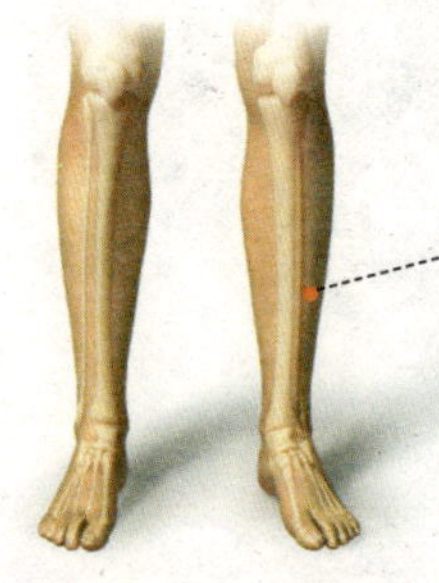

精准取穴

在小腿前外侧，当犊鼻下8寸，距胫骨前缘1横指（中指）。

下巨虚　小肠病找下巨虚

【功效主治】调肠胃，通经络。主治腹胀、腹痛、下肢麻痹、腹泻等。

【配伍治病】下巨虚配天枢、气海，可治腹痛。

【穴位理疗】按摩：用手指指腹推按下巨虚穴 1 ~ 3 分钟，每天按摩，可改善下肢麻痹等。艾灸：用艾条温和灸下巨虚穴 5 ~ 10 分钟，1 天 1 次，可改善腹胀、腹痛、腹泻等。

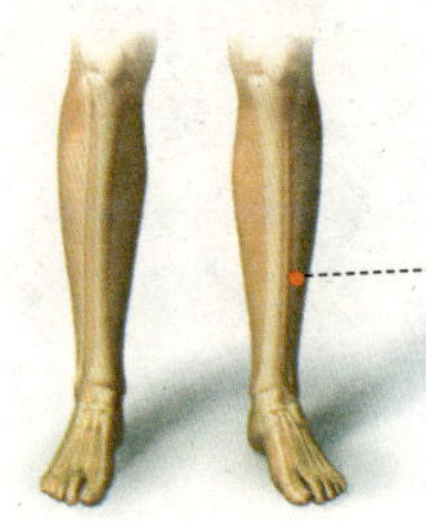

精准取穴

在小腿前外侧，当犊鼻下9寸，距胫骨前缘1横指（中指）。

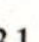

丰隆 化痰祛湿降血脂

【功效主治】祛痰化湿。主治咳嗽、痰多、胸闷、眩晕。

【配伍治病】丰隆配冲阳，主治癫狂。

【穴位理疗】按摩：点按丰隆穴 3 ~ 5 分钟，每天按摩，可改善胸闷、眩晕等。艾灸：用艾条温和灸丰隆穴 10 分钟，1 天 1 次，可治疗咳嗽、痰多等。

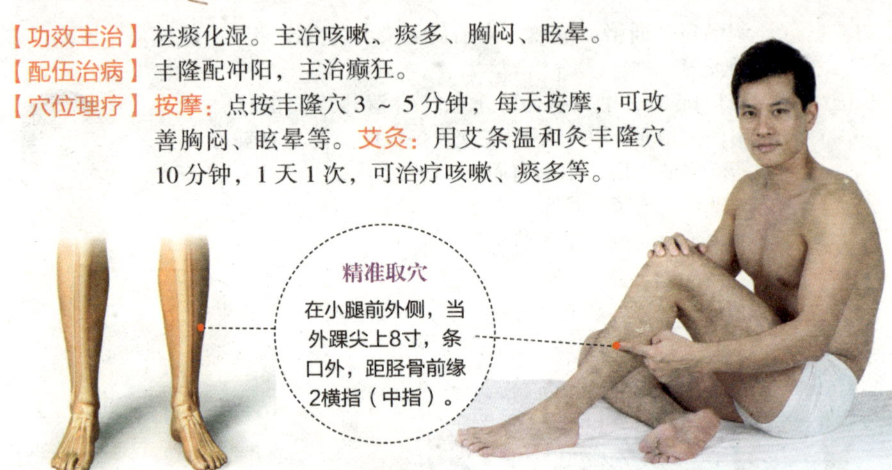

解溪 脑部供血更聪颖

【功效主治】清胃化痰，镇惊安神。主治头痛、癫痫、胃炎、肠炎、腓神经麻痹。

【配伍治病】解溪配血海、商丘，主治腹胀。

【穴位理疗】按摩：推按解溪穴 3 分钟，每天按摩，可改善头痛、腓神经麻痹。艾灸：用艾条回旋灸解溪穴 5 ~ 10 分钟，可改善踝关节扭伤、胃炎、肠炎等。

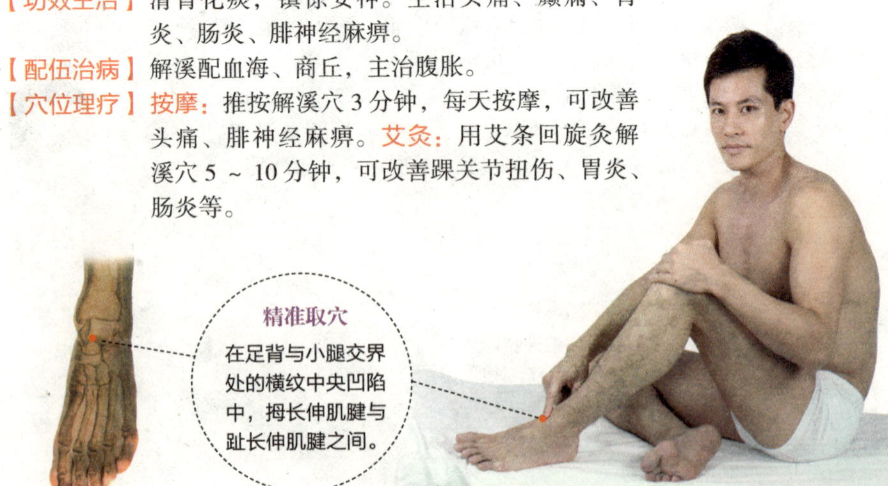

冲阳　足痿无力冲阳求

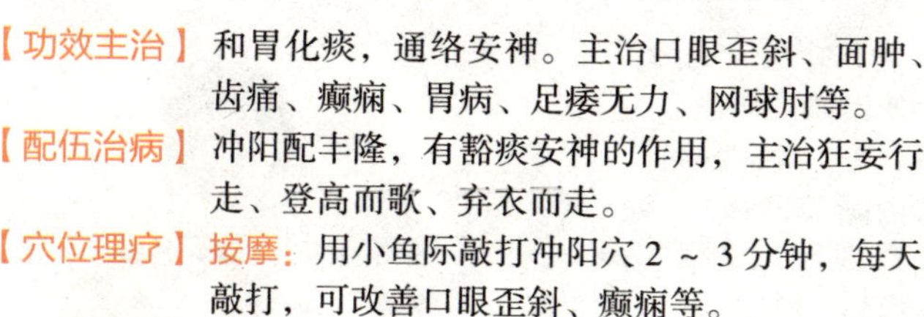

【功效主治】和胃化痰，通络安神。主治口眼歪斜、面肿、齿痛、癫痫、胃病、足痿无力、网球肘等。

【配伍治病】冲阳配丰隆，有豁痰安神的作用，主治狂妄行走、登高而歌、弃衣而走。

【穴位理疗】按摩：用小鱼际敲打冲阳穴 2 ~ 3 分钟，每天敲打，可改善口眼歪斜、癫痫等。

精准取穴
在足背最高处，当拇长伸肌腱和趾长伸肌腱之间，足背动脉搏动处。

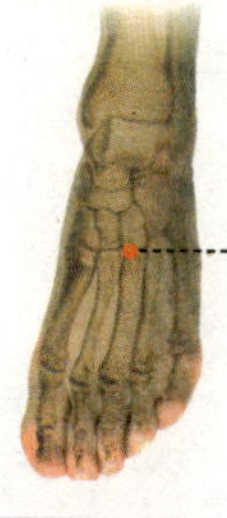

陷谷　面肿腿肿找陷谷

【功效主治】消肿止痛。主治腹痛胀满、肠鸣泄泻、面目浮肿、目赤肿痛、疝气、足背肿痛。

【配伍治病】陷谷配列缺，主治面目浮肿。

【穴位理疗】按摩：用指腹揉按陷谷穴 2 ~ 3 分钟，每天按摩，可改善面目浮肿、目赤肿痛。艾灸：用艾条回旋灸陷谷穴 5 ~ 10 分钟，1 天 1 次，可改善疝气、足背肿痛等。

精准取穴
在足背，当第2、3跖骨结合部前方凹陷处。

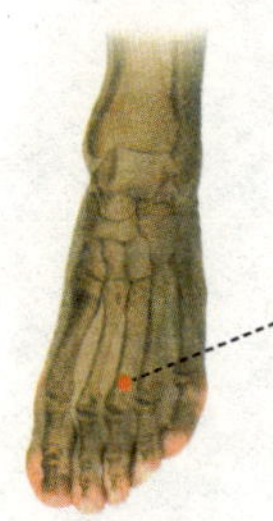

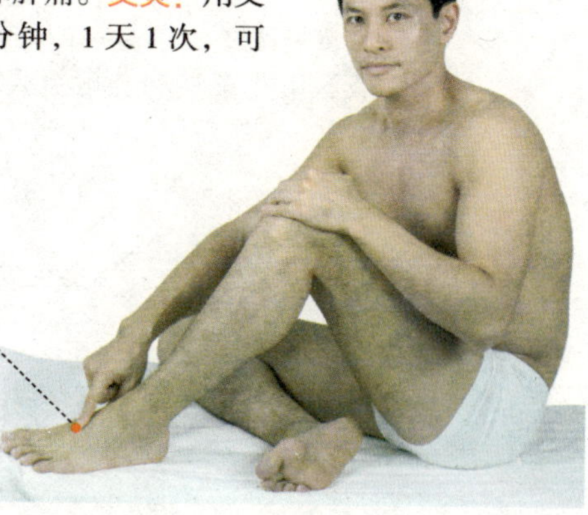

内庭 清热解毒泻诸火

【功效主治】清胃泻火，理气止痛。主治口臭、胃热上冲、腹胀满、小便出血、耳鸣。

【配伍治病】内庭配合谷，主治牙龈肿痛。

【穴位理疗】按摩：点按内庭穴 2 ~ 3 分钟，每天按摩，可改善口臭、胃热上冲、腹胀满等。艾灸：用艾条回旋灸内庭穴 10 分钟，1 天 1 次，可缓解腹胀、腹痛、小便出血、耳鸣等。

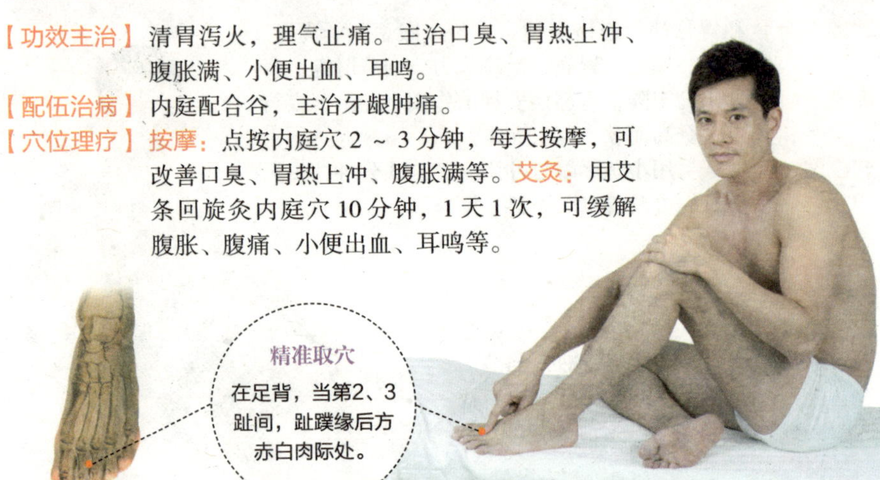

厉兑 热病失眠找厉兑

【功效主治】清热安神。主治鼻出血、牙痛、咽喉肿痛、腹胀、多梦、癫狂等。

【配伍治病】厉兑配条口、三阴交，主治胫寒不得卧。

【穴位理疗】按摩：用手指关节夹按厉兑穴 2 ~ 3 分钟，每天按摩，可改善咽喉肿痛、癫狂。艾灸：用艾条温和灸厉兑穴 10 分钟，1 天 1 次，可缓解腹胀、腹痛、多梦等。

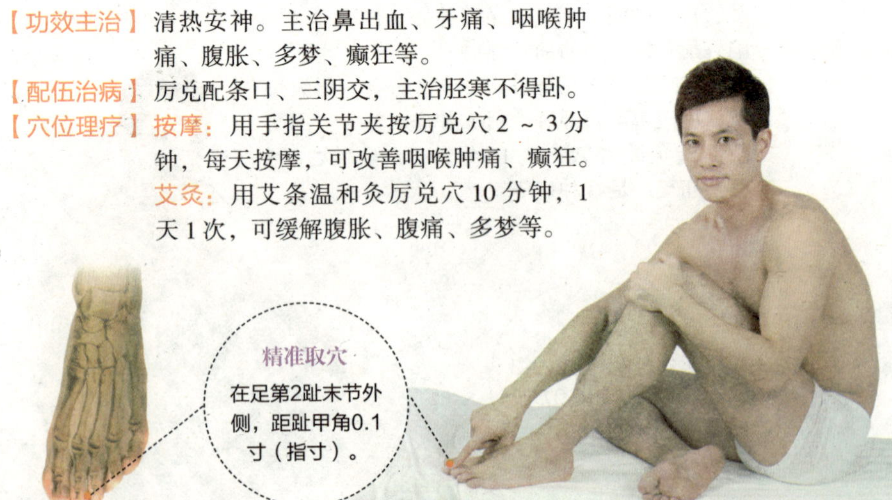

第五章

足太阴脾经

●足太阴脾经起于足大趾内侧端隐白穴，沿内侧赤白肉际上行，过内踝的前缘，沿小腿内侧正中线上行，在内踝上8寸处，交出足厥阴肝经之前，上行沿大腿内侧前缘，进入腹部，属脾，络胃。向上穿过膈肌，沿食道两旁，连舌本，散舌下。其分支从胃别出，上行通过膈肌，注入心中，经气于此与手少阴心经相接。

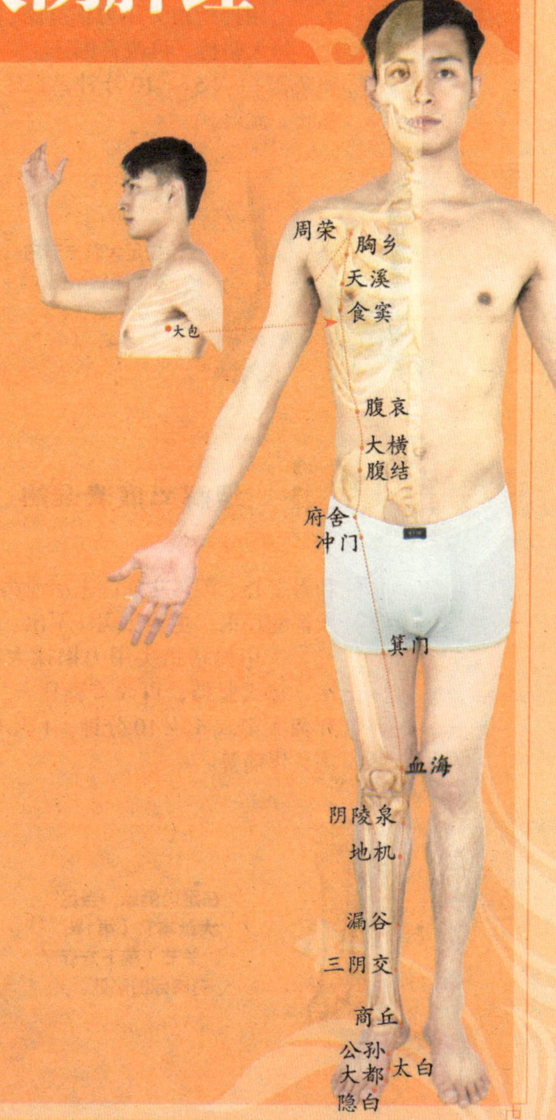

足太阴脾经主治病症

胃痛、嗳气、腹胀、便溏、黄疸、身重无力、下肢内侧肿胀、厥冷、足大趾运动障碍及经脉循行部位的其他病症。

隐白 健脾回阳有奇效

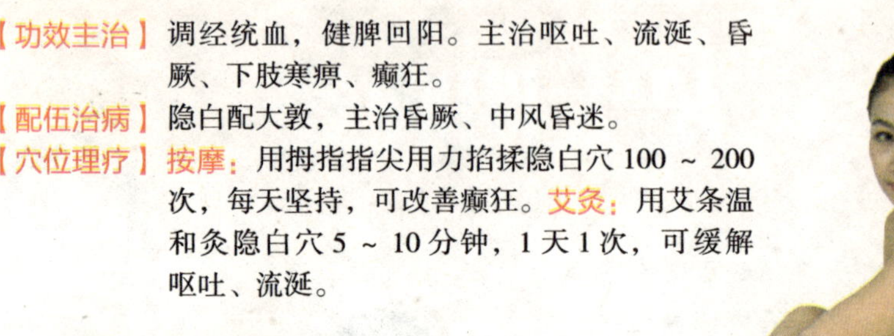

【功效主治】调经统血，健脾回阳。主治呕吐、流涎、昏厥、下肢寒痹、癫狂。

【配伍治病】隐白配大敦，主治昏厥、中风昏迷。

【穴位理疗】按摩：用拇指指尖用力掐揉隐白穴 100 ~ 200 次，每天坚持，可改善癫狂。艾灸：用艾条温和灸隐白穴 5 ~ 10 分钟，1 天 1 次，可缓解呕吐、流涎。

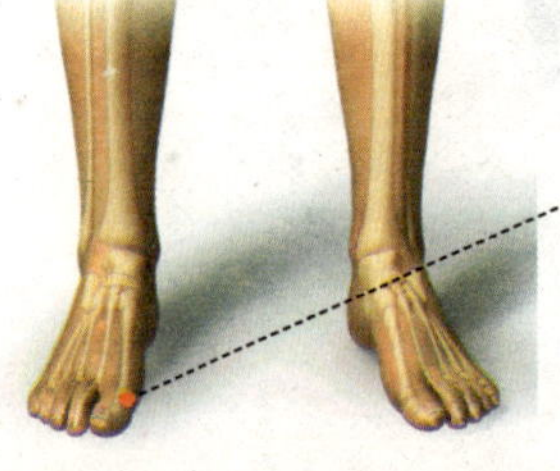

大都 缓解心痛清湿热

【功效主治】和胃宁心，泻热止痛。主治泄泻、胃痛、癫狂。

【配伍治病】大都配经渠，主治热病汗不出。

【穴位理疗】按摩：用拇指指尖用力掐揉大都穴 100 ~ 200 次，每天坚持，可改善癫狂。艾灸：用艾条温和灸大都穴 5 ~ 10 分钟，1 天 1 次，可缓解泄泻、胃痛等。

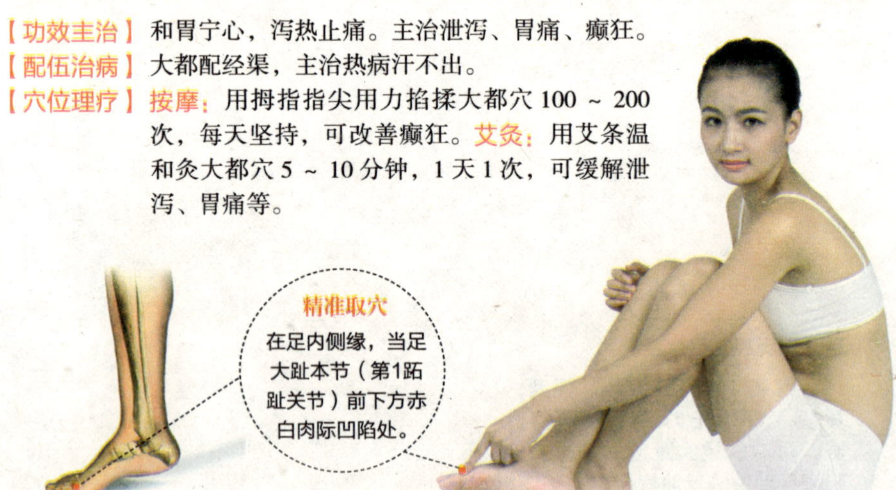

太白　和胃健脾助消化

【功效主治】健脾化湿，理气和胃。主治肠鸣、腹胀、呕吐、完谷不化、胃痛、便秘。

【配伍治病】太白配复溜、足三里，主治腹胀。

【穴位理疗】按摩：用拇指指尖掐揉太白穴 100 ~ 200 次，每天坚持，可改善腹胀、胃痛。艾灸：用艾条温和灸太白穴 5 ~ 10 分钟，1 天 1 次，可缓解泄泻、完谷不化（大便中夹有未消化食物）。

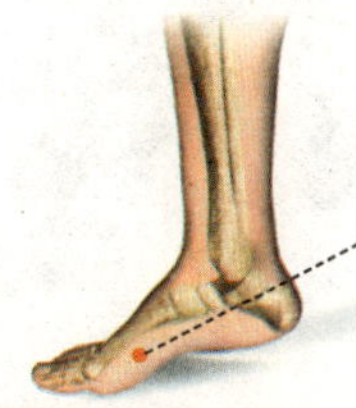

精准取穴

在足内侧缘，当足大趾本节（第1跖趾关节）后下方赤白肉际凹陷处。

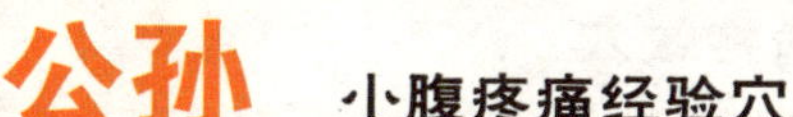

公孙　小腹疼痛经验穴

【功效主治】健脾胃，调冲任。主治腹痛、呕吐、水肿、胃痛。

【配伍治病】公孙配丰隆、中魁、膻中，主治呕吐痰涎。

【穴位理疗】按摩：用拇指指尖用力掐揉公孙穴 100 ~ 200 次，每天坚持，可改善腹痛。艾灸：用艾条温和灸公孙穴 5 ~ 10 分钟，1 天 1 次，可缓解呕吐、水肿、胃痛。

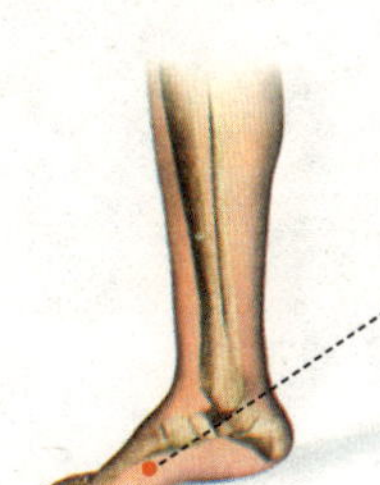

精准取穴

在足内侧缘，当第1跖骨基底的前下方。

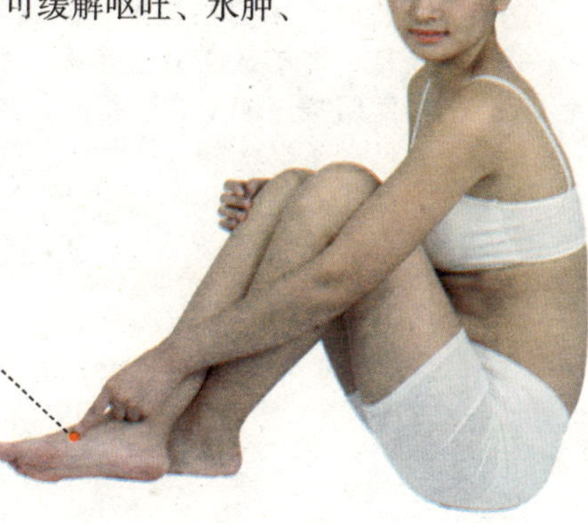

商丘 健脾消食降肺气

【功效主治】健脾化湿，宣降肺气。主治腹胀、肠鸣、腹泻、便秘、咳嗽、黄疸。

【配伍治病】商丘配阴陵泉、曲泉、阴谷，主治胃脘痛、腹胀。商丘配三阴交，有补脾益气的作用，主治脾虚便秘。商丘配天枢、阴陵泉，主治腹泻、腹胀。

【穴位理疗】按摩：用拇指指尖掐揉商丘穴 100 ~ 200 次，每天坚持，可改善踝部疼痛、腹胀、肠鸣、腹泻、便秘、咳嗽、黄疸。

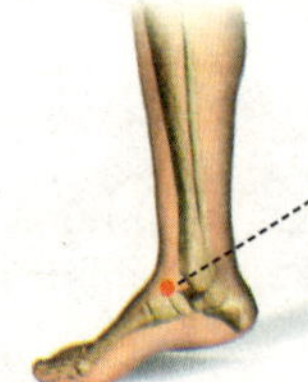

精准取穴

在足内踝前下方凹陷中，当舟骨结节与内踝尖连线的中点处。

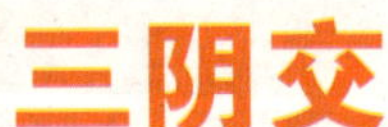

三阴交 妇科疾病特效穴

【功效主治】健脾胃，益肝肾，调经带。主治月经不调、痛经、下肢疼痛、泄泻、水肿、疝气。

【配伍治病】三阴交配天枢、合谷，有清热除湿、健脾和中的作用，主治小儿急性肠炎。三阴交配中脘、内关、足三里，有活血化瘀的作用，主治血栓闭塞性脉管炎。

【穴位理疗】按摩：用拇指按揉三阴交穴 100 ~ 200 次，每天坚持，能够改善月经不调、腹痛、泄泻。拔罐：用气罐吸拔三阴交穴，留罐 5 ~ 10 分钟，隔天 1 次，可改善下肢疼痛。

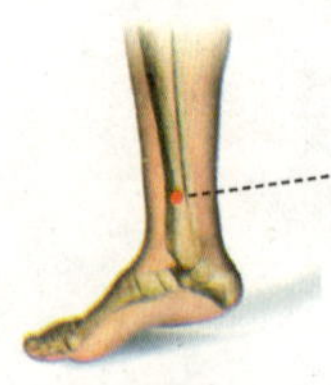

精准取穴

在小腿内侧，当足内踝尖上3寸，胫骨内侧缘后方。

地机 健脾和胃调经带

【功效主治】健脾渗湿，调经止带。主治泄泻、水肿、小便不利、痛经、腹痛、食欲缺乏。

【配伍治病】地机配血海，主治月经不调。

【穴位理疗】按摩：用拇指按揉地机穴 100 ~ 200 次，每天坚持，能够改善腹痛、泄泻。艾灸：用艾条温和灸地机穴 5 ~ 10 分钟，1 天 1 次，可改善水肿、小便不利、痛经。

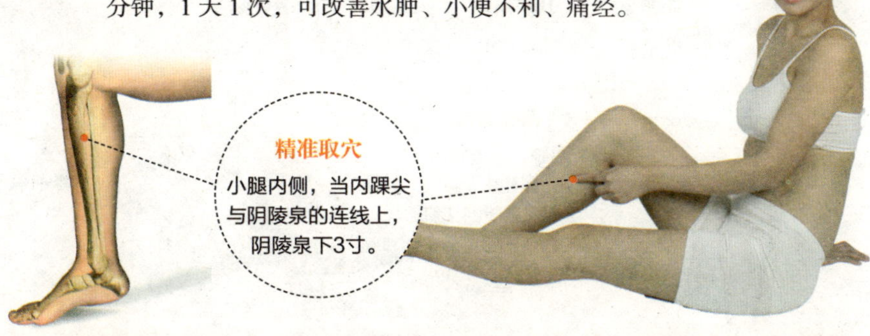

阴陵泉 健脾利湿配中脘

【功效主治】清利湿热，健脾理气，益肾调经。主治各种脾胃病、小便不利、痛经、水肿、膝痛、下肢疼痛、暴泻。

【配伍治病】阴陵泉配三阴交，主治腹寒。阴陵泉配水分，有利尿消肿的作用，主治水肿。

【穴位理疗】按摩：用拇指按揉阴陵泉穴 100 ~ 200 次，每天坚持，能够防治各种脾胃病。艾灸：用艾条温和灸阴陵泉穴 5 ~ 10 分钟，1 天 1 次，可改善小便不利、痛经、水肿。

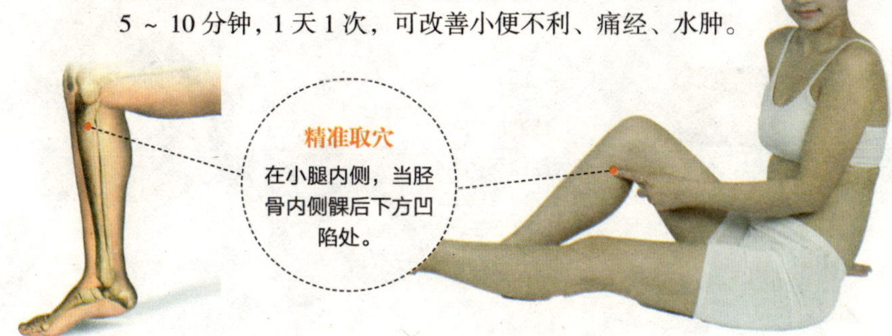

血海　养血活血治血证

【功效主治】调经统血，健脾化湿。主治崩漏、痛经、湿疹、膝痛、月经不调。

【配伍治病】血海配带脉，主治月经不调。

【穴位理疗】按摩：用拇指按揉血海穴 100 ~ 200 次，每天坚持，能够改善崩漏、痛经。艾灸：用艾条温和灸血海穴 5 ~ 10 分钟，1 天 1 次，可改善湿疹、膝痛等。

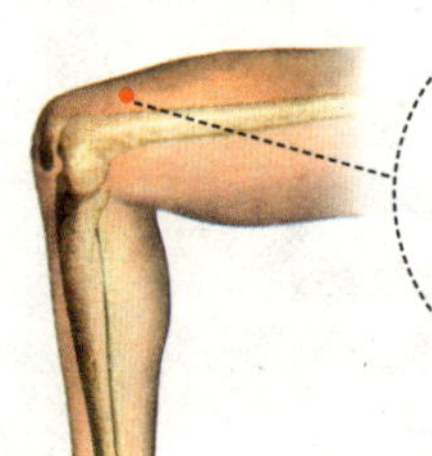

精准取穴

屈膝，在大腿内侧，髌底内侧端上2寸，当股四头肌内侧头的隆起处。

箕门　清热利尿保健穴

【功效主治】健脾渗湿，清热利尿。主治小便不利、遗尿、腹股沟肿痛、下肢麻木等。

【配伍治病】箕门配太冲，可治腹股沟疼痛。

【穴位理疗】按摩：用拇指按揉箕门穴 100 ~ 200 次，每天坚持，能够改善腹股沟痛。艾灸：用艾条温和灸箕门穴 5 ~ 10 分钟，1 天 1 次，可改善各种淋证、遗尿。

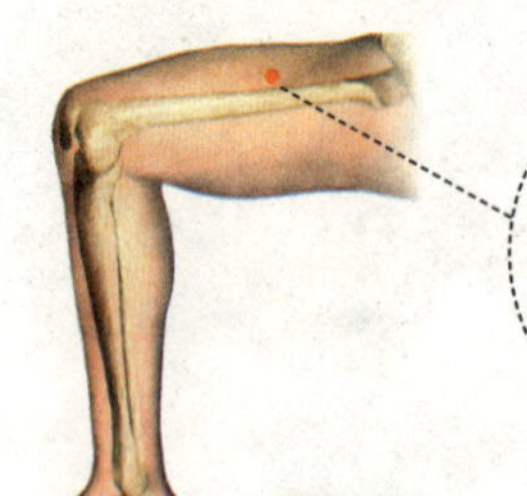

精准取穴

在大腿内侧，当血海与冲门连线上，血海上6寸。

冲门 男性保健常用穴

【功效主治】降逆利湿，理气消痔。主治腹痛、疝气、痔疮、胎气上冲、下肢痹痛。

【配伍治病】冲门配大敦，可治疝气。

【穴位理疗】按摩：用拇指按压冲门穴片刻，迅速松开，反复10次，每天坚持，可改善下肢痹痛。艾灸：用艾条温和灸冲门穴10分钟，1天1次，可改善疝气、胎气上冲。

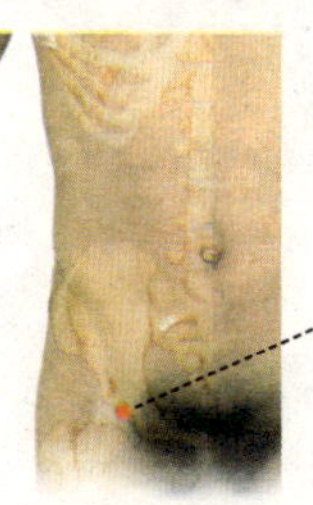

精准取穴

在腹股沟外侧，距耻骨联合上缘中点3.5寸，当股动脉搏动处的外侧。

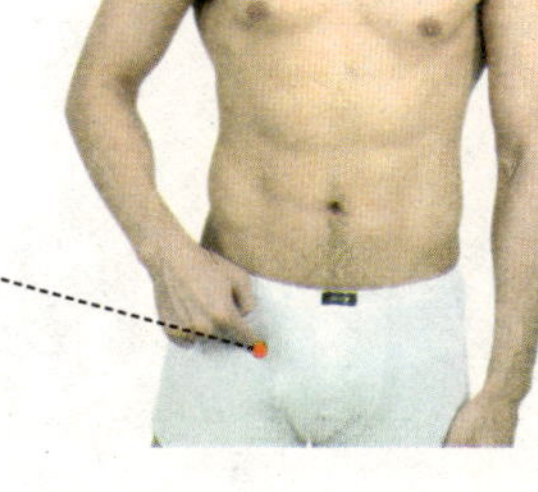

府舍 腹痛便秘不用愁

【功效主治】散结止痛，健脾理气。主治腹痛、腹胀、疝气、便秘、腹股沟痛。

【配伍治病】府舍配气海，可治腹痛。

【穴位理疗】按摩：用拇指按揉府舍穴100～200次，每天坚持，可缓解腹股沟痛。艾灸：用艾条温和灸府舍穴5～10分钟，1天1次，可改善腹胀、腹痛。

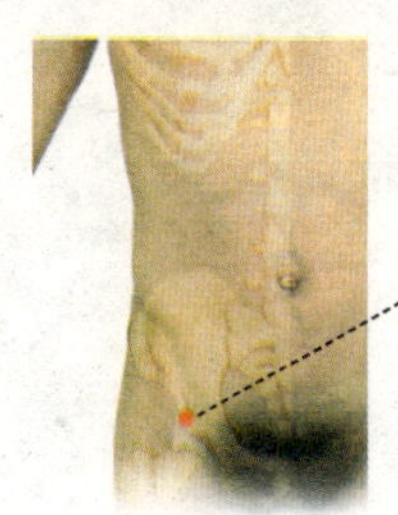

精准取穴

在下腹部，当脐中下4寸，冲门上方0.7寸，距前正中线4寸。

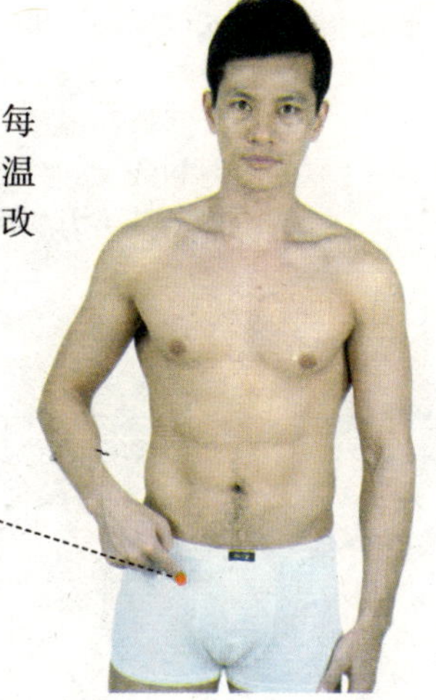

周荣 顺气强肺化痰湿

【功效主治】理气化痰，宣肺平喘。主治咳嗽、气喘、支气管炎、胸膜炎、胸胁胀满。

【配伍治病】周荣配膻中，主治胸胁胀满。

【穴位理疗】按摩：用拇指按揉周荣穴 100 ~ 200 次，每天坚持，能够改善胸胁胀痛。艾灸：用艾条温和灸周荣穴 5 ~ 10 分钟，1 天 1 次，可改善咳嗽、胸胁胀痛等。

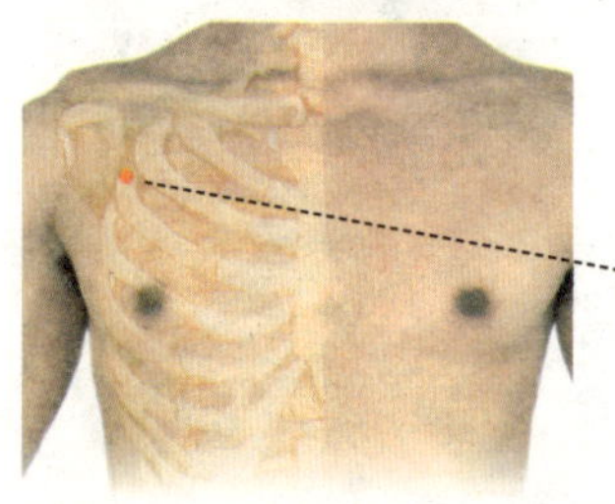

精准取穴

在胸外侧部，当第2肋间隙，距前正中线6寸。

大包 脾虚乏力强健穴

【功效主治】止痛安神。主治胸胁胀痛、全身乏力酸痛。

【配伍治病】大包配足三里，可治四肢乏力。

【穴位理疗】按摩：用拇指按揉大包穴 100 ~ 200 次，每天坚持，能够改善胸胁胀痛。艾灸：用艾条温和灸大包穴 5 ~ 10 分钟，1 天 1 次，可改善全身乏力酸痛。

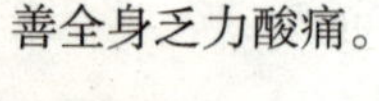

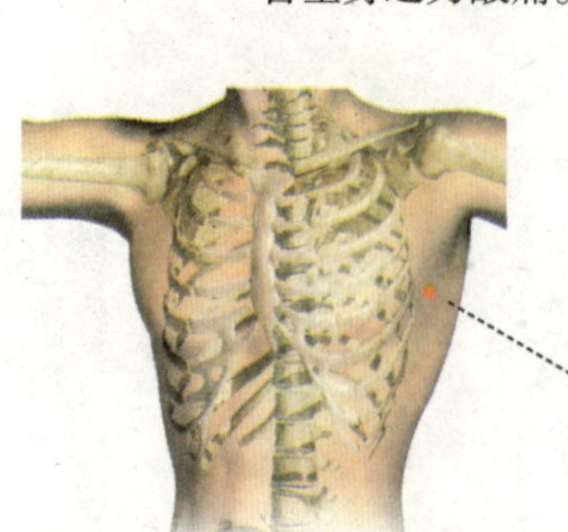

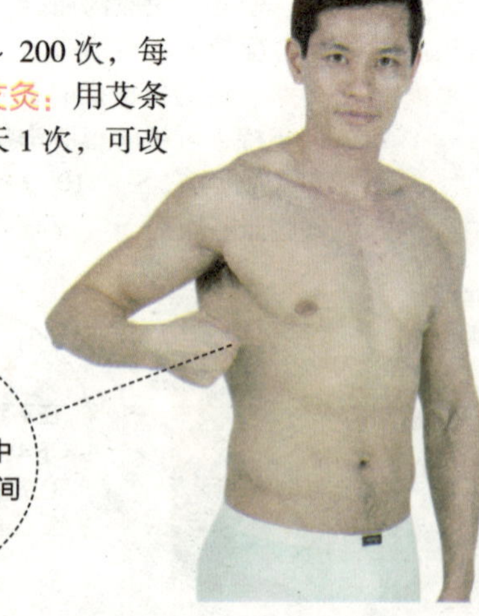

精准取穴

在侧胸部，腋中线上，当第6肋间隙处。

第六章

手少阴心经

●手少阴心经起于心中，出属心系，内行主干向下穿过膈肌，联络小肠；外行主干，从心系上肺，横出腋下，沿上臂内侧后缘，下行到肘中，经掌后高骨端，进入掌中，沿小指桡侧至末端，经气于少冲穴处与手太阳小肠经相接。

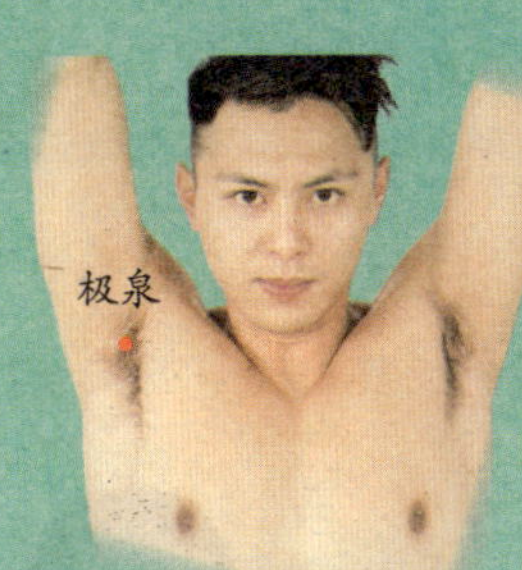

手少阴心经主治病症

心痛、心悸、口渴、咽干、胸胁痛、盗汗、失眠、目黄、手心热，以及心经循行部位的其他病症。

极泉 健脑强心除胸痛

【功效主治】通络强心，清泻心火。主治心痛、咽干、上肢冷痛、心悸、气短、肩臂疼痛等。

【配伍治病】极泉配肩髃、曲池，治疗肩臂痛。

【穴位理疗】按摩：用拇指按压极泉穴片刻，然后松开，反复 5 ~ 10 次，每天坚持，可改善上肢冷痛麻木。艾灸：用艾条温和灸极泉穴 10 分钟，每天 1 次，可改善上肢冷痛、心悸、气短。

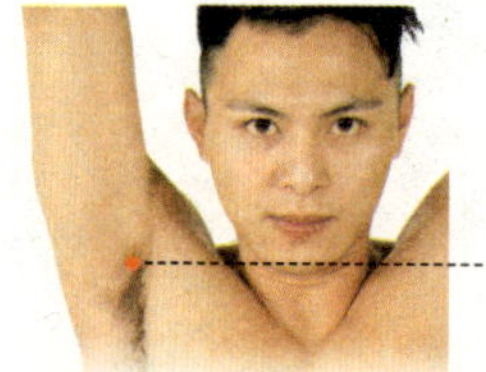

精准取穴

在腋窝顶点，腋动脉搏动处。

青灵 宽胸理气止疼痛

【功效主治】理气止痛。主治上肢痹痛、胁痛、头痛。

【配伍治病】青灵配肩髃、曲池，可治肩臂痛。

【穴位理疗】按摩：用拇指弹拨青灵穴片刻，然后松开，反复 15 次，每天坚持，能防治上肢痹痛。艾灸：用艾条温和灸青灵穴 10 分钟，每天 1 次，可缓解上肢痹痛、心痛。

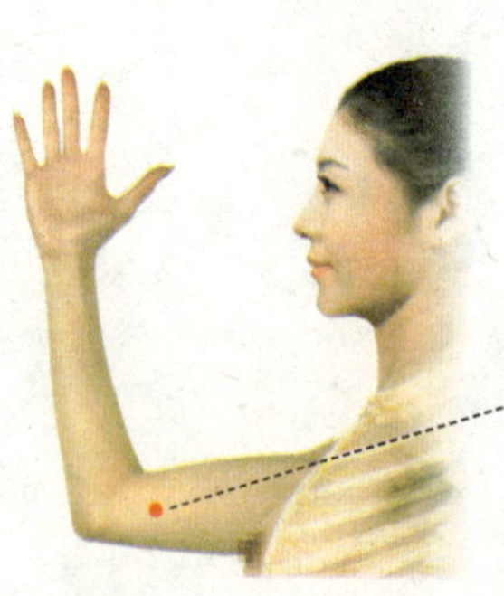

精准取穴

在臂内侧，当极泉与少海的连线上，肘横纹上3寸，肱二头肌的内侧沟中。

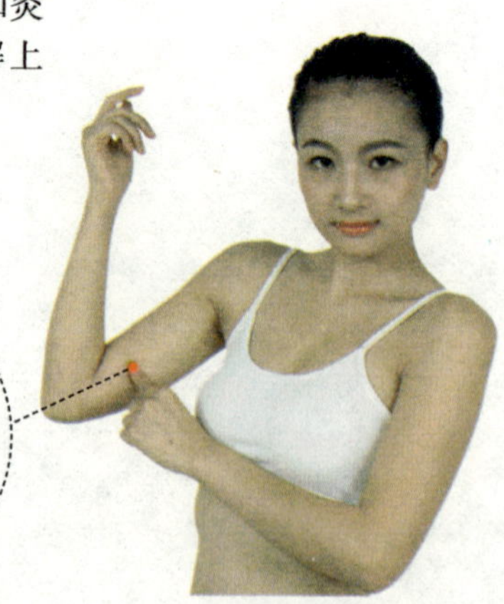

少海　胳膊疾病刮少海

【功效主治】理气通络，养心安神。主治前臂麻木、肱骨内上髁炎（高尔夫球肘）、心痛、健忘。

【配伍治病】少海配内关，可以治疗心脏病。少海配扶突，能够治疗高血压。

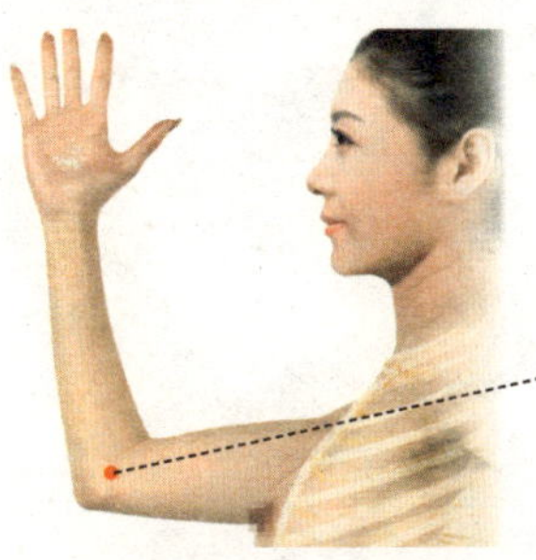

精准取穴

屈肘，在肘横纹内侧端与肱骨内上髁连线的中点处。

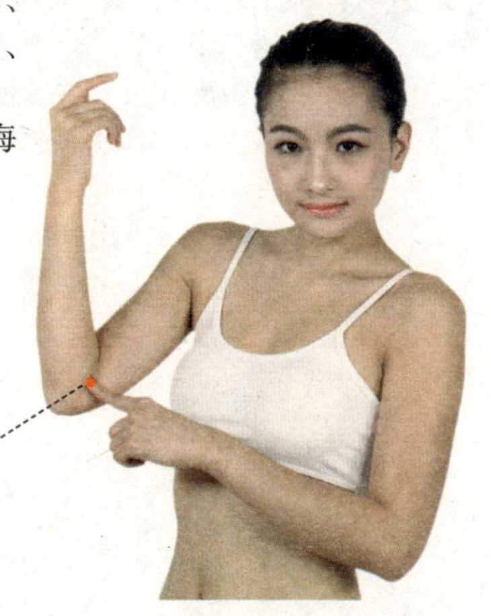

【穴位理疗】

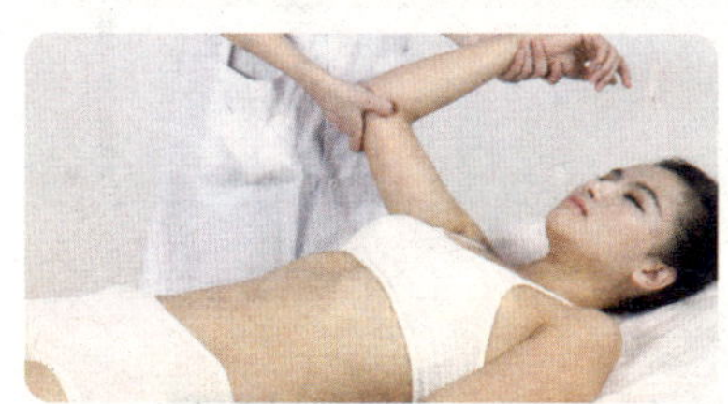

按摩：用拇指按揉或弹拨少海穴15次，每天坚持，能防治前臂麻木。

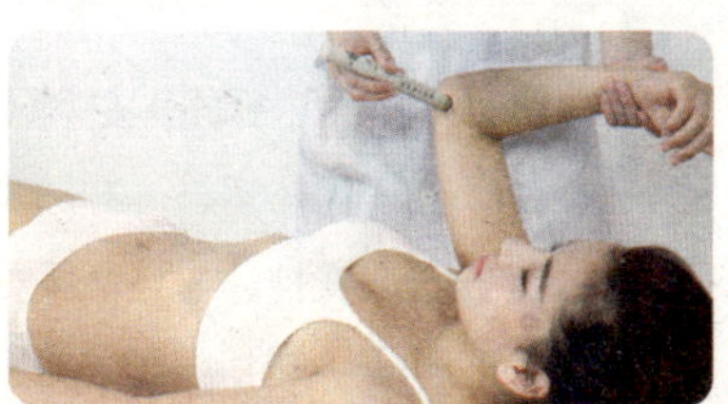

艾灸：用艾条温和灸少海穴5～10分钟，每天1次，可缓解肱骨内上髁炎（高尔夫球肘）、心痛等。

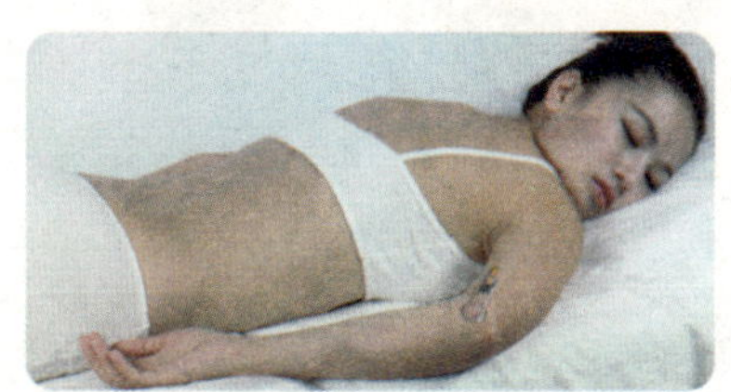

拔罐：用拔罐器将气罐吸拔在少海穴上，留罐10分钟，隔天1次，可治疗心痛、手臂麻木、健忘等。

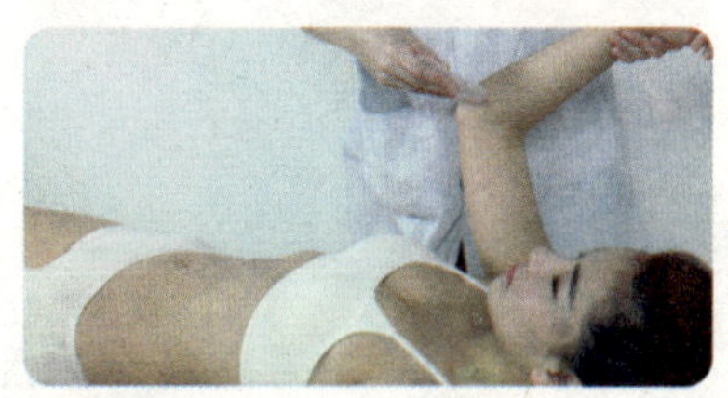

刮痧：从上向下刮拭少海穴3～5分钟，以出痧为度，隔天1次，可治疗心痛、手臂麻木、健忘等。

灵道 灵道安神祛痛强

【功效主治】宁心，安神，通络。主治心痛、肘臂挛痛、失语、干呕等。

【配伍治病】灵道配廉泉，主治舌强、暴喑、癔症。

【穴位理疗】按摩：用拇指按揉或弹拨灵道穴 15 次，每天坚持，能防治前臂疼痛。刮痧：从上向下刮拭灵道穴 3 ~ 5 分钟，以出痧为度，隔天 1 次，可治疗心痛、干呕等。

精准取穴

在前臂掌侧，当尺侧腕屈肌腱的桡侧缘，腕横纹上1.5寸。

通里 镇静安神调心气

【功效主治】清心安神，通经活络。主治心悸、崩漏、失眠、心痛、前臂麻木。

【配伍治病】通里配腕骨，主治狂证、精神分裂症。

【穴位理疗】按摩：用拇指按揉或弹拨通里穴 15 次，每天坚持，能防治前臂麻木、心悸。艾灸：用艾条温和灸通里穴 5 ~ 10 分钟，每天 1 次，可缓解崩漏、失眠、心痛等。

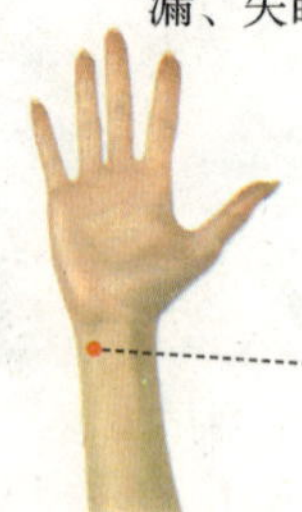

精准取穴

在前臂掌侧，当尺侧腕屈肌腱的桡侧缘，腕横纹上1寸。

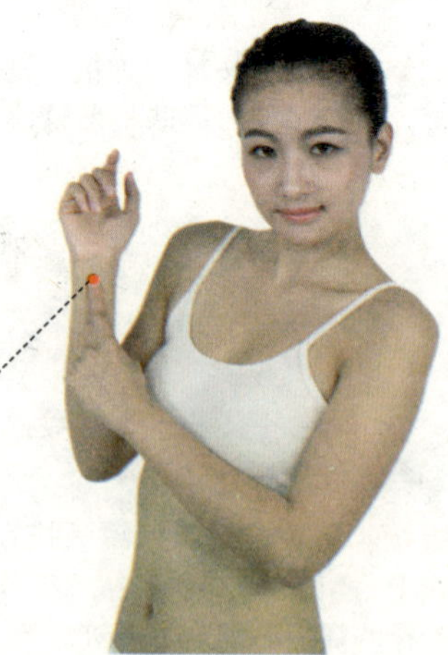

阴郄　清心安神治心痛

【功效主治】清心安神。主治心痛、咯血、盗汗、鼻出血、胃出血、神经衰弱等。

【配伍治病】阴郄配心俞、巨阙，可治心痛。

【穴位理疗】按摩：用拇指弹拨阴郄穴片刻，然后松开，反复15次，每天坚持，能防治前臂麻木、心悸。艾灸：用艾条雀啄灸阴郄穴10分钟，每天1次，可改善吐血、心痛等。

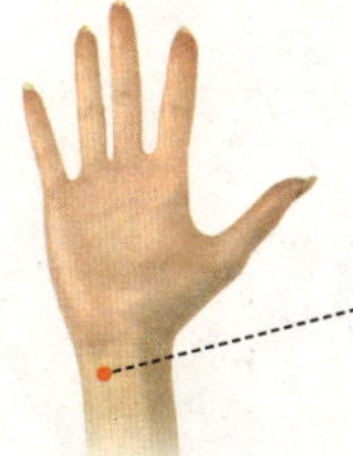

精准取穴

在前臂掌侧，当尺侧腕屈肌腱的桡侧缘，腕横纹上0.5寸。

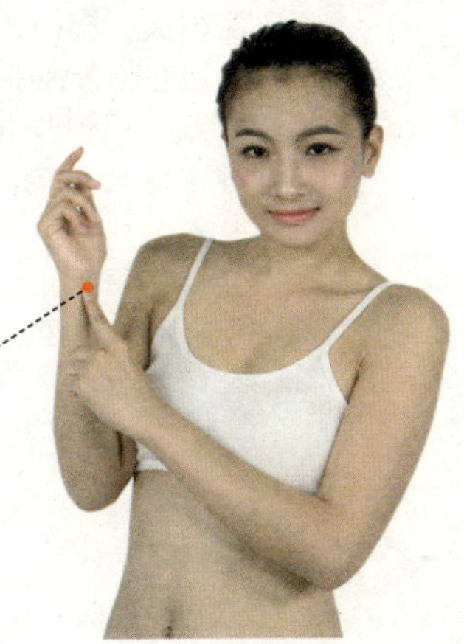

神门　失眠怔忡心悸用

【功效主治】宁心安神。主治前臂麻木、失眠、健忘、怔忡。

【配伍治病】神门配内关、心俞，可治心痛。神门配内关、三阴交，可治健忘、失眠。

【穴位理疗】按摩：用拇指弹拨神门穴15次，每天坚持，能防治前臂麻木、失眠、健忘。刮痧：刮拭神门穴5分钟，隔天1次，可改善失眠、怔忡。

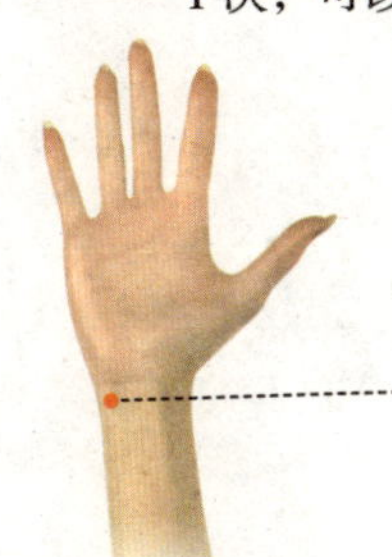

精准取穴

在腕部，腕掌侧横纹尺侧端，尺侧腕屈肌腱的桡侧凹陷处。

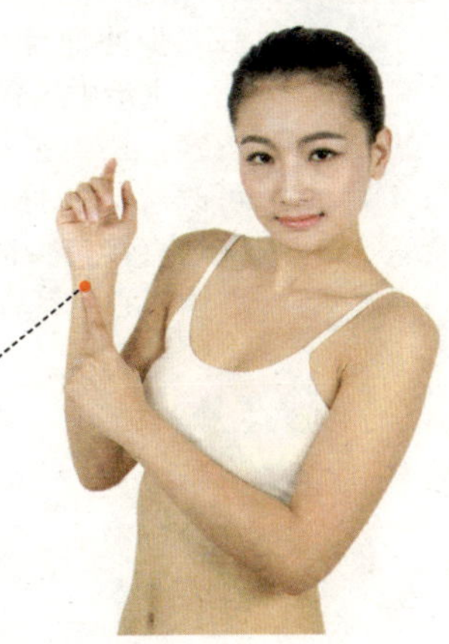

少府 止痒止痛疗效佳

【功效主治】清心泻热，理气活络。主治失眠、健忘、手掌麻木、痈疡、小便不利。

【配伍治病】少府配心俞，有镇痛止痒、清心泻火的作用，主治阴肿、阴痒。少府配内关、郄门，有宁神志、调心气的作用，主治悲恐善惊、心悸、胸痛、心绞痛。

【穴位理疗】按摩：用拇指按揉或弹拨少府穴3～5分钟，每天坚持，能改善失眠、健忘、手掌麻木。艾灸：用艾条温和灸少府穴5～10分钟，每天1次，可缓解失眠、健忘、手掌麻木、小便不利。

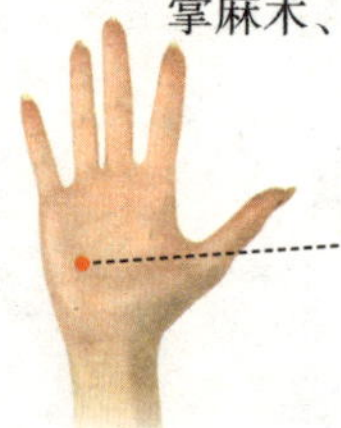

精准取穴

在手掌面，第4、第5掌骨之间，握拳时当小指尖处。

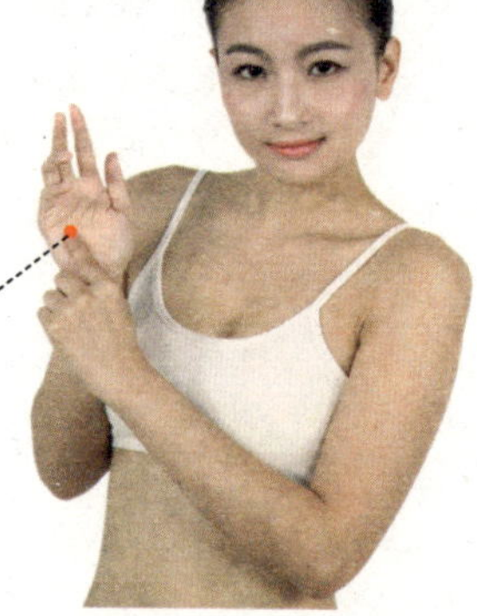

少冲 中风十宣百会配

【功效主治】清热息风，醒神开窍。主治心悸、心痛、胸胁痛、癫狂、昏迷、中风等。

【配伍治病】少冲配心俞、内关，有清心安神定志的作用，主治心痛、心悸、癫狂。少冲配百会、十宣，有醒脑开窍的作用，主治中风昏迷。

【穴位理疗】按摩：用拇指指尖用力掐揉少冲穴15次，可改善热病昏厥、心悸、心痛。艾灸：用艾炷直接灸少冲穴1～2壮，可缓解昏厥、心悸、心痛、胸胁痛、癫狂。

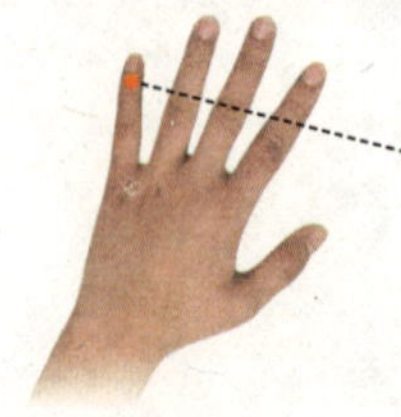

精准取穴

在手小指末节桡侧，距指甲角0.1寸（指寸）。

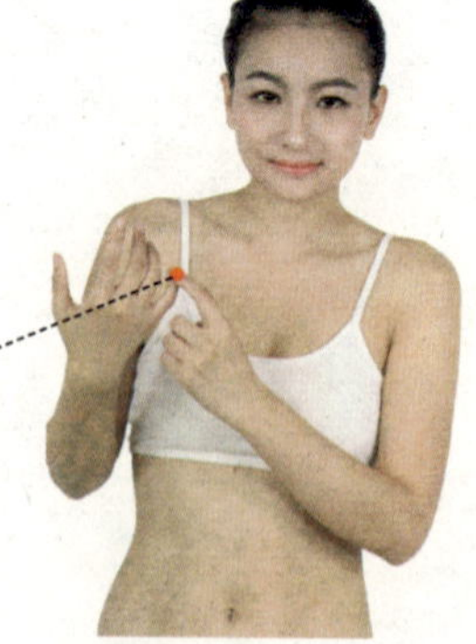

第七章

手太阳小肠经

●手太阳小肠经起于手小指尺侧端少泽穴，沿手背、上肢外侧后缘，过肘部，到肩关节后面，绕肩胛部，左右交会并与督脉在大椎穴处相会，前行入缺盆，深入体腔，络心，沿食道，穿过膈肌，到达胃部，下行至小肠。其分支从面颊部分出，向上行于眼下，至目内眦，经气于睛明穴与足太阳膀胱经相接。

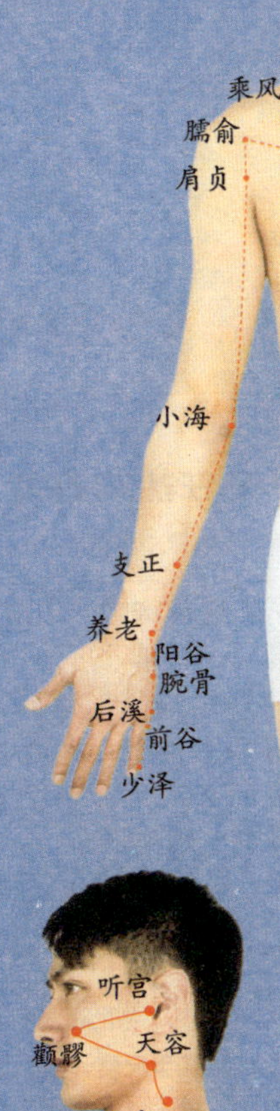

手太阳小肠经主治病症

耳鸣、目黄、颊肿、咽喉肿痛、颈项转侧不利、肩臂疼痛无力、少腹胀痛、尿频、泄泻或便秘及经脉循行部位的其他病症。

少泽 热病昏迷全能疗

【功效主治】清热利咽，通乳开窍。主治中风昏迷、热病、心痛、咽喉肿痛。

【配伍治病】少泽配膻中、乳根，可治乳汁少、乳腺炎。少泽配人中，可治热病、昏迷、休克等。

【穴位理疗】按摩：用拇指指尖掐揉少泽穴，每天坚持，能够改善中风昏迷、热病。艾灸：用艾条温和灸少泽穴5～10分钟，1天1次，可缓解心痛。

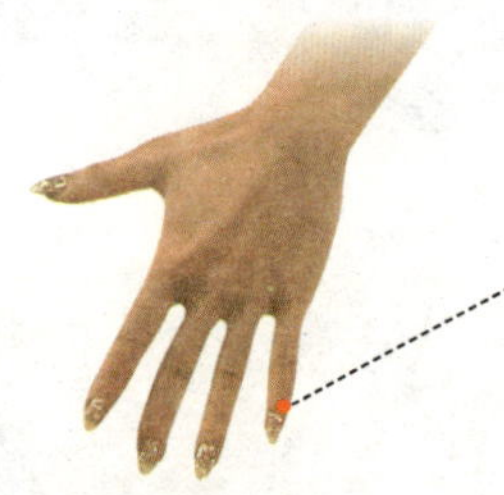

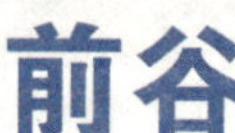

精准取穴

在手小指末节尺侧，距指甲角0.1寸（指寸）。

前谷 癫狂热病都能治

【功效主治】舒筋活络，提神醒脑。主治癫狂、热病、鼻塞、颈项强痛。

【配伍治病】前谷配耳门、翳风，可治耳鸣。

【穴位理疗】按摩：用拇指指尖掐揉前谷穴，每天坚持，能够改善癫狂、热病。艾灸：用艾条温和灸前谷穴5～10分钟，1天1次，可改善鼻塞、颈项强痛。

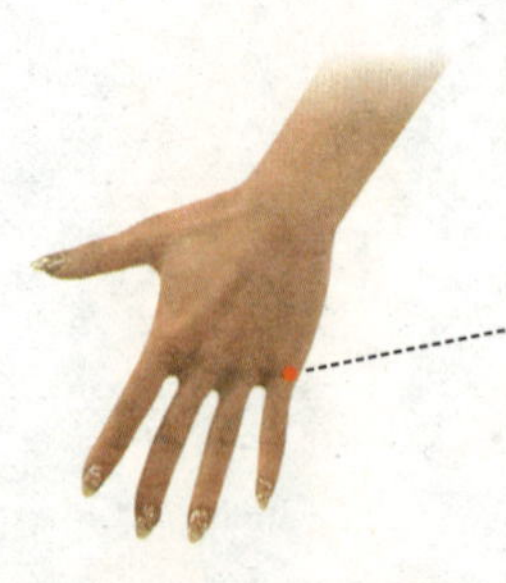

精准取穴

在手尺侧，当小指本节（第5掌指关节）前的掌指横纹赤白肉际处。

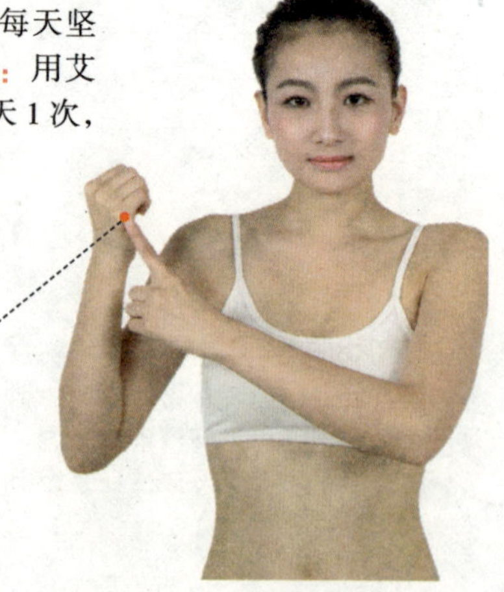

小海　手臂疼痛按能消

【功效主治】清热止痛，安神定志。主治前臂疼痛、颊肿、肱骨内上髁炎（高尔夫球肘）、颈项痛。

【配伍治病】小海配曲池、臂臑，主治肘臂疼痛。

【穴位理疗】按摩：用拇指指尖掐揉小海穴 100 ~ 200 次，每天坚持，可改善前臂疼痛。艾灸：用艾条温和灸小海穴 5 ~ 10 分钟，1 天 1 次，可改善颊肿、肱骨内上髁炎（高尔夫球肘）等。

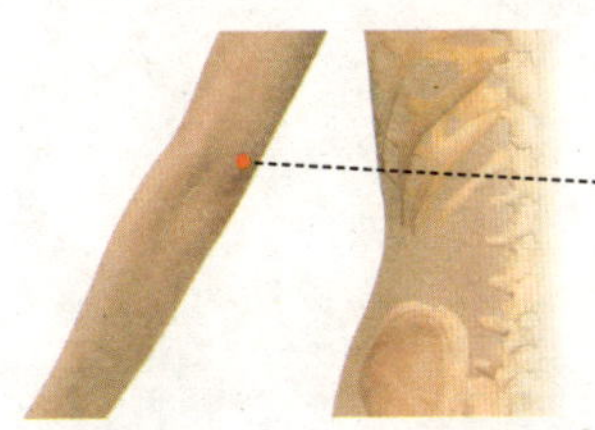

精准取穴

在肘内侧，当尺骨鹰嘴与肱骨内上髁之间凹陷处。

肩贞　肩痛耳病刮痧疗

【功效主治】醒脑聪耳，通经活络。主治耳鸣、耳聋、肩周炎。

【配伍治病】肩贞配天井，主治淋巴结炎。

【穴位理疗】按摩：用拇指指尖掐揉肩贞穴 100 ~ 200 次，每天坚持，能够改善肩周炎。拔罐：用火罐吸拔肩贞穴，留罐 5 ~ 10 分钟，隔天 1 次，可改善颈项痛、肩周炎。

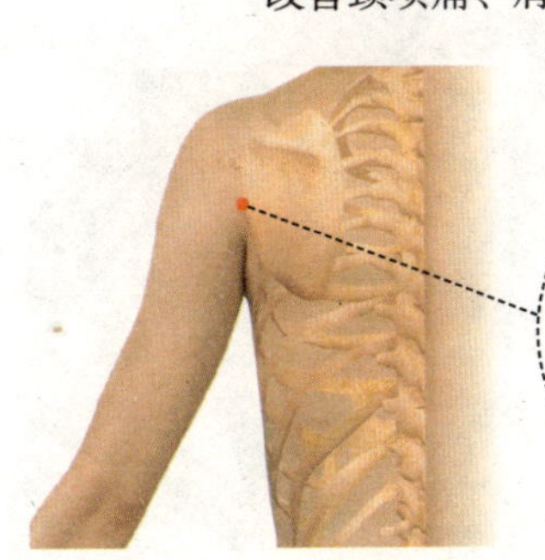

精准取穴

在肩关节后下方，臂内收时，腋后纹上1寸（指寸）。

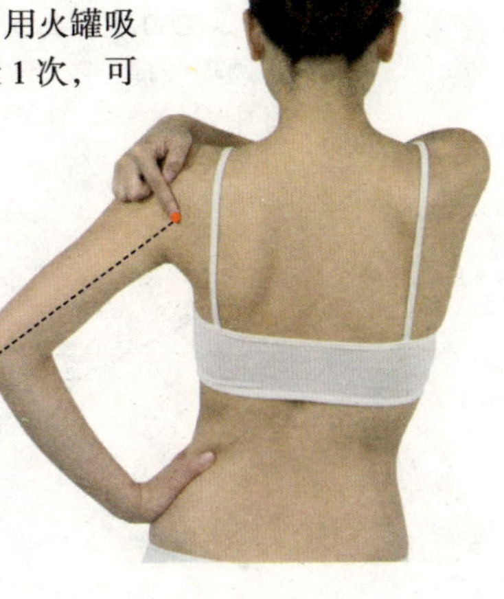

肩外俞 舒筋防治颈椎病

【功效主治】舒筋活络。主治肩背疼痛、颈项强急、颈椎病等。

【配伍治病】肩外俞配大椎、后溪，主治颈项强直、颈椎病、胸椎病、肩背酸痛。

【穴位理疗】按摩：用拇指指腹按揉肩外俞穴100～200次，每天坚持，可改善颈椎病。艾灸：用艾条温和灸肩外俞穴10分钟，1天1次，可改善臂痛。

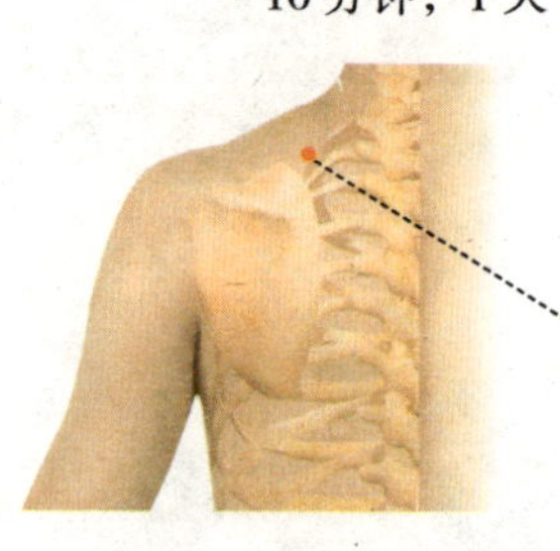

精准取穴

在背部，当第1胸椎棘突下，旁开3寸。

肩中俞 解表宣肺治项强

【功效主治】解表宣肺，养肝明目。主治颈项强痛、咳嗽、气喘、视力减退。

【配伍治病】肩中俞配肩外俞，可治肩背疼痛。

【穴位理疗】按摩：用拇指指腹按揉肩中俞穴100～200次，每天坚持，能够改善颈项强痛。艾灸：用艾条温和灸肩中俞穴5～10分钟，1天1次，可改善咳嗽、气喘。

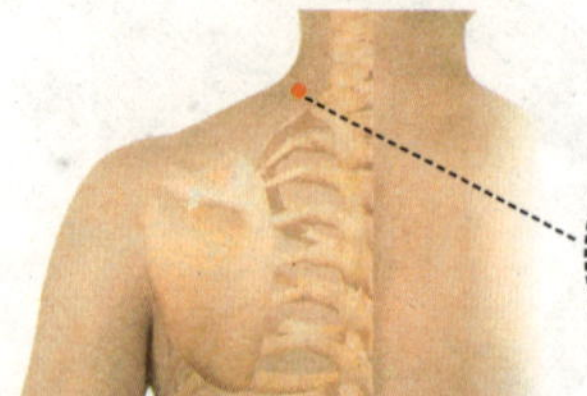

精准取穴

在背部，当第7颈椎棘突下，旁开2寸。

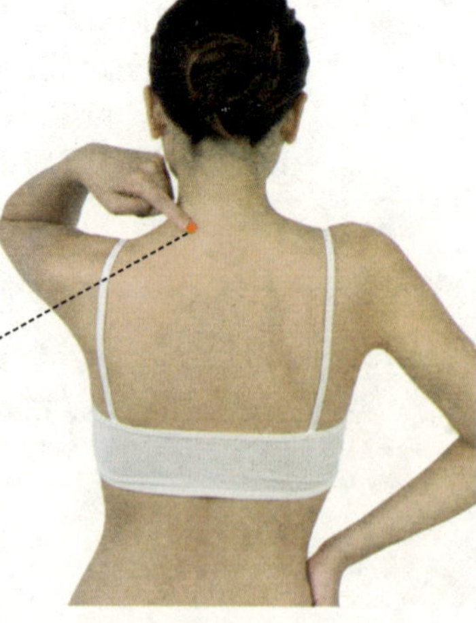

天窗 利咽聪耳喉清爽

【功效主治】利咽聪耳。主治咽喉炎、失语、耳聋、耳鸣、甲状腺肿大及肩周炎、颈项强痛、咽喉肿痛。

【配伍治病】天窗配翳风、中渚，主治耳鸣、耳聋。

【穴位理疗】按摩：按揉天窗穴 100 ~ 200 次，每天坚持，能够改善颈项强痛。刮痧：用面刮法刮拭天窗穴 2 分钟，隔天 1 次，可改善咽喉肿痛。

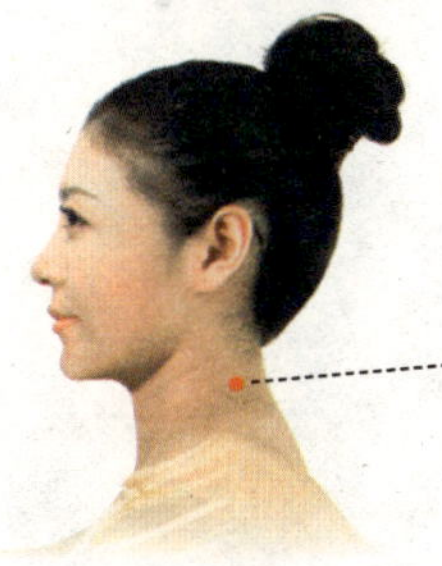

精准取穴

在颈外侧部，胸锁乳突肌的后缘，扶突后，与喉结相平。

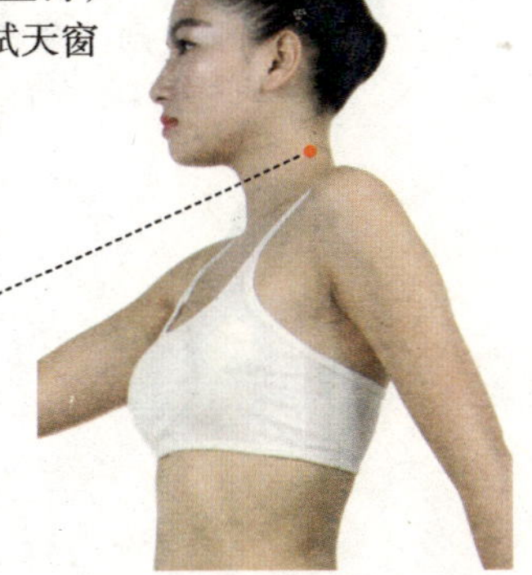

天容 利咽消肿治耳病

【功效主治】清热利咽，消炎消肿。主治耳鸣、耳聋、咽喉肿痛、颈项强痛、呕吐、咳嗽、气喘。

【配伍治病】天容配听宫、中渚，主治耳鸣、耳聋。

【穴位理疗】按摩：按揉天容穴 200 次，每天坚持，能够改善颈项强痛、呕吐。艾灸：用艾条雀啄灸天容穴 10 分钟，1 天 1 次，可改善咳嗽、气喘。

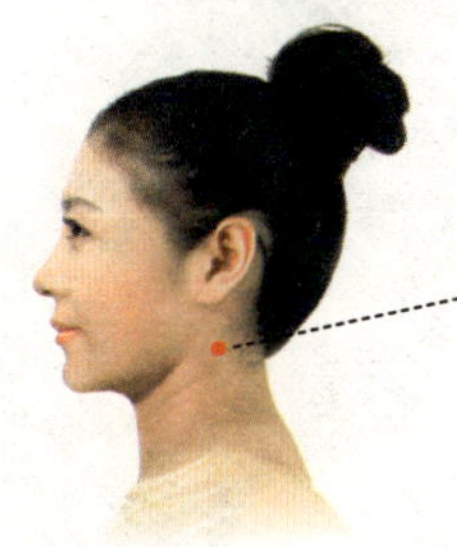

精准取穴

在颈外侧部，当下颌角的后方，胸锁乳突肌的前缘凹陷中。

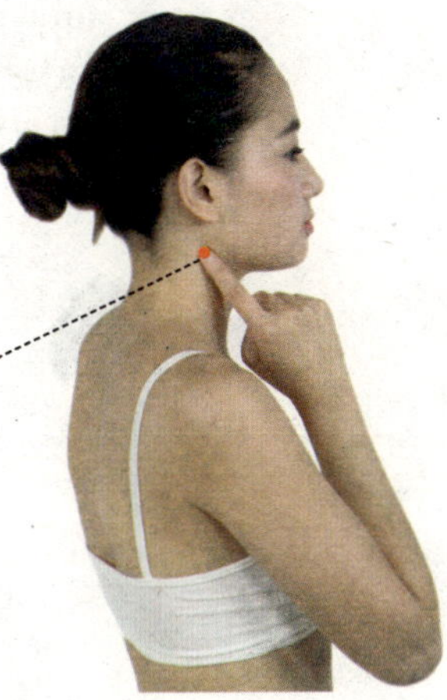

颧髎 面部疾病颧髎治

【功效主治】祛风镇痉，清热消肿。主治面肌痉挛、口眼歪斜、面肿。
【配伍治病】颧髎配肝俞、太冲，主治面肌痉挛。
【穴位理疗】按摩：用拇指指腹按揉颧髎穴 100 ~ 200 次，每天坚持，能够改善面肿。刮痧：用角刮法刮拭颧髎穴 3 ~ 5 分钟，1 天 1 次，可改善口眼歪斜。

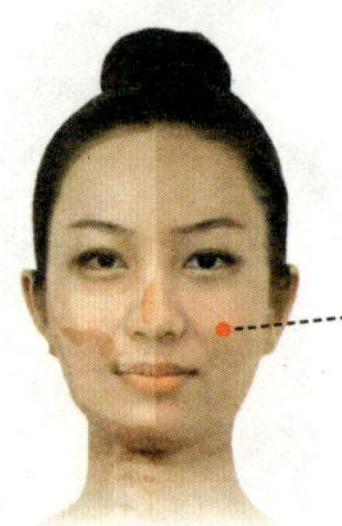

精准取穴
在面部，当目外眦直下，颧骨下缘凹陷处。

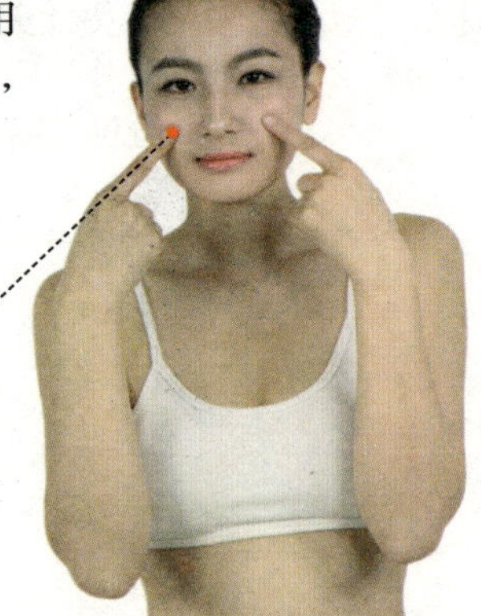

听宫 聪耳开窍配翳风

【功效主治】聪耳开窍，祛风止痛。主治耳聋、耳鸣、牙痛、头痛。
【配伍治病】听宫配颊车、合谷，主治牙龈炎。
【穴位理疗】按摩：用拇指指腹按揉听宫穴 100 ~ 200 次，每天坚持，能够改善耳聋、耳鸣。刮痧：用角刮法刮拭听宫穴 3 ~ 5 分钟，力度稍轻，1 天 1 次，可改善头痛。

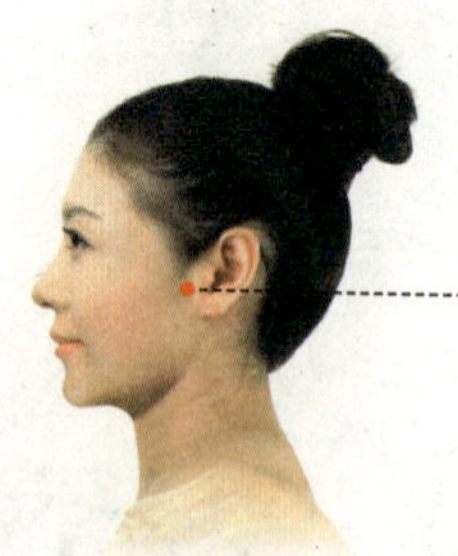

精准取穴
在面部，耳屏前，下颌骨髁状突的后方，张口时呈凹陷处。

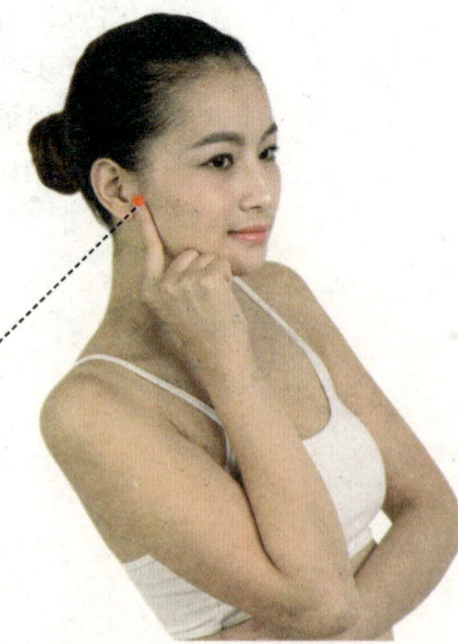

第八章

足太阳膀胱经

●足太阳膀胱经起于睛明穴，上达额部，交会于头顶百会穴，向后行至枕骨处，进入颅腔，络脑，复出下行会于大椎穴，再分左右沿脊柱两旁1.5寸，到达肾俞穴，进入脊柱两旁的肌肉，深入体腔，络肾，属膀胱。本经脉一分支从腰部分出，沿脊柱下行，从大腿后侧外缘下行至腘窝中。另一分支从项分出，经肩胛内侧下行至股骨上端的关节，经大腿后侧至腘窝中与前一支脉会合，出于足外踝后方，沿足背外侧缘至小趾外侧端，交于足少阴肾经。

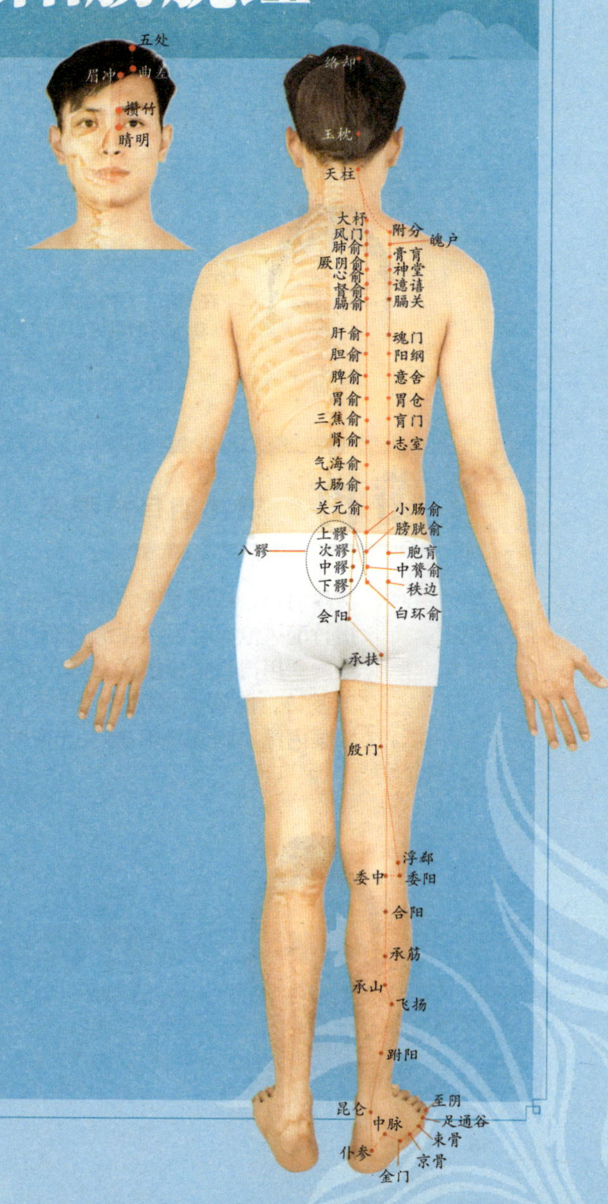

手阳明大肠经主治病症

泌尿生殖系统、呼吸系统、循环系统、消化系统的病症，及经脉循行部位的其他病症。

睛明　护眼常把睛明揉

【功效主治】通络明目。主治眼部疾患。

【配伍治病】睛明配合谷、风池，主治结膜炎。

【穴位理疗】按摩：用拇指指腹按揉睛明穴 100 ~ 200 次，每天坚持，能够防治眼部疾患。刮痧：轻闭双眼，取刮痧板沿着鼻子的方向往下刮拭睛明穴 1 ~ 3 分钟，每天 1 次，可治疗眼疾。

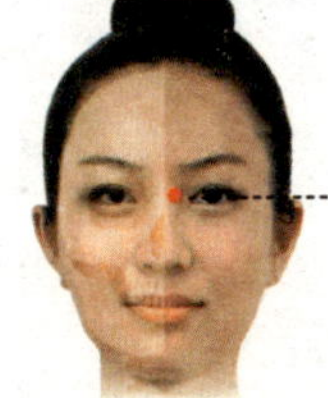

精准取穴

在面部，目内眦角稍上方凹陷处。

攒竹　清热明目祛眼疾

【功效主治】清热明目，祛风通络。主治头痛、眼疾、呃逆。

【配伍治病】攒竹配风池、合谷，主治目赤肿痛。

【穴位理疗】按摩：用拇指指腹按揉攒竹穴 100 ~ 200 次，每天坚持，能够改善呃逆。针灸：可向眉中或向眼眶内缘平刺或斜刺 0.5 ~ 0.8 寸。

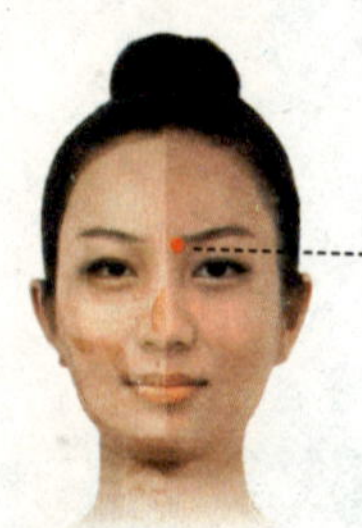

精准取穴

在面部，当眉头凹陷处，眶上切迹处。

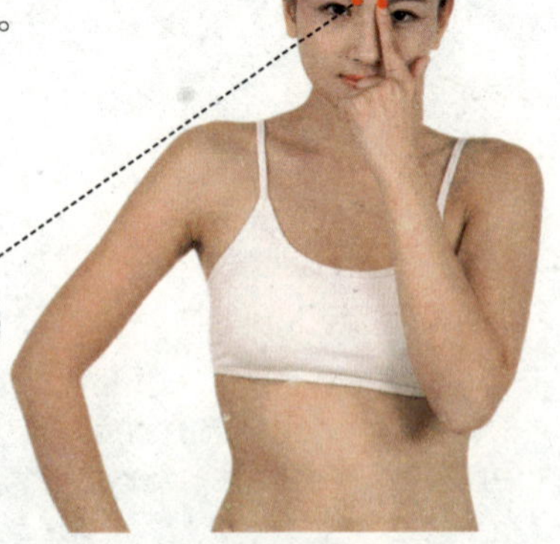

大杼　肩背疼痛鼻渊疗

【功效主治】强筋骨，清热祛痛。主治肩背疼痛、鼻塞、鼻渊、咳嗽、痰多。

【配伍治病】大杼配夹脊、绝骨，主治颈椎病。

【穴位理疗】按摩：用拇指指腹按揉大杼穴 100 ~ 200 次，每天坚持，能够改善肩背疼痛。艾灸：用艾条温和灸大杼穴 5 ~ 10 分钟，1 天 1 次，可缓解咳嗽、痰多。

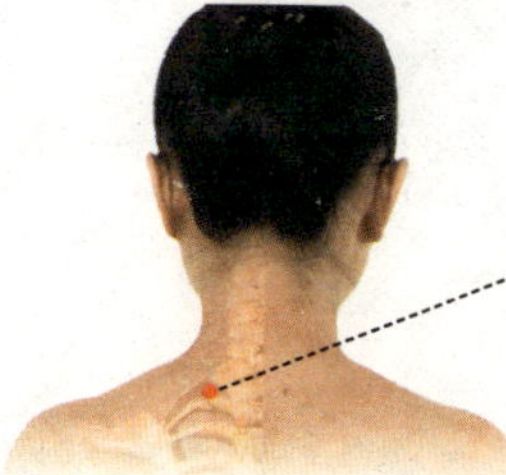

精准取穴

在背部，当第1胸椎棘突下，旁开1.5寸。

风门　伤风咳嗽找风门

【功效主治】宣肺解表，益气固表。主治伤风、咳嗽、发热、头痛。

【配伍治病】风门配合谷、外关，主治发热、咳嗽。

【穴位理疗】按摩：用拇指指腹按揉风门穴 100 ~ 200 次，每天坚持，能够缓解肩背疼痛。刮痧：从中间向外侧刮拭风门穴 3 ~ 5 分钟，隔天 1 次，可缓解发热、伤风。

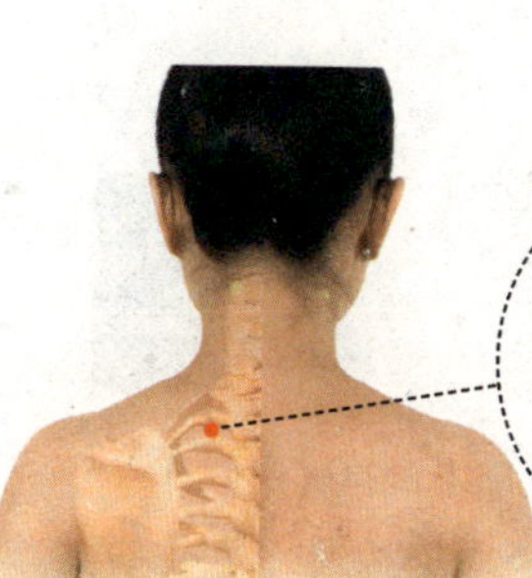

精准取穴

在背部，当第2胸椎棘突下，旁开1.5寸。

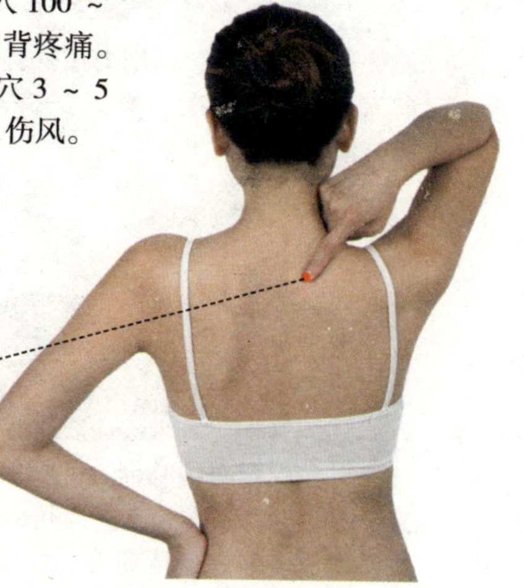

肺俞 肺系疾病肺俞疗

【功效主治】解表宣肺，清热理气。主治肩背疼痛、胸闷、咳嗽、气喘、伤风、头痛。

【配伍治病】肺俞配中府，有疏风解表、宣肺止咳的作用，主治咳嗽。肺俞配膏肓、三阴交，有补虚损、清虚热的作用，主治骨蒸、潮热、盗汗。

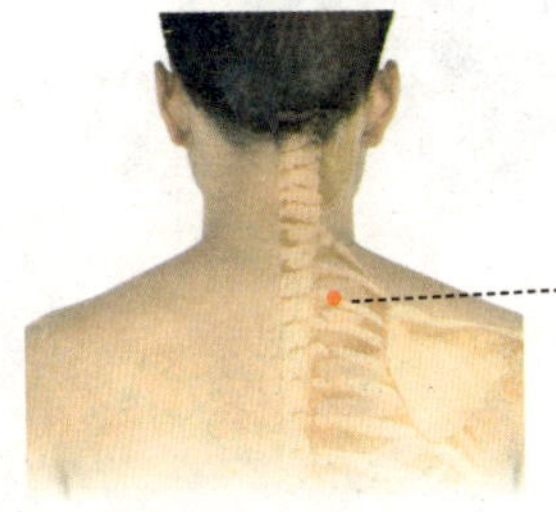

精准取穴

在背部，当第3胸椎棘突下，旁开1.5寸。

【穴位理疗】

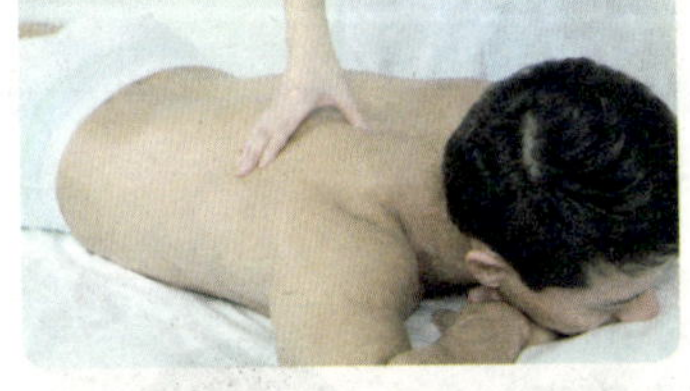

按摩：用拇指指腹稍用力按揉肺俞穴100 ~ 200次，每天坚持，能够治疗肺部疾患。

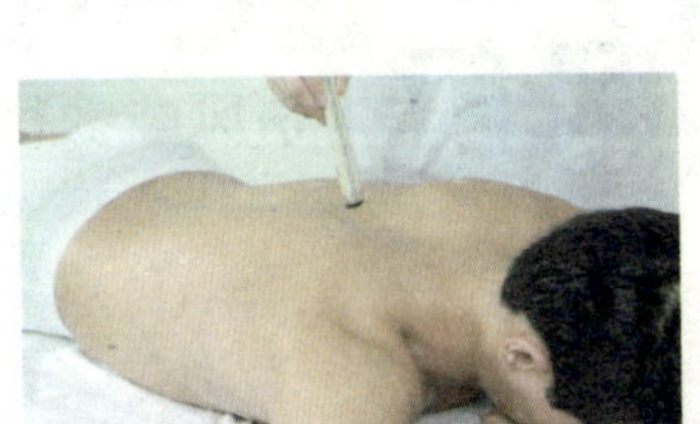

艾灸：用艾条温和灸肺俞穴5 ~ 10分钟，1天1次，可改善胸闷、咳嗽、气喘等。

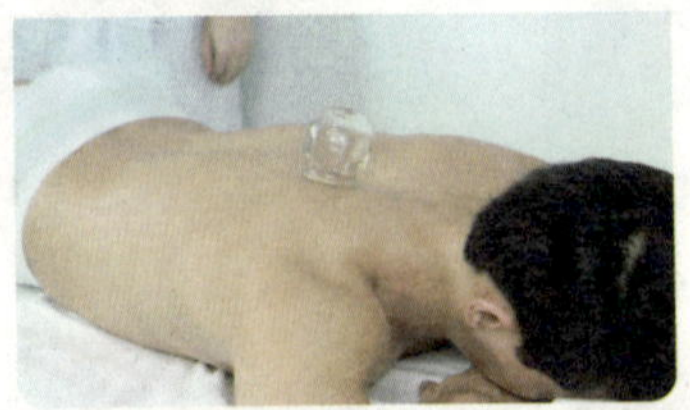

拔罐：用火罐吸拔肺俞穴，留罐5 ~ 10分钟，隔天1次，可缓解伤风、头痛、肩背痛等。

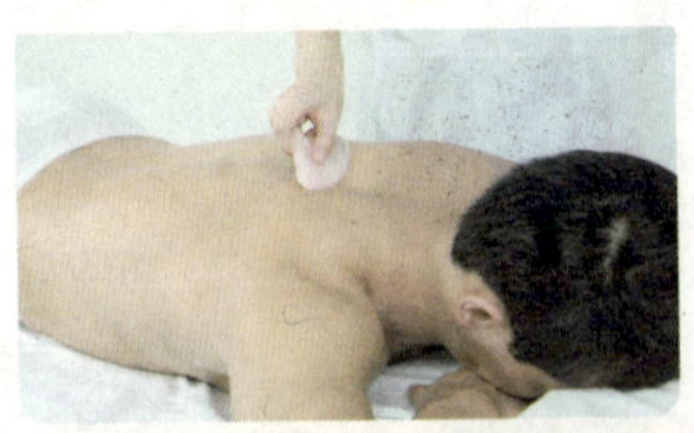

刮痧：从上向下刮拭肺俞穴3 ~ 5分钟，隔天1次，可缓解发热、伤风。

厥阴俞　祛烦解闷心胸广

【功效主治】除烦解闷。主治咳嗽、胸闷、心痛、心悸、肩背痛。

【配伍治病】厥阴俞配内关、胃俞，主治胃痛。

【穴位理疗】按摩：用拇指指腹用力按揉厥阴俞穴100～200次，每天坚持，改善心痛、心悸。

拔罐：用火罐吸拔厥阴俞穴，留罐10分钟，隔天1次，可缓解咳嗽、肩背痛等。

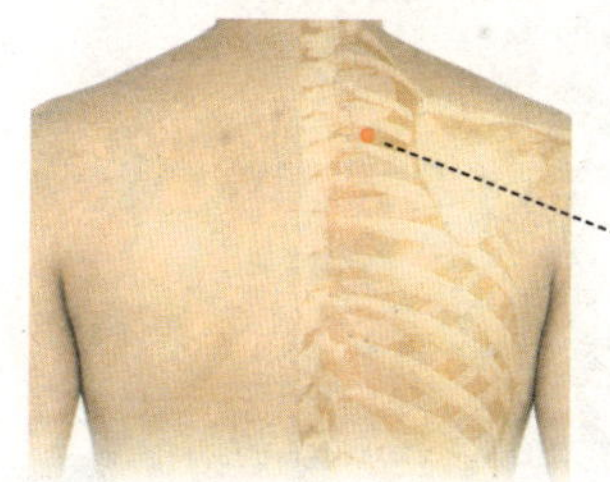

精准取穴

在背部，当第4胸椎棘突下，旁开1.5寸。

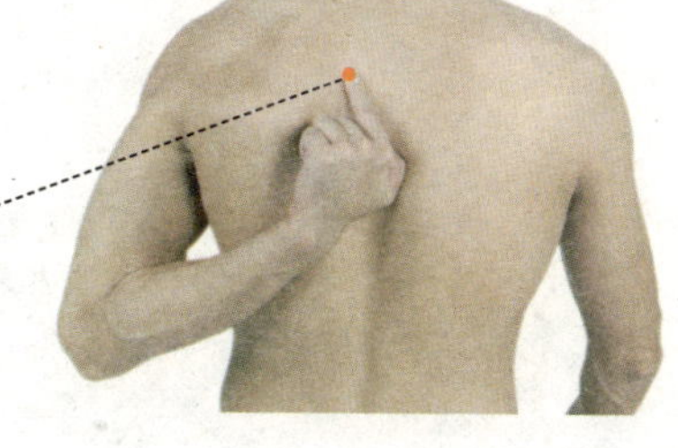

心俞　心悸失眠心俞按

【功效主治】宽胸理气，通络安神。主治心痛、心悸、失眠、健忘、咳嗽、咯血。

【配伍治病】心俞配巨阙，主治冠心病、心绞痛。

【穴位理疗】按摩：用拇指指腹按揉心俞穴100～200次，每天坚持，能够改善心痛、心悸。

艾灸：用艾条温和灸心俞穴5～10分钟，1天1次，可改善心痛、咳嗽、咯血等。

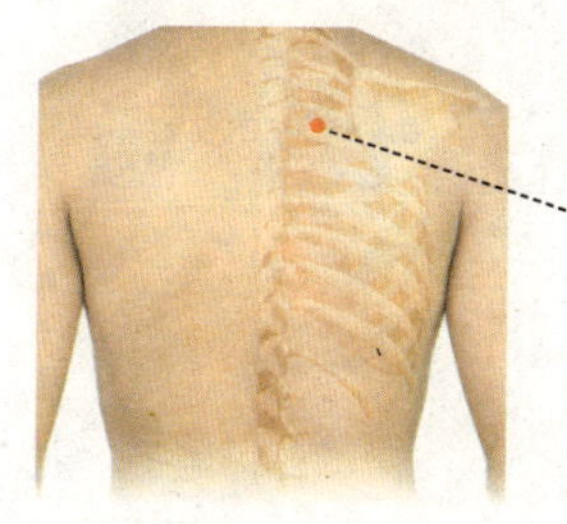

精准取穴

在背部，当第5胸椎棘突下，旁开1.5寸。

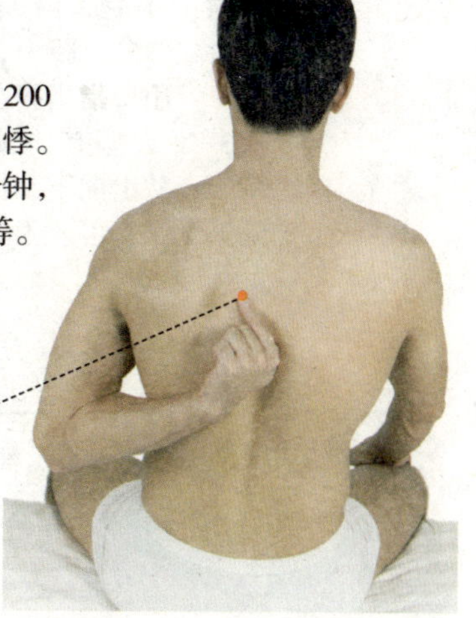

督俞 强心通脉又止痛

【功效主治】理气止痛，强心通脉。主治心痛、咳嗽、咯血、脾胃病。

【配伍治病】督俞配肩井、膻中，主治乳腺增生。

【穴位理疗】按摩：用拇指指腹按揉督俞穴 100 ~ 200 次，每天坚持，能够改善各种脾胃病。

艾灸：用艾条温和灸督俞穴 5 ~ 10 分钟，1 天 1 次，可改善心悸、胃痛等。

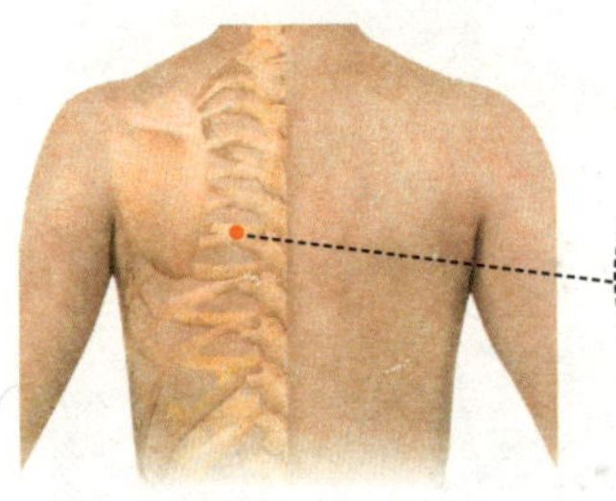

精准取穴

在背部，当第6胸椎棘突下，旁开1.5寸。

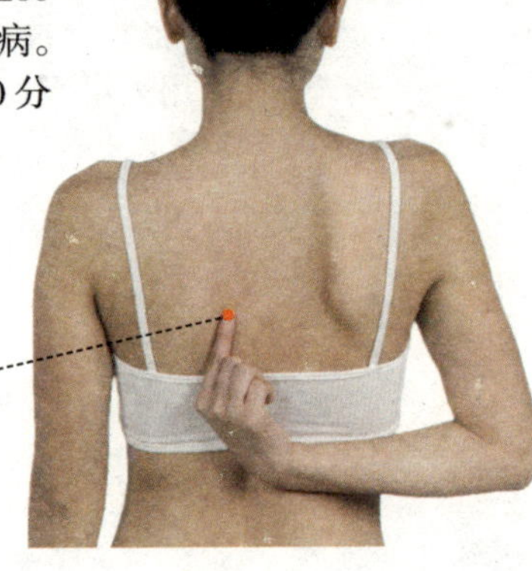

膈俞 血证膈俞疗效佳

【功效主治】散热活血。主治各种血证、呃逆。

【配伍治病】膈俞配中脘、内关，主治胃痛、肠炎。膈俞配肺俞、膻中，主治咳嗽、肺炎。

【穴位理疗】按摩：用拇指指腹按揉膈俞穴 100 ~ 200 次，每天坚持，能够治疗各种血证。

刮痧：从上向下刮拭膈俞穴 3 ~ 5 分钟，隔天 1 次，可改善呃逆等。

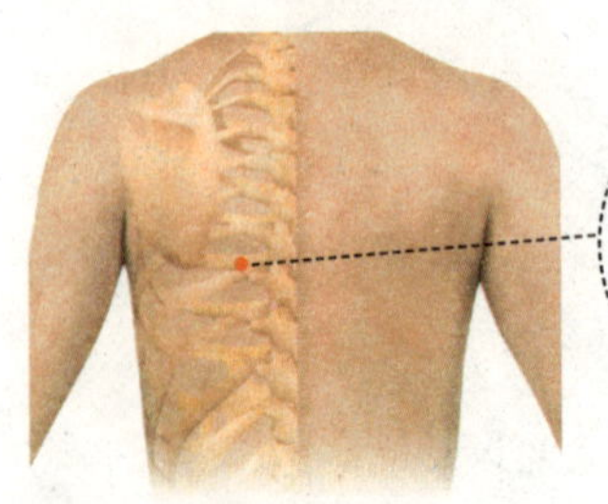

精准取穴

在背部，当第7胸椎棘突下，旁开1.5寸。

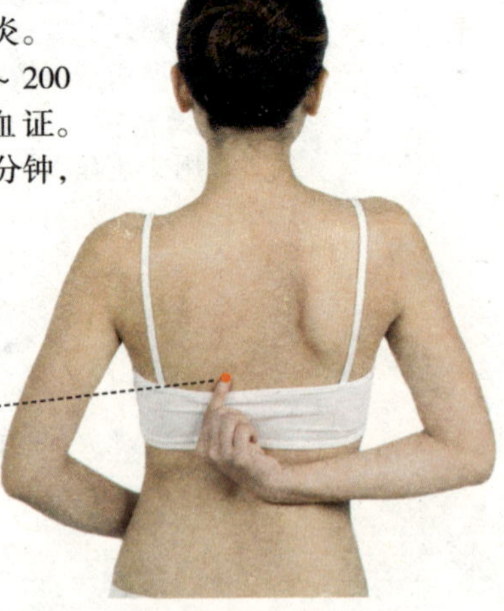

肝俞　疏肝利胆降肝火

【功效主治】疏肝利胆，降火止痉。主治咳嗽、口苦、眼疾、疝气、腹痛。

【配伍治病】肝俞配期门，主治肝炎、胆囊炎。

【穴位理疗】按摩：用拇指指腹按揉肝俞穴 100 ~ 200 次，每天坚持，能够改善咳嗽、口苦。艾灸：用艾条温和灸肝俞穴 5 ~ 10 分钟，1 天 1 次，可改善疝气、腹痛。

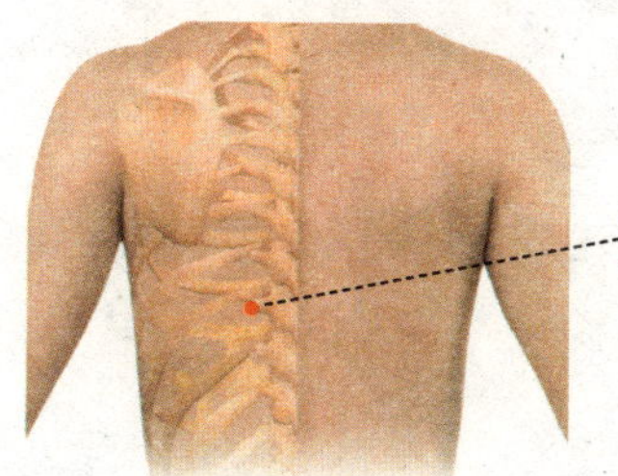

精准取穴

在背部，当第9胸椎棘突下，旁开1.5寸。

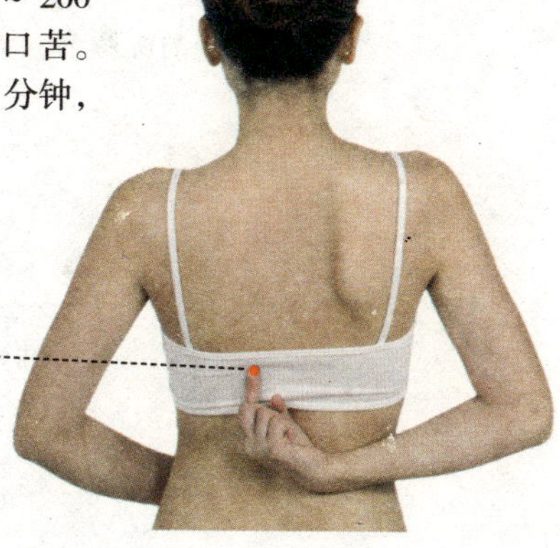

胆俞　胆疾问题求胆俞

【功效主治】疏肝利胆，清热化湿。主治胆囊炎、胸闷、口苦、肝炎等。

【配伍治病】胆俞配日月，主治黄疸、胆囊炎。

【穴位理疗】按摩：用拇指指腹按揉胆俞穴 100 ~ 200 次，每天坚持，能够改善胸闷、口苦。拔罐：用火罐吸拔胆俞穴，留罐 5 ~ 10 分钟，隔天 1 次，可缓解胆疾等。

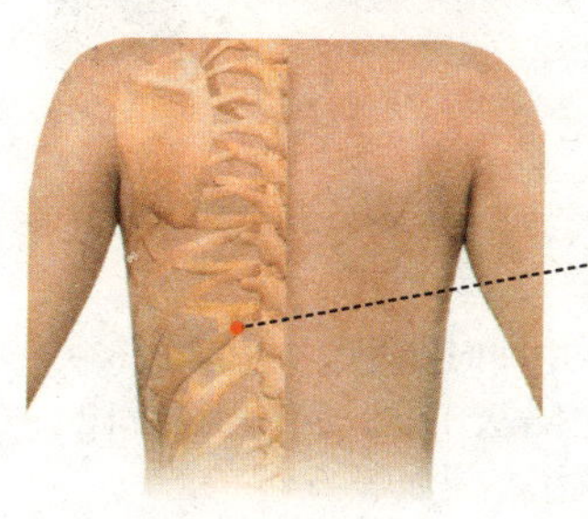

精准取穴

在背部，当第10胸椎棘突下，旁开1.5寸。

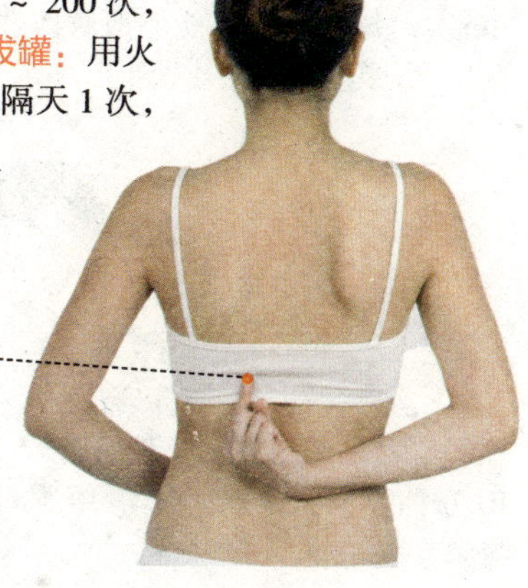

脾俞　健脾和胃利湿热

【功效主治】健脾和胃，利湿升清。主治腹胀、腹痛、呕吐、泄泻、胃寒证、中气不足、嗜睡、乏力、痢疾、便血。

【配伍治病】脾俞配章门，有健脾和胃的作用，主治胃痛、腹胀。脾俞配膈俞、大椎，主治吐血、便血。

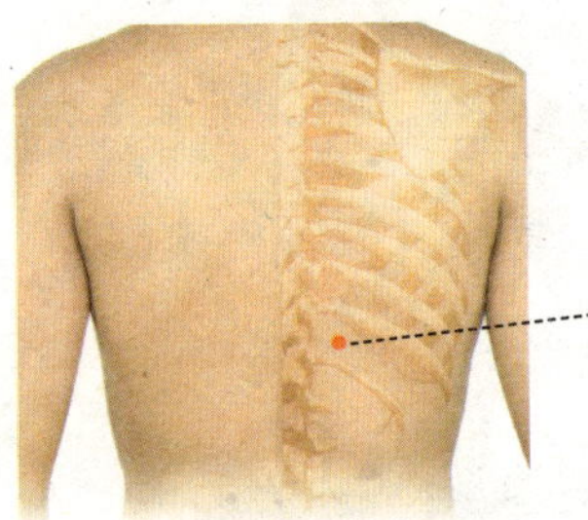

精准取穴

在背部，当第11胸椎棘突下，旁开1.5寸。

【穴位理疗】

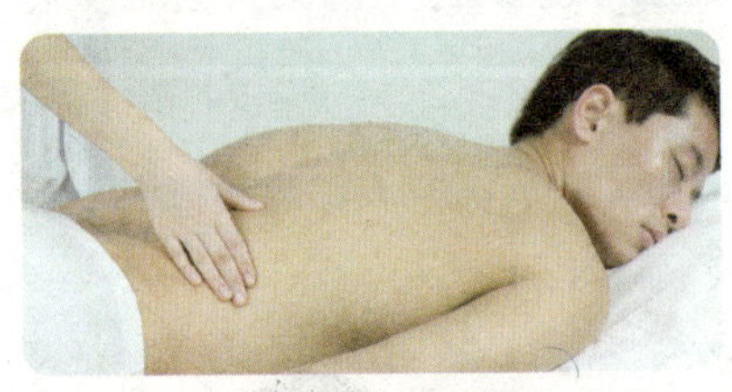

按摩：用拇指指腹按揉脾俞穴100～200次，每天坚持，能够改善腹胀、呕吐、泄泻。

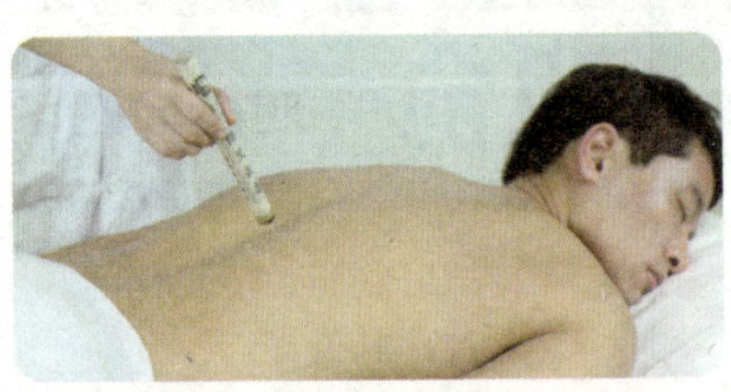

艾灸：用艾条温和灸脾俞穴5～10分钟，1天1次，可治疗胃寒、中气不足、寒湿泄泻等。

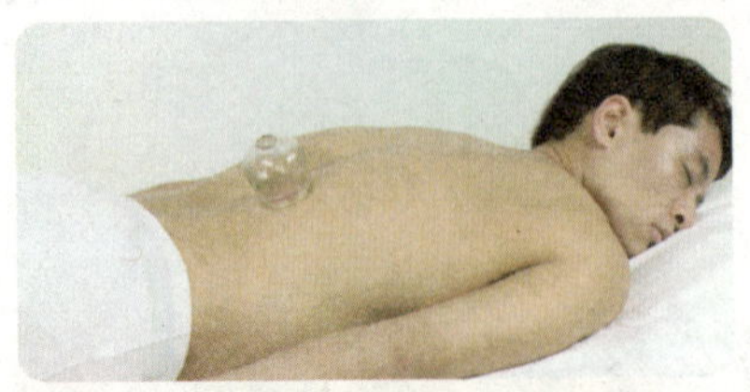

拔罐：用火罐吸拔脾俞穴，留罐5～10分钟，隔天1次，可缓解呕吐、腹胀、水肿等。

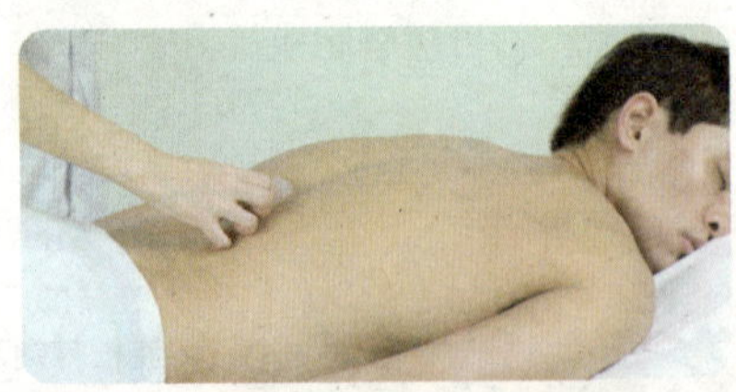

刮痧：从中间向外侧刮拭脾俞穴3～5分钟，隔天1次，可缓解嗜睡、乏力、痢疾、便血等。

胃俞　宽中和胃降逆好

【功效主治】健脾和胃，宽中降逆。主治胃炎、消化不良、胃寒证、胃痛。

【配伍治病】胃俞配中脘，主治胃痛、呕吐。

【穴位理疗】按摩：用拇指指腹按揉胃俞穴 100 ~ 200 次，每天坚持，能够改善各种脾胃病。艾灸：用艾条温和灸胃俞穴 5 ~ 10 分钟，1 天 1 次，可改善胃寒证等。

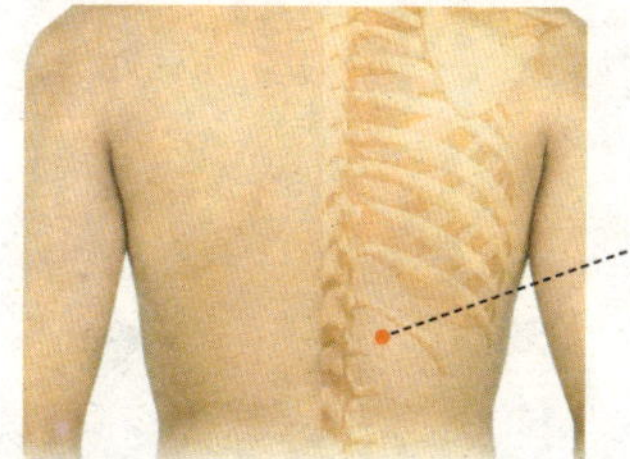

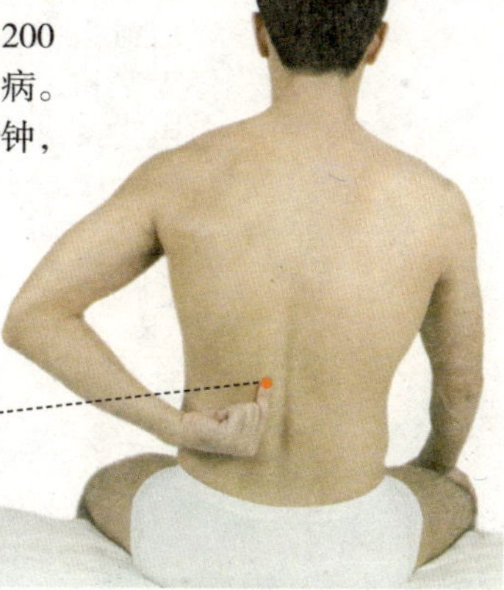

精准取穴

在背部，当第12胸椎棘突下，旁开1.5寸。

三焦俞　通调水道强腰膝

【功效主治】通调水道，利水强腰。主治腹胀、肠鸣、小便不利、水肿。

【配伍治病】三焦俞配石门，主治水肿、小便不利。

【穴位理疗】按摩：用拇指指腹按揉三焦俞穴 100 ~ 200 次，每天坚持，可改善腹胀、水肿等。艾灸：用艾条温和灸三焦俞穴 5 ~ 10 分钟，1 天 1 次，可改善小便不利、水肿。

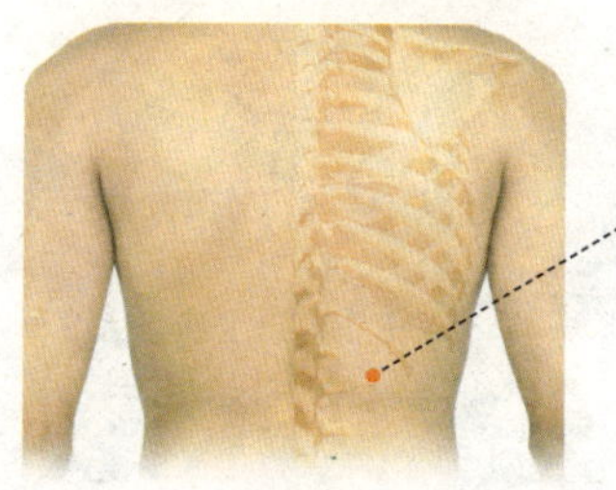

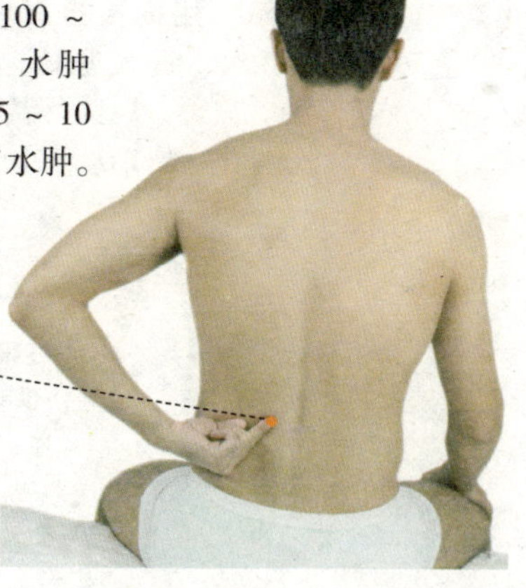

精准取穴

在腰部，当第1腰椎棘突下，旁开1.5寸。

肾俞 益肾助阳肾病安

【功效主治】益肾助阳。主治小便不利、水肿、月经不调、阳痿、遗精、腰膝酸软。

【配伍治病】肾俞配殷门、委中，主治腰膝酸痛。

【穴位理疗】按摩：用拇指指腹按揉肾俞穴 100 ~ 200 次，每天坚持，能够改善阳痿、遗精等。艾灸：用艾条温和灸肾俞穴 5 ~ 10 分钟，1 天 1 次，可改善月经不调、水肿。

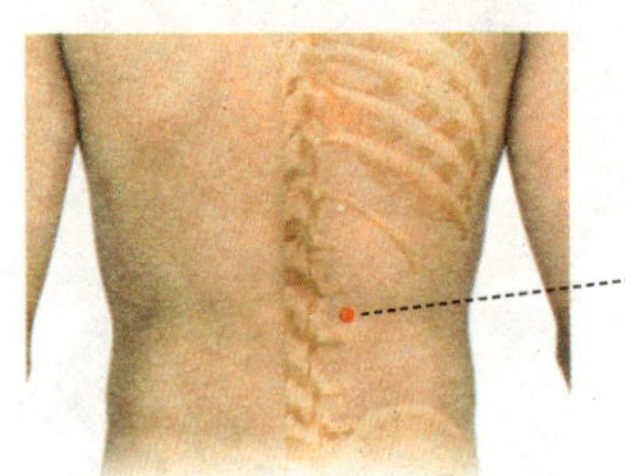

精准取穴

在腰部，当第2腰椎棘突下，旁开1.5寸。

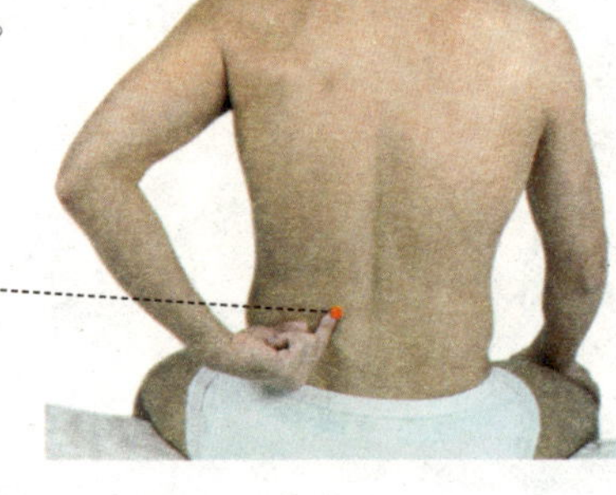

气海俞 肾部疾病均能灸

【功效主治】益肾壮阳，调经止痛。主治阳痿、遗精、痛经、腰痛、月经不调、痔疮。

【配伍治病】气海俞配承山、三阴交，主治痔疮。

【穴位理疗】按摩：用拇指指腹按揉气海俞穴 100 ~ 200 次，每天坚持，能够改善阳痿、遗精。艾灸：用艾条温和灸气海俞穴 5 ~ 10 分钟，1 天 1 次，可改善腰膝酸软、痔疮。

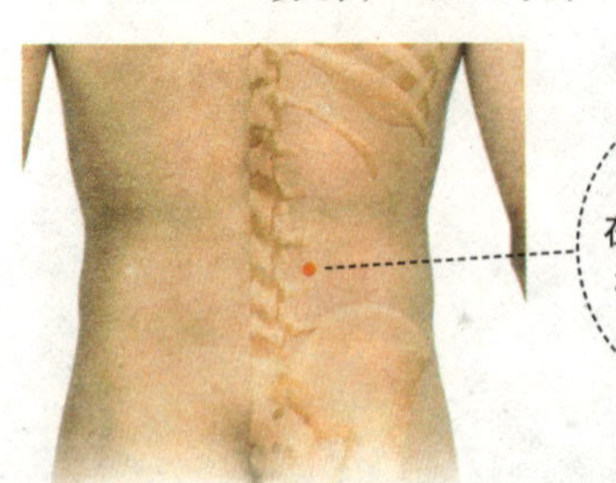

精准取穴

在腰部，当第3腰椎棘突下，旁开1.5寸。

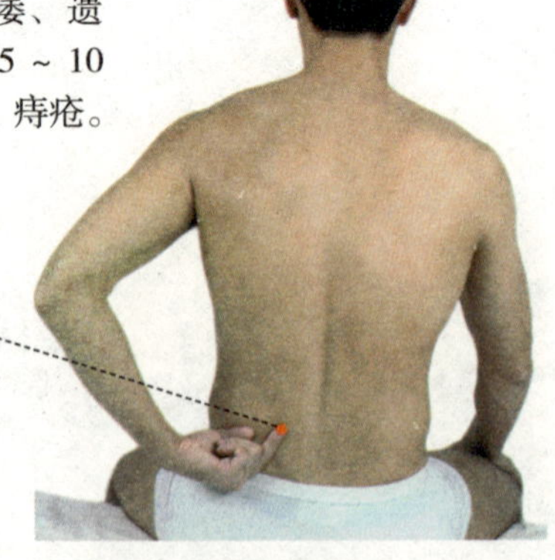

大肠俞　肠鸣腹痛重症按

【功效主治】理气降逆，调和肠胃。主治腰背酸冷、腹痛、肠鸣、便秘、泄泻。

【配伍治病】大肠俞配天枢，主治肠鸣、腹泻。

【穴位理疗】按摩：用拇指指腹按揉大肠俞穴 100 ~ 200 次，每天坚持，能够改善便秘、泄泻。艾灸：用艾条温和灸大肠俞穴 5 ~ 10 分钟，1 天 1 次，可改善腰背酸冷、泄泻。

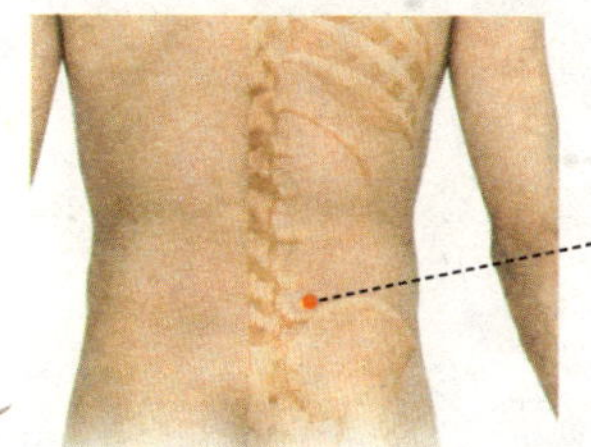

精准取穴

在腰部，当第4腰椎棘突下，旁开1.5寸。

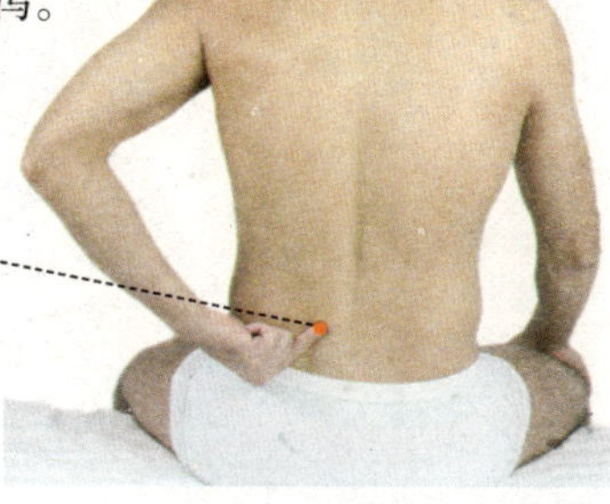

关元俞　温肾壮阳此穴魁

【功效主治】温肾壮阳。主治肠鸣、便秘、泄泻。

【配伍治病】关元俞配中极、水道，主治小便不利。

【穴位理疗】按摩：用拇指指腹稍用力按揉关元俞穴 100 ~ 200 次，每天坚持，能够改善肠鸣、便秘、泄泻等。艾灸：用艾条温和灸关元俞穴 5 ~ 10 分钟，1 天 1 次，可改善泄泻。

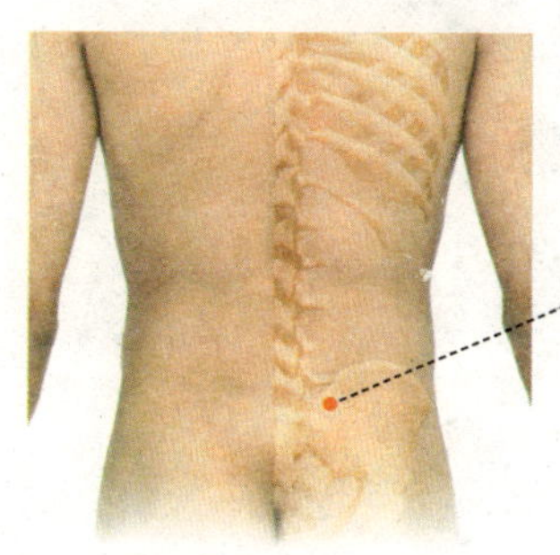

精准取穴

在腰部，当第5腰椎棘突下，旁开1.5寸。

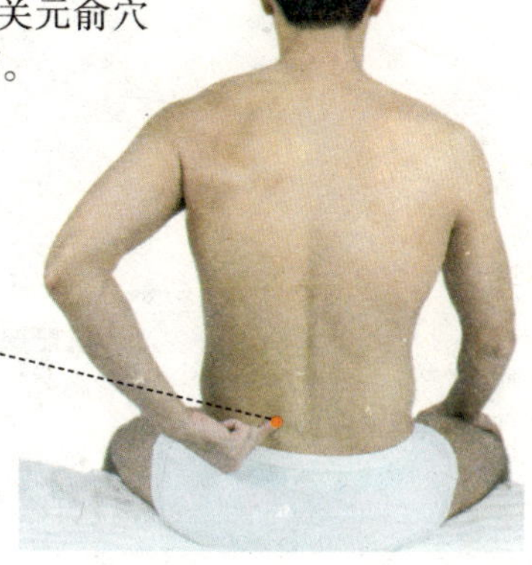

小肠俞 通调二便治肾病

【功效主治】通调二便，清热利湿。主治腹痛、便秘、遗尿、遗精。

【配伍治病】小肠俞配关元，主治遗精、遗尿。

【穴位理疗】按摩：用拇指指腹按揉小肠俞穴 100 ~ 200 次，每天坚持，能够改善腹痛、便秘。艾灸：用艾条温和灸小肠俞穴 5 ~ 10 分钟，1 天 1 次，可改善遗尿、遗精。

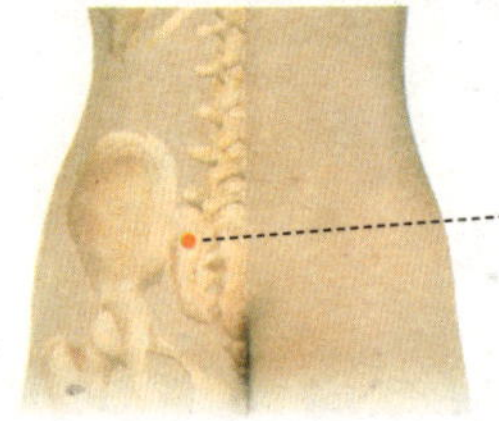

精准取穴

在骶部，当骶正中嵴旁1.5寸，平第1骶后孔。

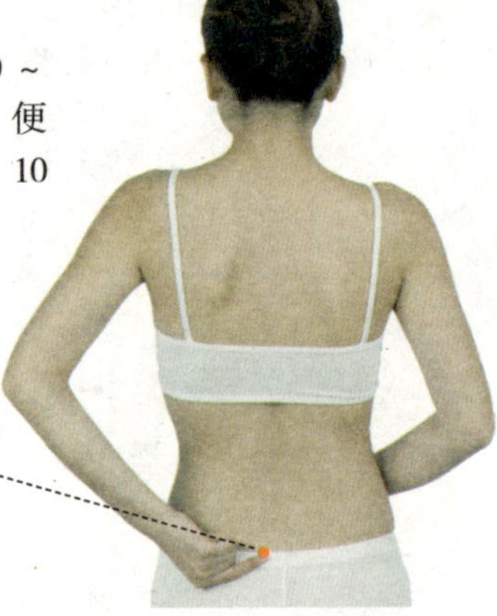

膀胱俞 遗尿便秘泄泻调

【功效主治】清热利湿，通经活络。主治泄泻、便秘、遗尿。

【配伍治病】膀胱俞配中极，主治水道不利、癃闭。

【穴位理疗】按摩：用拇指指腹按揉膀胱俞穴 100 ~ 200 次，每天坚持，能够改善泄泻、便秘。艾灸：用艾条温和灸膀胱俞穴 5 ~ 10 分钟，1 天 1 次，可改善遗尿、遗精。

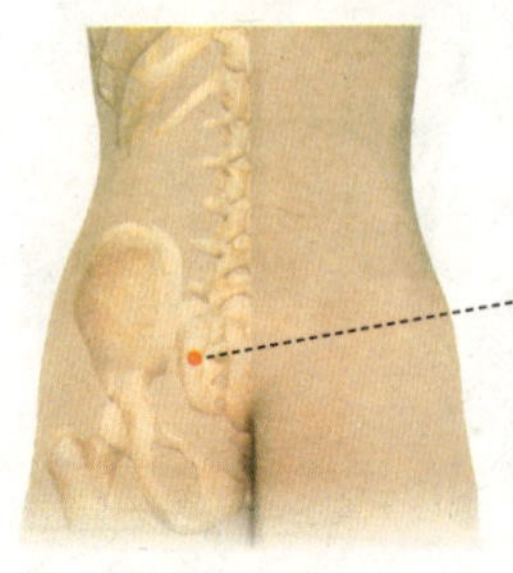

精准取穴

在骶部，当骶正中嵴旁1.5寸，平第2骶后孔。

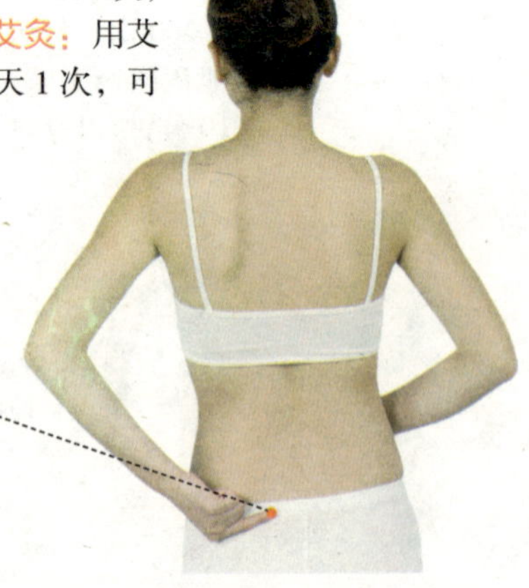

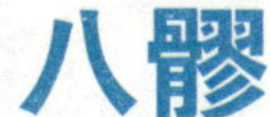

八髎　男科妇科八髎治

【功效主治】调理下焦，强腰利膝。主治月经不调、痛经、带下、小便不利、阳痿。

【配伍治病】八髎配三阴交、中极，主治小便不利。

【穴位理疗】按摩：用拇指指腹按揉八髎穴 100 ~ 200 次，每天坚持，能够改善月经不调、痛经。艾灸：用艾条温和灸八髎穴 5 ~ 10 分钟，1 天 1 次，可改善小便不利、阳痿。

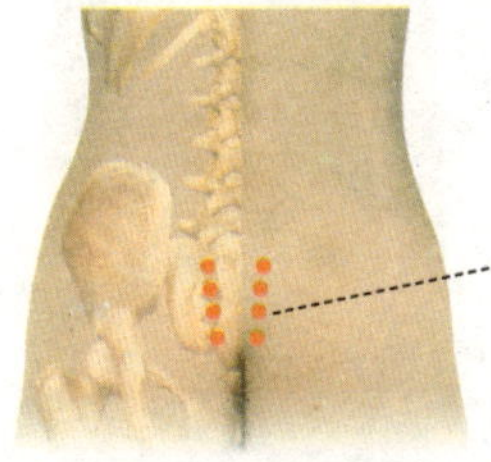

精准取穴

在骶部，为上髎、次髎、中髎、下髎，左右共8个穴位，在第1、2、3、4骶后孔中。

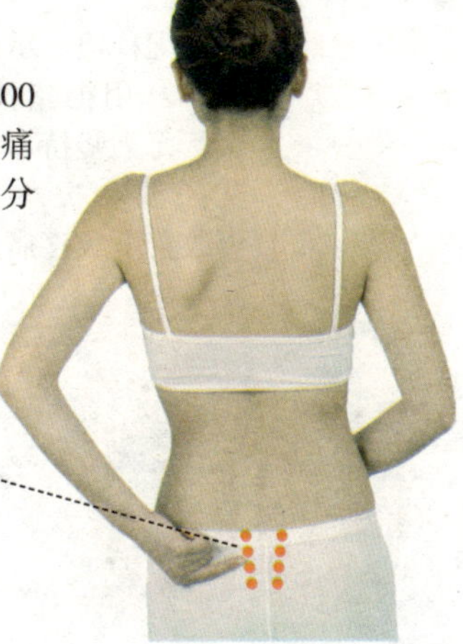

会阳　下焦不利找会阳

【功效主治】清热利湿，益肾固带。主治阳痿、小便不利、痛经、水肿、带下异常。

【配伍治病】会阳配百会、长强，主治脱肛、痔疮。

【穴位理疗】按摩：用拇指指腹按揉会阳穴 100 ~ 200 次，每天坚持，能够改善阳痿。艾灸：用艾条温和灸会阳穴 5 ~ 10 分钟，1 天 1 次，可改善小便不利、痛经、阳痿。

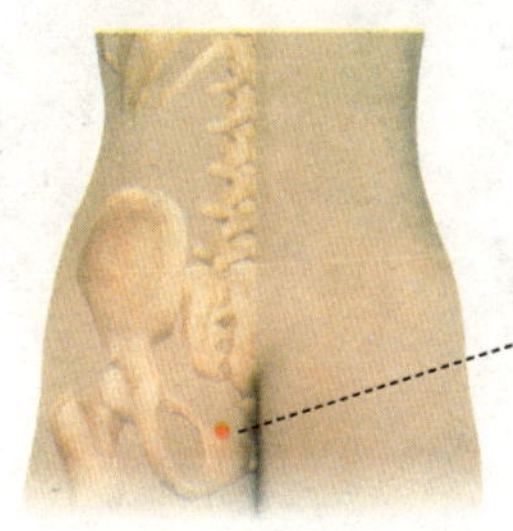

精准取穴

在骶部，尾骨端旁开0.5寸。

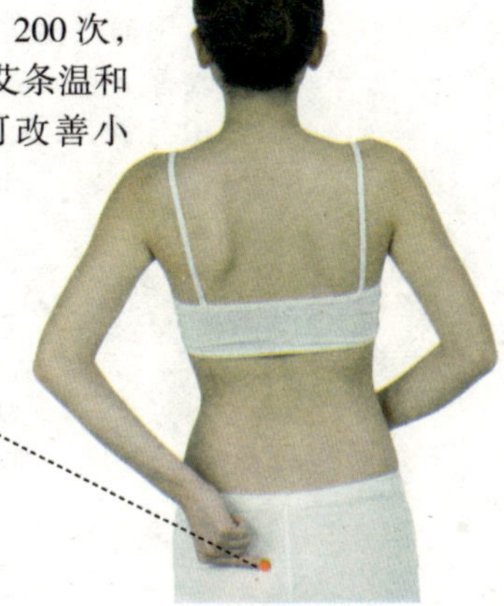

承扶 通便消痔活络用

【功效主治】通便消痔，舒筋活络。主治下肢疼痛、腰痛、便秘。

【配伍治病】承扶配秩边、承山，主治便秘。

【穴位理疗】按摩：用拇指按揉或弹拨承扶穴100～200次，每天坚持，能够改善下肢疼痛。艾灸：用艾条温和灸承扶穴5～10分钟，1天1次，可改善下肢疼痛。

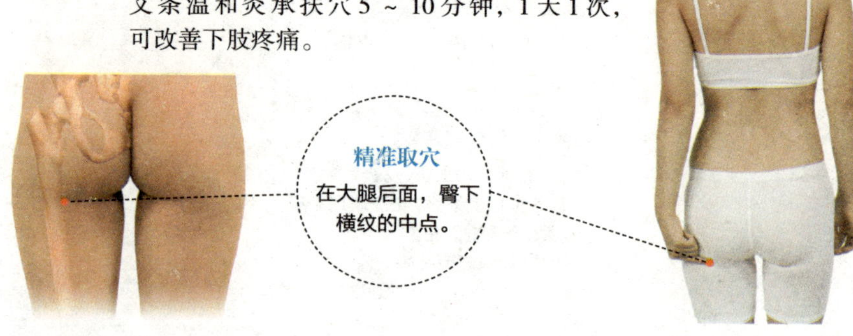

殷门 下肢不利寻殷门

【功效主治】舒筋活络，强膝壮腰。主治下肢痿痹、坐骨神经痛、小儿麻痹后遗症等。

【配伍治病】殷门配肾俞、委中，主治腰脊疼痛。

【穴位理疗】按摩：用拇指指腹按揉殷门穴100～200次，每天坚持，改善下肢后侧疼痛。艾灸：用艾条温和灸殷门穴5～10分钟，1天1次，可改善下肢疼痛。

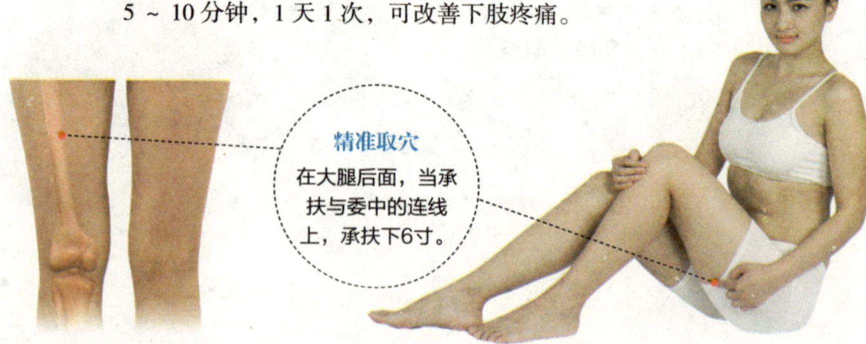

委中 腰背有痛委中求

【功效主治】舒筋活络，凉血解毒。主治头痛、恶风寒、小便不利、腰背痛、遗尿。

【配伍治病】委中配曲池、风市，主治湿疹、疔疮。

【穴位理疗】按摩：用拇指指腹按揉委中穴 100 ~ 200 次，每天坚持，能够改善腰背痛、头痛。

艾灸：用艾条温和灸委中穴 5 ~ 10 分钟，1 天 1 次，可改善小便不利、腰腿痛等。

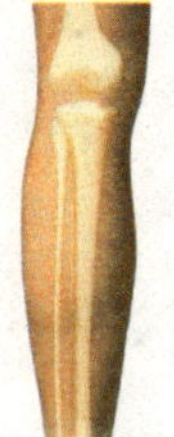

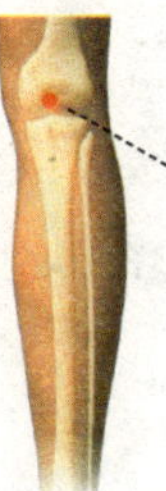

精准取穴

在腘横纹中点，当股二头肌腱与半腱肌肌腱的中间。

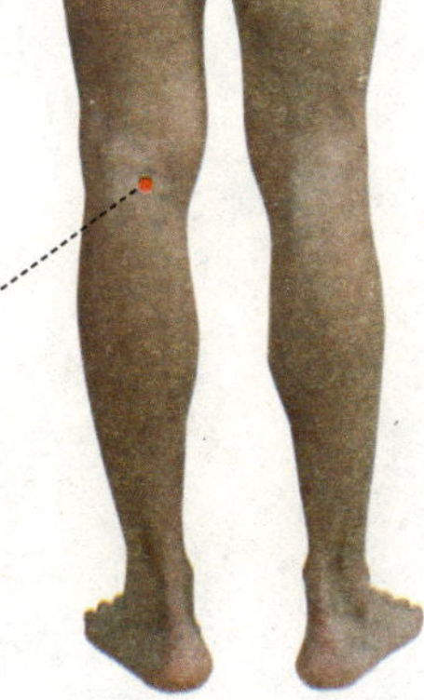

附分 祛风散寒通经络

【功效主治】舒筋活络，祛风散寒。主治颈椎病、肘臂麻木、肺炎、感冒、肋间神经痛等。

【配伍治病】附分配风池、后溪，主治颈项强痛。

【穴位理疗】按摩：用拇指指腹按揉附分穴 100 ~ 200 次，每天坚持，能够改善肩背疼痛。

刮痧：用面刮法从上向下刮拭附分穴 3 ~ 5 分钟，隔天 1 次，可治疗肘臂麻木等。

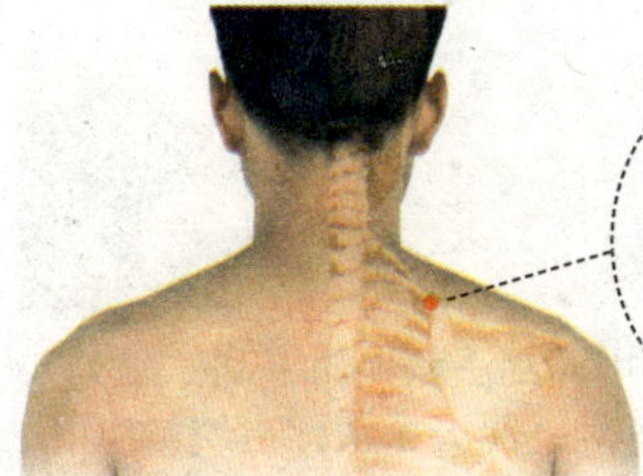

精准取穴

在背部，当第2胸椎棘突下，旁开3寸。

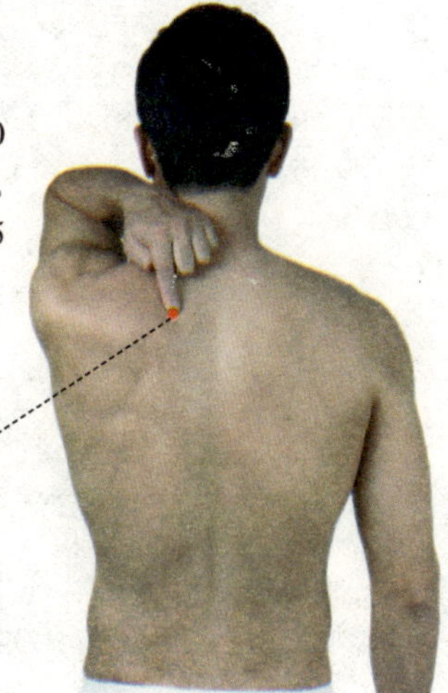

膈关 宽胸理气呕吐消

【功效主治】和胃降逆，宽胸利膈。主治食欲缺乏、呃逆、呕吐、胸胁胀满、脊背强痛、热病。

【配伍治病】膈关配天突、内关，有理气降逆、止吐的作用，主治呕吐、嗳气、膈肌痉挛。膈关配足三里、公孙，有健脾消积的作用，主治饮食不下、胃痛、肠炎。

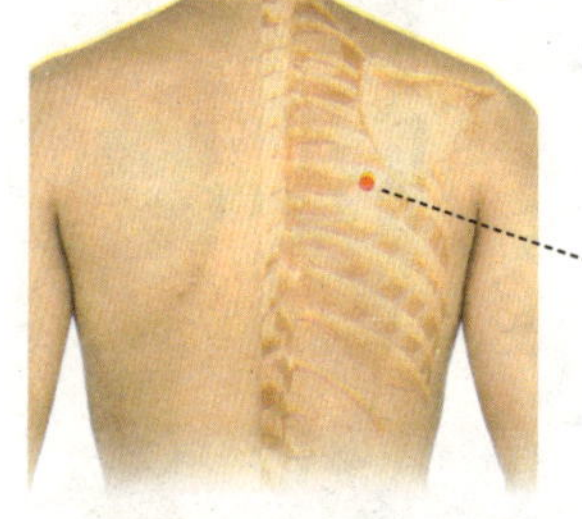

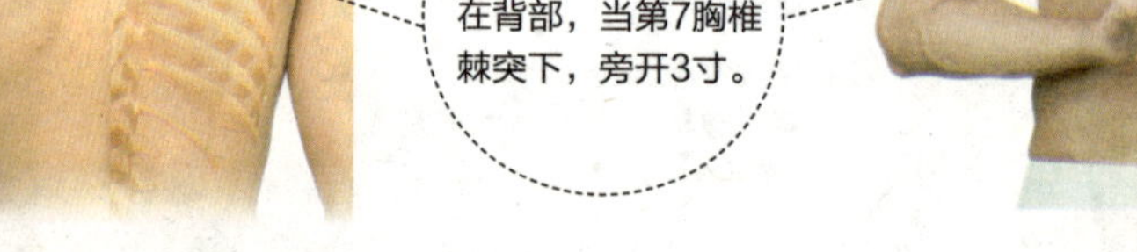

精准取穴

在背部，当第7胸椎棘突下，旁开3寸。

【穴位理疗】

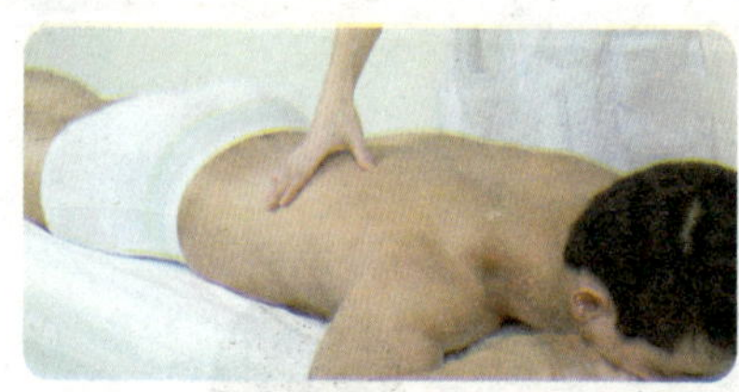

按摩：用拇指指腹稍用力按揉膈关穴 100 ~ 200 次，每天坚持，能够改善嗳气、呃逆。

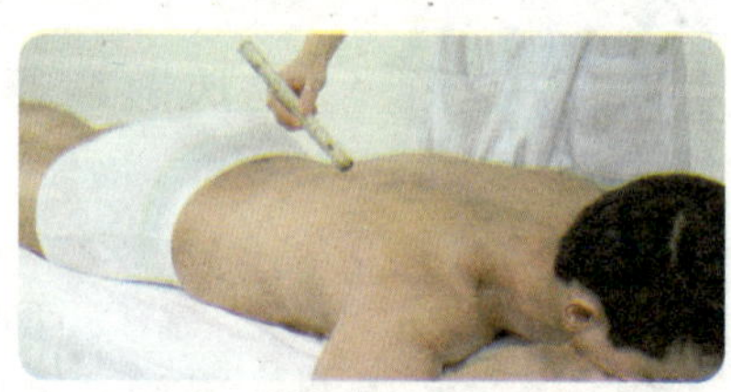

艾灸：用艾条温和灸膈关穴 5 ~ 10 分钟，1 天 1 次，可改善呃逆、呕吐、胸胁胀满。

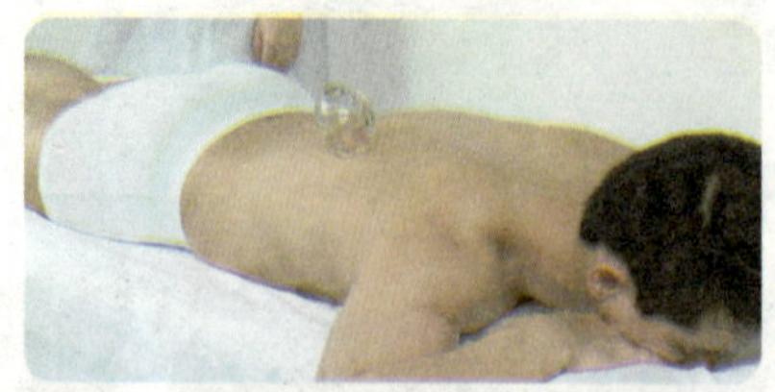

拔罐：用火罐吸拔膈关穴，留罐 5 ~ 10 分钟，隔天 1 次，可缓解食欲缺乏。

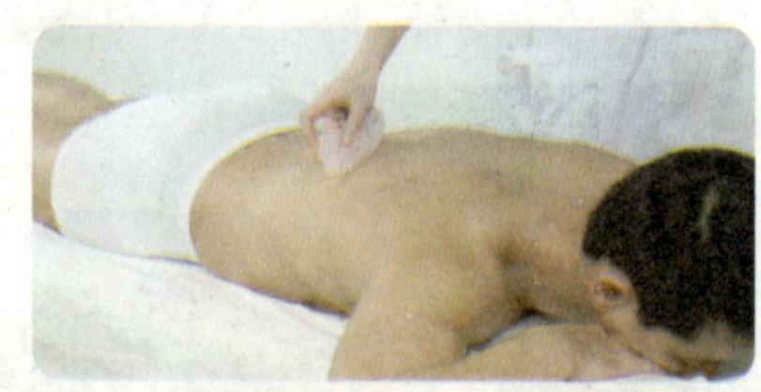

刮痧：用面刮法从上向下刮拭膈关穴 3 ~ 5 分钟，隔天 1 次，可缓解呕吐、热病。

魂门　健脾养胃疏肝气

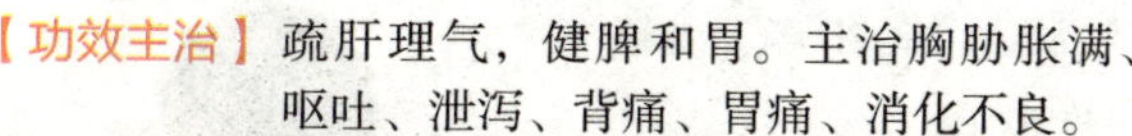

【功效主治】疏肝理气，健脾和胃。主治胸胁胀满、呕吐、泄泻、背痛、胃痛、消化不良。

【配伍治病】魂门配中都、阳陵泉，主治胸胁胀痛。

【穴位理疗】按摩：用拇指指腹按揉魂门穴 100 ~ 200 次，每天坚持，能够改善肠鸣泄泻、呕吐。艾灸：用艾条温和灸魂门穴 5 ~ 10 分钟，1 天 1 次，可改善胸胁胀满。

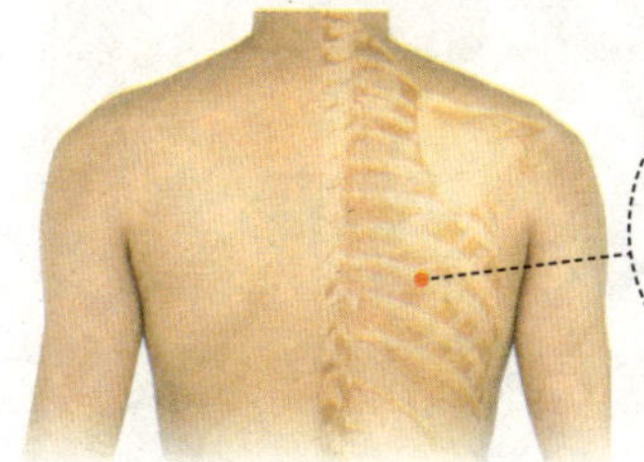

精准取穴

在背部，当第9胸椎棘突下，旁开3寸。

阳纲　调理肠胃利肝胆

【功效主治】疏肝利胆，清热利湿。主治黄疸、腹痛、腹胀、肠鸣、泄泻、消化不良等。

【配伍治病】阳纲配天枢、气海，主治肠鸣、腹痛。

【穴位理疗】按摩：用拇指指腹按揉阳纲穴 100 ~ 200 次，每天坚持，能够改善肠鸣、腹胀、腹痛。拔罐：用火罐吸拔阳纲穴，留罐 5 ~ 10 分钟，隔天 1 次，可缓解消化不良。

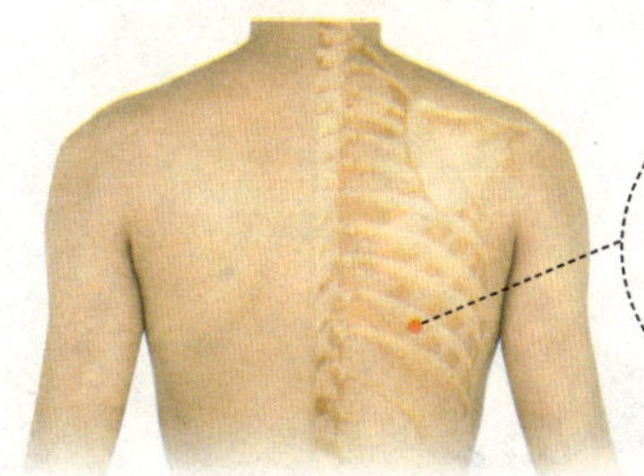

精准取穴

在背部，当第10胸椎棘突下，旁开3寸。

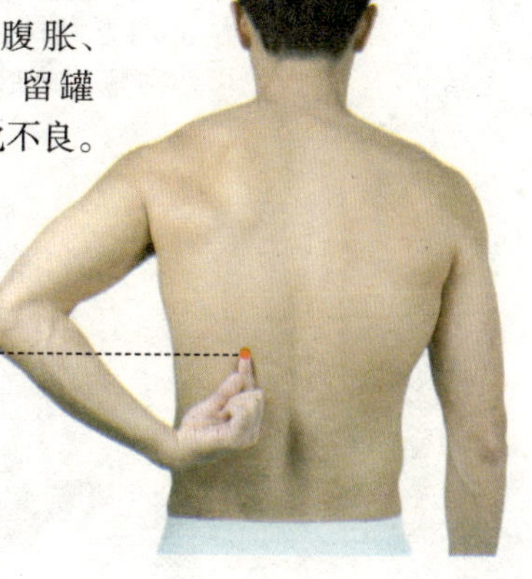

志室 补肾利湿强腰膝

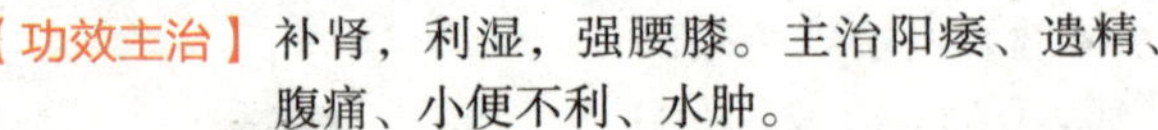

【功效主治】补肾，利湿，强腰膝。主治阳痿、遗精、腹痛、小便不利、水肿。

【配伍治病】志室配肾俞、关元，主治阳痿、遗精。

【穴位理疗】按摩：用拇指指腹按揉志室穴 100 ～ 200 次，每天坚持，能够改善阳痿、遗精。艾灸：用艾条温和灸志室穴 5 ～ 10 分钟，1 天 1 次，可改善小便不利、水肿。

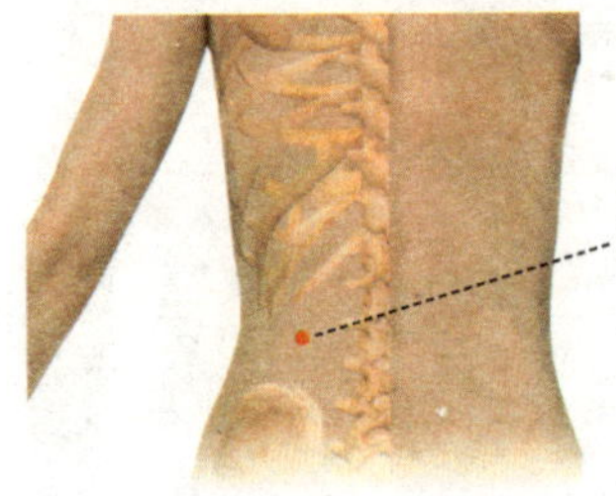

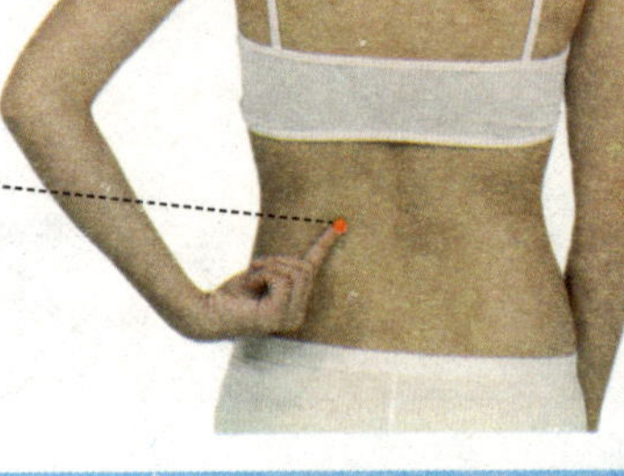

精准取穴

在腰部，当第2腰椎棘突下，旁开3寸。

合阳 舒筋通络健腰膝

【功效主治】舒筋通络，强健腰膝。主治腹痛、便秘、痔疮、小腿疼痛等。

【配伍治病】合阳配腰阳关，可治疗腰痛、背痛。

【穴位理疗】按摩：用拇指指腹按揉合阳穴 100 ～ 200 次，每天坚持，能够改善腹痛、便秘。刮痧：用面刮法从上向下刮拭合阳穴 3 ～ 5 分钟，隔天 1 次，可治痔疮、下肢疼痛。

精准取穴

在小腿后面，当委中与承山的连线上，委中下2寸。

承筋　舒筋活络化水湿

【功效主治】运化水湿，舒筋活络。主治抽筋、小腿肌肉酸胀、急性腰扭伤等。

【配伍治病】承筋配阳陵泉、足三里，主治下肢痿痹。

【穴位理疗】按摩：用拇指按揉或弹拨承筋穴 100 ~ 200 次，每天坚持，可改善腰腿疼痛。刮痧：用面刮法从上向下刮拭承筋穴 3 ~ 5 分钟，隔天 1 次，可缓解抽筋。

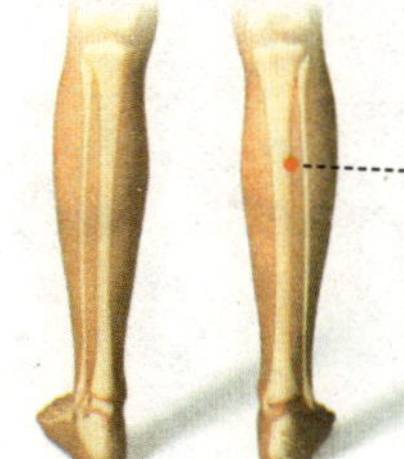

精准取穴

在小腿后面，当委中与承山的连线上，腓肠肌肌腹中央，委中下5寸。

承山　理气止痛力量雄

【功效主治】理气止痛，舒筋活络。主治腹痛、便秘、小腿疼痛、疝气、腰背痛。

【配伍治病】承山配大肠俞、秩边，主治便秘。

【穴位理疗】按摩：用拇指指腹用力按揉承山穴 100 ~ 200 次，每天坚持，可改善腹痛、便秘。艾灸：用艾条温和灸承山穴 5 ~ 10 分钟，1 天 1 次，可改善疝气、小腿疼痛、腰背痛等。

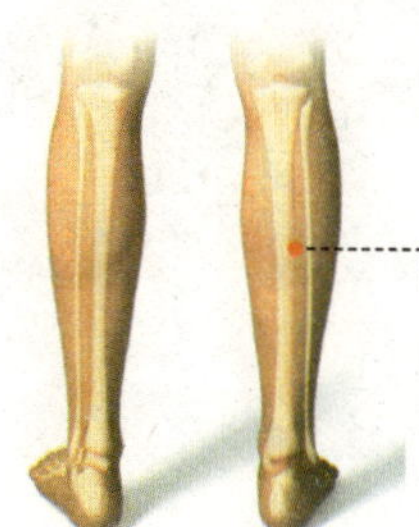

精准取穴

在委中与昆仑之间，当伸直小腿或足跟上提时腓肠肌肌腹下出现尖角凹陷处。

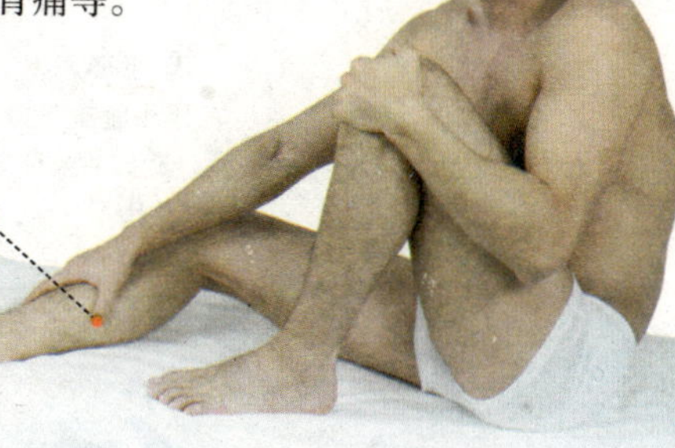

足通谷 安神定志祛痰湿

【功效主治】舒筋活络，散风清热。主治头痛、项强、目眩、鼻出血、癫狂、痔疮。

【配伍治病】足通谷配上星、内庭，主治鼻出血。

【穴位理疗】按摩：用拇指指腹按揉足通谷穴 100 ~ 200 次，每天坚持，能够改善头痛。艾灸：用艾条温和灸足通谷穴 5 ~ 10 分钟，1 天 1 次，可改善头痛、痔疮等。

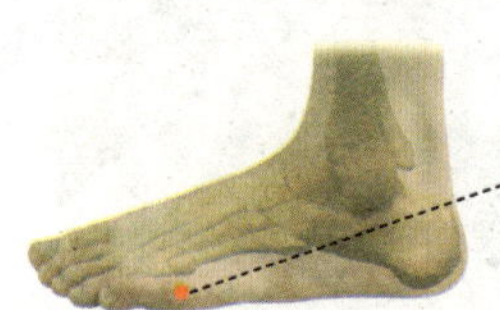

精准取穴

在足外侧，足小趾本节（第5跖趾关节）的前方，赤白肉际处。

至阴 正胎催产灸至阴

【功效主治】正胎催产，清头明目。主治头痛、胎位不正。

【配伍治病】至阴配风池、攒竹，主治头痛、目痛。

【穴位理疗】按摩：用拇指指腹按揉至阴穴 100 ~ 200 次，每天坚持，能够改善头痛。艾灸：用艾条温和灸至阴穴 5 ~ 10 分钟，1 天 1 次，可治疗胎位不正。

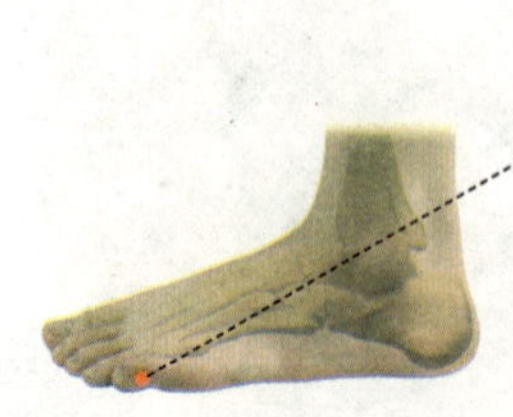

精准取穴

在足小趾末节外侧，距趾甲角0.1寸（指寸）。

第九章

足少阴肾经

●足少阴肾经起于足小趾下，斜行于足心涌泉穴，出于然谷穴之下，沿内踝后，转入足跟，向上沿小腿内侧后缘，至腘内侧，再沿大腿内侧后缘入脊内，穿过脊柱，属肾，络膀胱。其直行主干从肾分出，上行穿过肝和膈肌，进入肺，沿喉咙到舌根两旁。其分支从肺中分出，络心，注入胸中，经气于此处与手厥阴心包经相接。

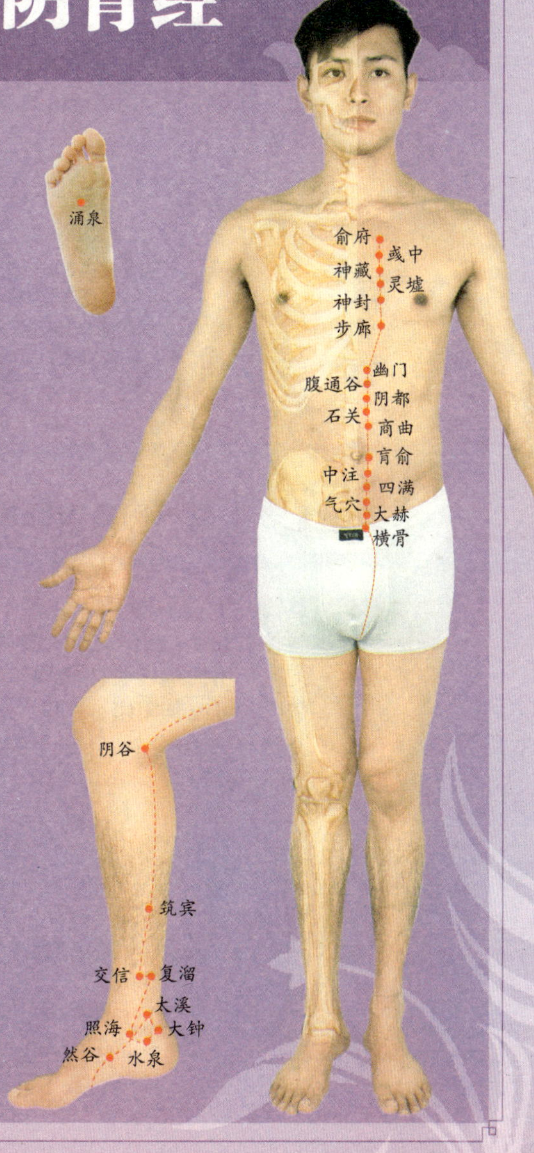

足少阴肾经主治病症

泌尿生殖系统、呼吸系统、循环系统、消化系统的病症及经脉循行部位的病症。

涌泉 肾经保健第一穴

【功效主治】苏厥开窍，滋阴益肾。主治头晕、小便不利、头顶痛、喉痹。

【配伍治病】涌泉配百会、人中，主治昏厥、癫痫、休克。

【穴位理疗】按摩：用拇指用力按揉涌泉穴 100 ~ 200 次，每天坚持，能够改善头晕、小便不利。艾灸：用艾条温和灸涌泉穴 5 ~ 10 分钟，1 天 1 次，可改善头顶痛、喉痹等。

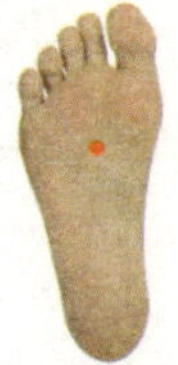

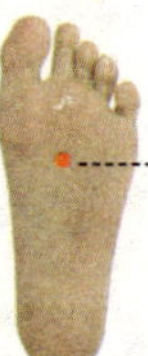

精准取穴

当足底第2、3趾趾缝纹头端与足跟连线的前1/3与后2/3交点上。

然谷 益气固肾清湿热

【功效主治】益气固肾，清热利湿。主治阳痿、遗精、月经不调。

【配伍治病】然谷配血海、三阴交，主治阴痒、白浊。

【穴位理疗】按摩：用拇指指腹按揉然谷穴 100 ~ 200 次，每天坚持，可改善阳痿、遗精、月经不调。艾灸：温和灸然谷穴 10 分钟，1 天 1 次，可改善阳痿、遗精、月经不调等。

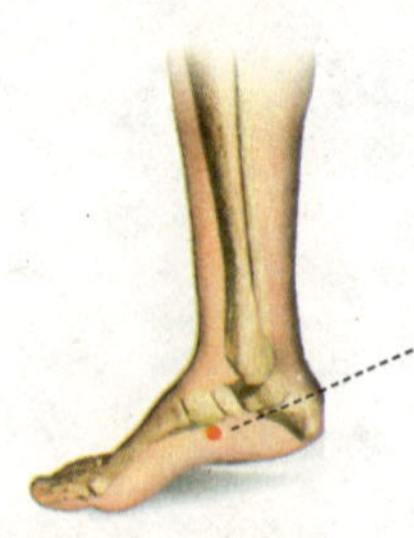

精准取穴

在足内侧缘，足舟骨粗隆下方，赤白肉际处。

太溪　肾虚耳鸣太溪疗

【功效主治】壮阳固肾。主治肾虚、耳鸣、头痛、眩晕。

【配伍治病】太溪配飞扬，主治头痛、目眩。

【穴位理疗】按摩：用拇指指腹按揉太溪穴 100 ~ 200 次，每天坚持，能够缓解耳鸣、头痛、眩晕。艾灸：用艾条温和灸太溪穴 5 ~ 10 分钟，1 天 1 次，可改善各种肾虚引起的症状。

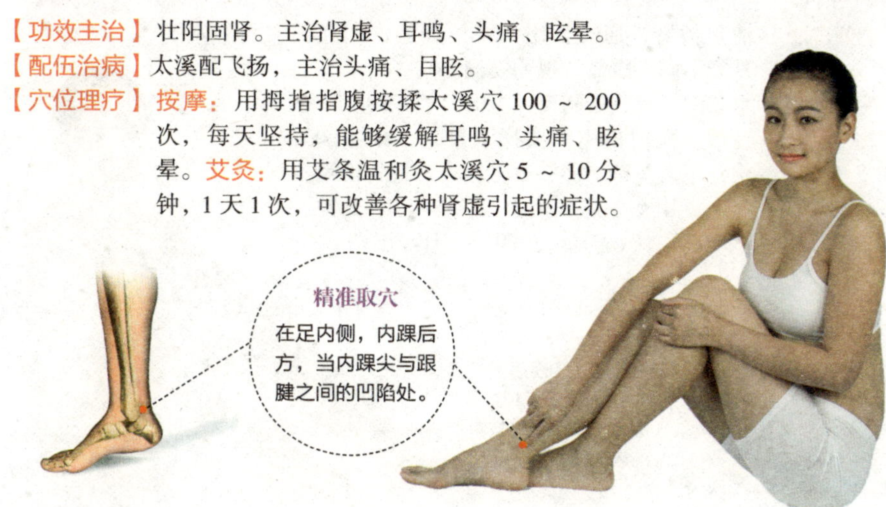

大钟　肾虚气喘灸大钟

【功效主治】有益肾、调理二便的作用。主治肾虚气喘、便秘。

【配伍治病】大钟配太溪、肾俞，主治肾虚型慢性咳喘。

【穴位理疗】按摩：用拇指用力按揉大钟穴 100 ~ 200 次，每天坚持，能够改善足跟痛。艾灸：用艾条温和灸大钟穴 5 ~ 10 分钟，1 天 1 次，可缓解咯血、肾虚气喘等。

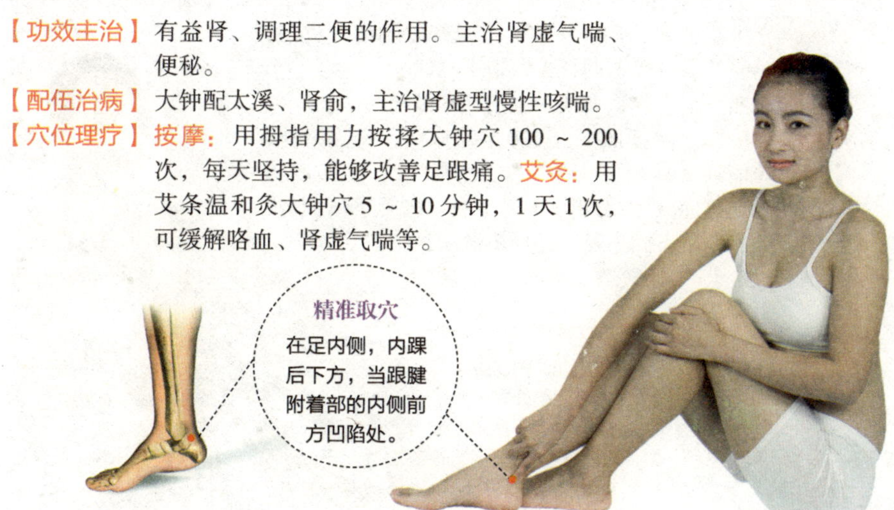

水泉　水泉清热又通络

【功效主治】清热益肾，通经活络。主治痛经、闭经、月经不调、腹痛、视物模糊。

【配伍治病】水泉配气海、三阴交，主治月经不调。

【穴位理疗】按摩：用拇指用力按揉水泉穴 100 ~ 200 次，每天坚持，能够改善腹痛、视物模糊。艾灸：用艾条温和灸水泉穴 5 ~ 10 分钟，1 天 1 次，改善痛经、闭经、月经不调。

精准取穴
在足内侧，内踝后下方，当太溪直下1寸（指寸），跟骨结节的内侧凹陷处。

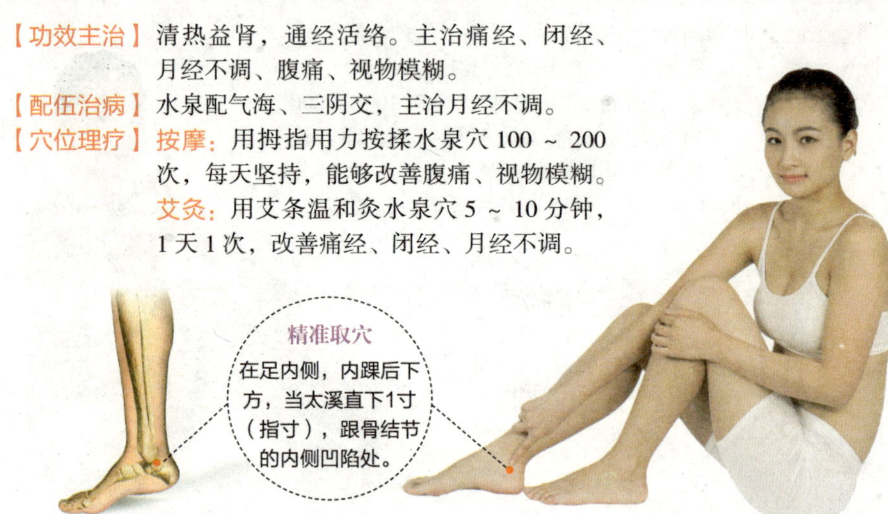

照海　调经止痛水液蒸

【功效主治】滋阴清热，调经止痛。主治烦躁不安、失眠、痛经、月经不调、赤白带下。

【配伍治病】照海配合谷、列缺，主治咽喉肿痛。

【穴位理疗】按摩：按揉照海穴 100 ~ 200 次，每天坚持，能够改善烦躁不安、失眠。艾灸：艾条温和灸照海穴 10 分钟，1 天 1 次，改善小便频数、赤白带下、痛经、月经不调。

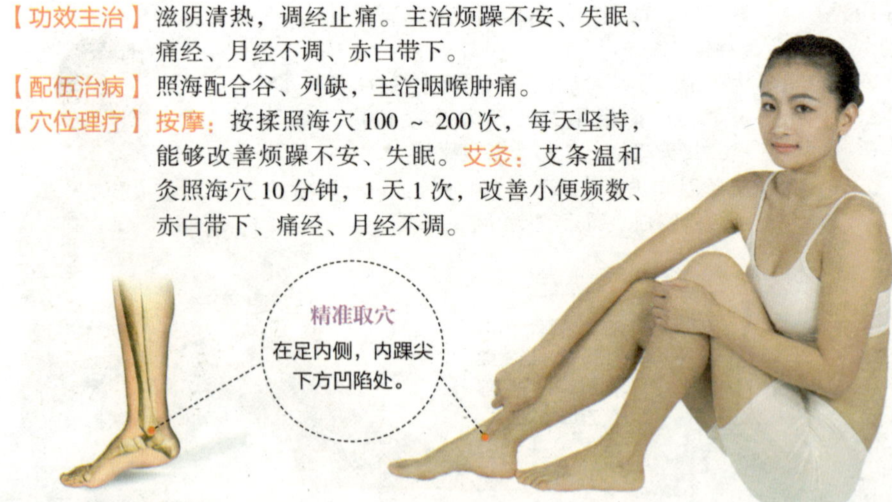

复溜 补肾益阴治水肿

【功效主治】补肾益阴，温阳利水。主治水肿、腿肿、腹胀、盗汗、腹泻、淋证。

【配伍治病】复溜配合谷，主治多汗、无汗或少汗。

【穴位理疗】按摩：用拇指指腹按揉复溜穴 100 ~ 200 次，每天坚持，能够改善腿肿。艾灸：用艾条温和灸复溜穴 5 ~ 10 分钟，1 天 1 次，可改善水肿、腹胀、盗汗等。

精准取穴

在小腿内侧，太溪直上2寸，跟腱的前方。

交信 益肾调经利二便

【功效主治】益肾调经，调理二便。主治月经不调、崩漏、阴挺、大便难、睾丸肿痛、疝气、阴痒、下肢内侧痛等。

【配伍治病】交信配百会、关元，主治子宫脱垂、崩漏。

【穴位理疗】按摩：用拇指指腹按揉交信穴 100 ~ 200 次，每天坚持，能够改善月经不调。

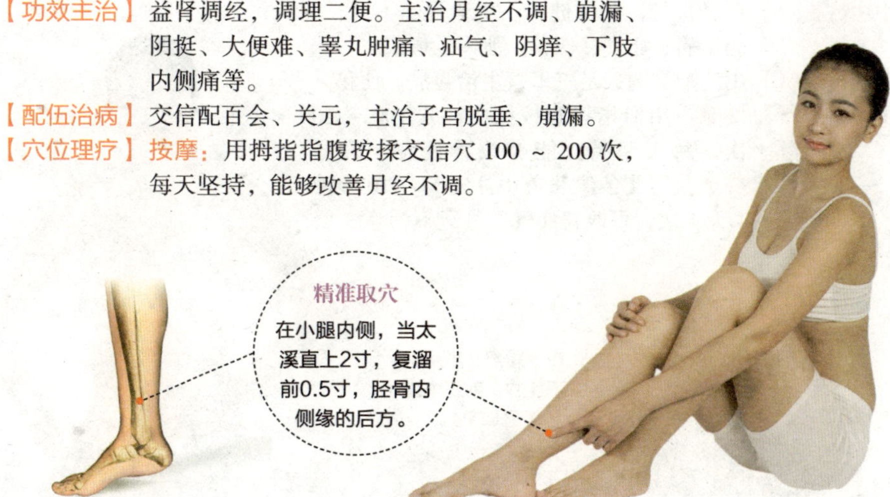

四满 女性生殖用四满

【功效主治】利水消肿，理气调经。主治月经不调、崩漏、带下、不孕、产后恶露不净、小腹痛、遗精、遗尿、疝气、便秘等。

【配伍治病】四满配太冲、膈俞，有疏肝、调经、活血的作用，主治月经不调。

【穴位理疗】按摩：用拇指按揉四满穴 100 ~ 200 次，每天坚持，可改善月经不调、腹痛、遗精。

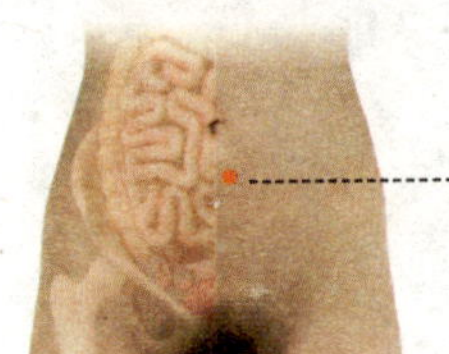

精准取穴

在下腹部，当脐中下2寸，前正中线旁开0.5寸。

中注 通调经络肠胃安

【功效主治】调经止带，利湿健脾。主治月经不调、腰腹疼痛、疝气、便秘、泄泻、痢疾。

【配伍治病】中注配支沟、足三里，主治腹痛、便秘。

【穴位理疗】按摩：用拇指指腹按揉中注穴 100 ~ 200 次，每天坚持，能够改善便秘、腹痛。

艾灸：用艾条温和灸中注穴 5 ~ 10 分钟，1 天 1 次，可改善疝气、月经不调等。

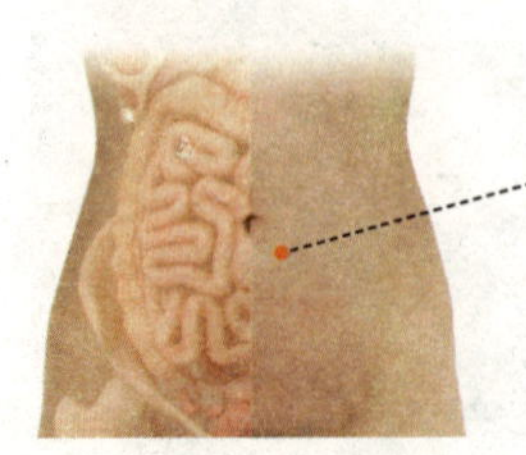

精准取穴

在下腹部，当脐中下 1 寸，前正中线旁开0.5寸。

肓俞　固肾滋阴治腹痛

【功效主治】固肾滋阴，理气止痛。主治疝气、月经不调、脐痛、便秘、呕吐。

【配伍治病】肓俞配大敦、归来，主治疝气、腹痛。

【穴位理疗】按摩：用拇指指腹按揉肓俞穴 100 ~ 200 次，每天坚持，能够改善便秘、腹痛。艾灸：用艾条温和灸肓俞穴 5 ~ 10 分钟，1 天 1 次，可改善疝气、月经不调等。

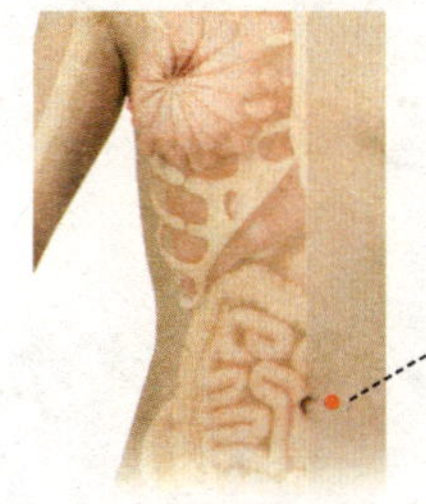

精准取穴

在腹中部，当脐中旁开0.5寸。

商曲　消积止痛健脾胃

【功效主治】健脾和胃，清热降温。主治胃炎、肠炎、腹胀、腹痛、腹中积聚、冷痛。

【配伍治病】商曲配中脘、足三里，主治胃痛、腹痛。

【穴位理疗】按摩：用拇指指腹按揉商曲穴 100 ~ 200 次，每天坚持，能够改善腹痛。艾灸：用艾条温和灸商曲穴 5 ~ 10 分钟，1 天 1 次，可改善腹中积聚、冷痛等。

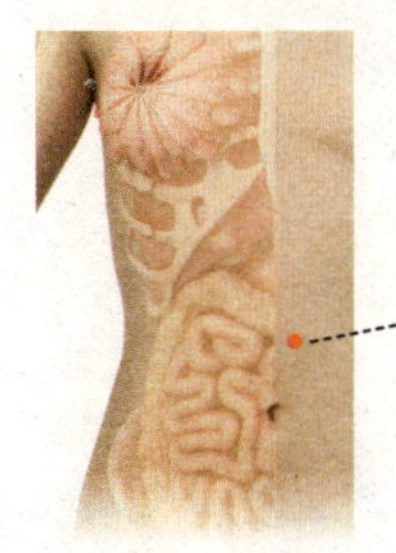

精准取穴

在上腹部，当脐中上2寸，前正中线旁开0.5寸。

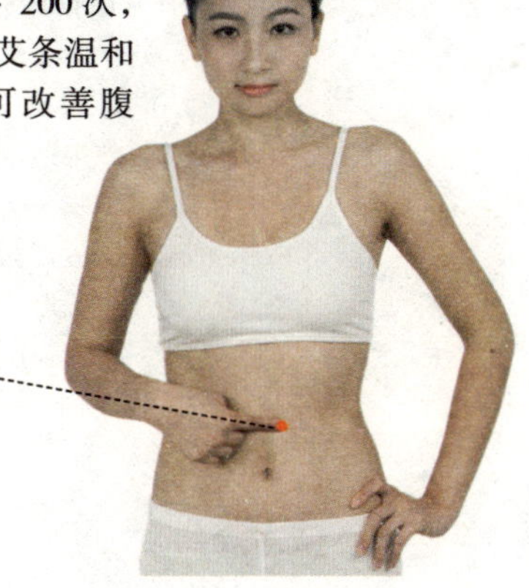

步廊 止咳平喘止疼痛

【功效主治】宽胸止痛，止咳平喘。主治胸痛、咳嗽、气喘、呕吐、鼻炎、胃炎等。

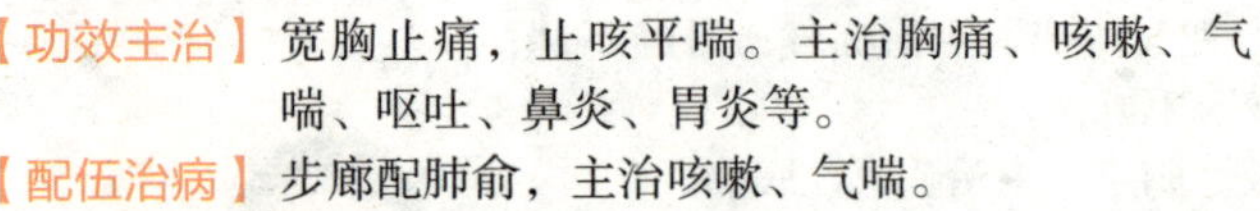

【配伍治病】步廊配肺俞，主治咳嗽、气喘。

【穴位理疗】按摩：用拇指指腹按揉步廊穴 100 ~ 200 次，每天坚持，能够改善咳嗽、气喘。艾灸：用艾条温和灸步廊穴 5 ~ 10 分钟，1 天 1 次，可改善咳嗽、呕吐等。

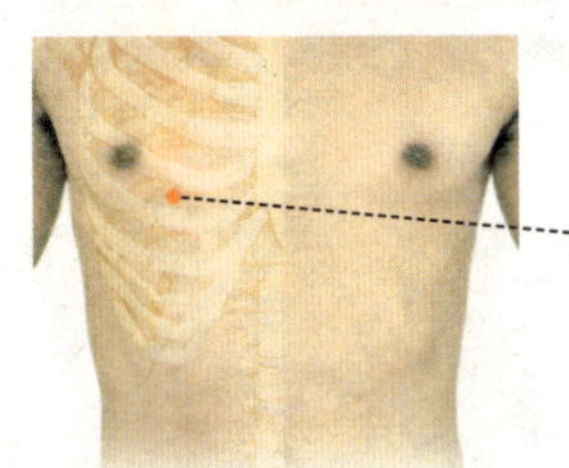

精准取穴

在胸部，当第5肋间隙，前正中线旁开2寸。

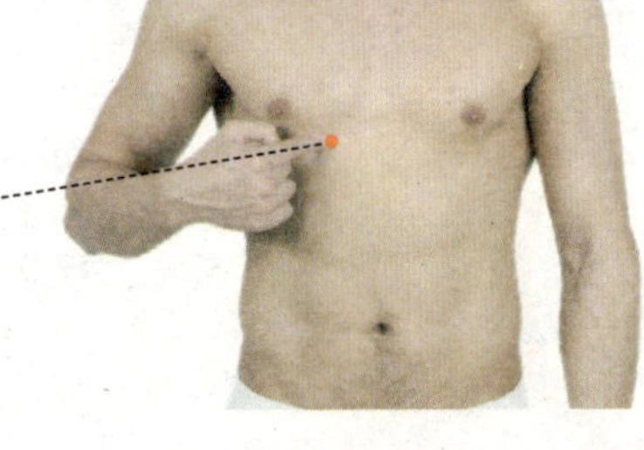

神封 消炎止咳宽膺胸

【功效主治】降浊升清，宽胸理肺。主治咳嗽、气喘、支气管炎、肺炎、呕吐、乳腺炎等。

【配伍治病】神封配肺俞、太渊，主治咳嗽。

【穴位理疗】按摩：用手指指腹按揉神封穴 1 ~ 3 分钟，力度略轻，每天坚持，可治支气管炎。艾灸：用艾条温和灸神封穴 5 ~ 10 分钟，1 天 1 次，可治咳嗽、气喘。

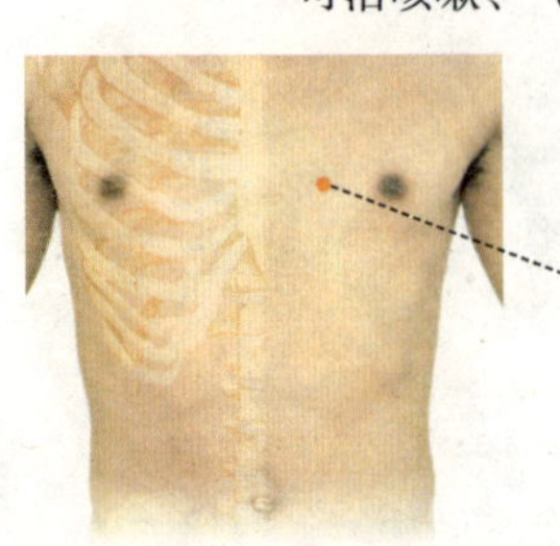

精准取穴

在胸部，当第4肋间隙，前正中线旁开2寸。

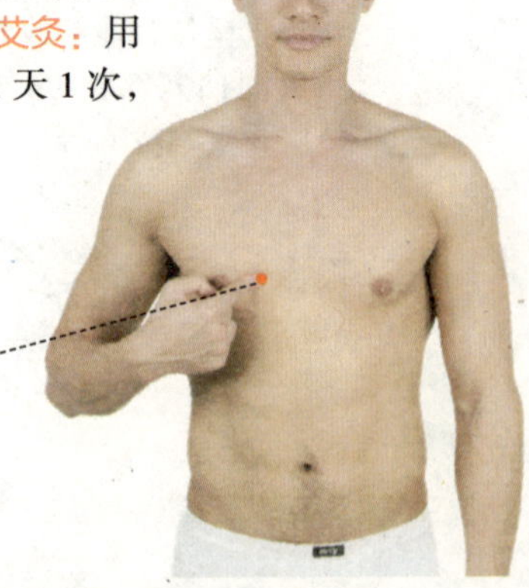

第十章

手厥阴心包经

●手厥阴心包经起于胸中，出属心包络，向下穿过膈肌，依次联络上、中、下三焦。它的支脉从胸中分出，沿胁肋到达腋下3寸处（即天池穴）向上至腋窝，沿上肢内侧中线入肘，过腕部，入掌中劳宫穴，沿中指桡侧，出中指桡侧端中冲穴。另一分支从掌中分出，沿无名指出其尺侧端关冲穴，交于手少阳三焦经。

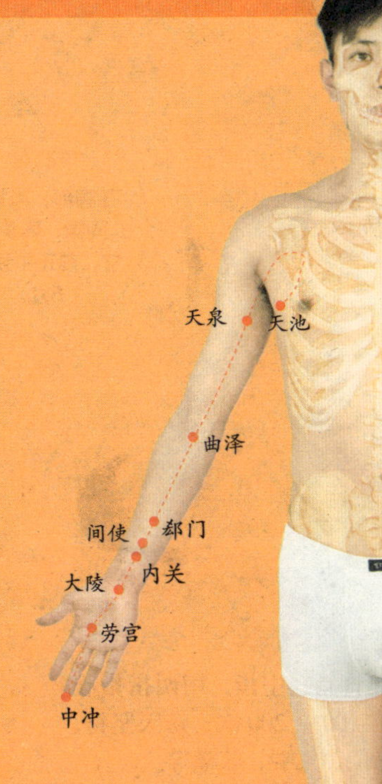

手厥阴心包经主治病症

胸闷、心烦、咳嗽、痰多、气喘、胸痛、腋下肿痛、心痛、胸胁胀满、胸背和上臂内侧痛及经脉循行部位的病症。

天池 活血化瘀疗心病

【功效主治】活血化瘀，宽胸理气。主治胸闷、心烦、咳嗽、气喘、心痛、乳腺炎等。

【配伍治病】天池配乳中，有活血散结的作用，主治乳腺炎。天池配内关，有宽胸理气的作用，主治心绞痛。

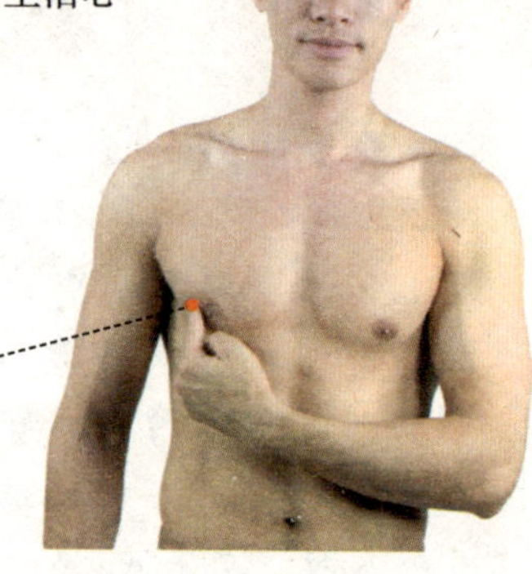

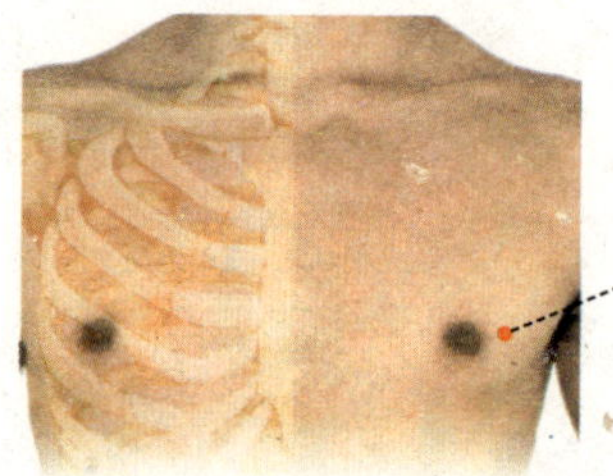

精准取穴

在胸部，当第4肋间隙，乳头外1寸，前正中线旁开5寸。

【穴位理疗】

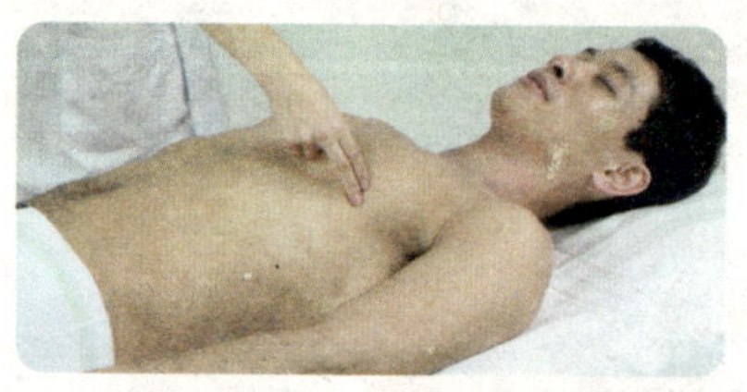

按摩：合并食指、中指，用两指指腹按揉天池穴100～200次，每天坚持，能够缓解胸闷、气喘、咳嗽等。

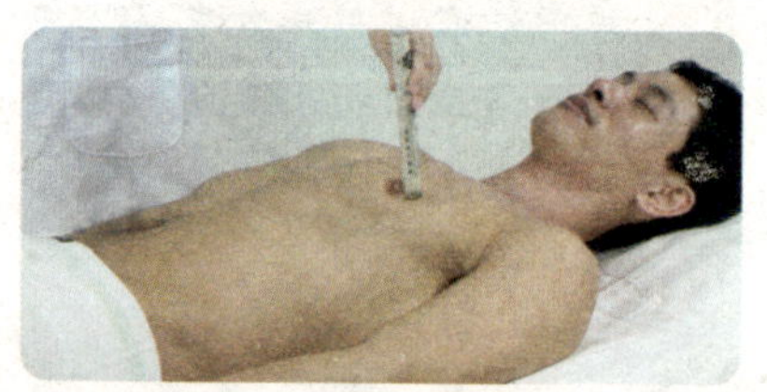

艾灸：用艾条温和灸天池穴5～10分钟，1天1次，长期坚持，可改善心痛、咳嗽、胸闷等。

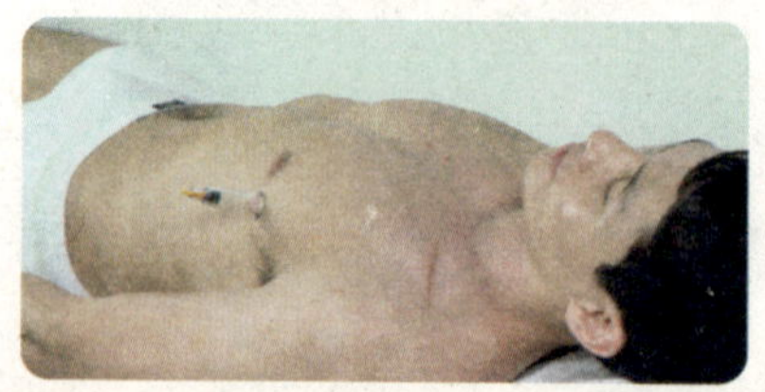

拔罐：用气罐吸拔天池穴，留罐5～10分钟，隔天1次，可改善咳嗽。

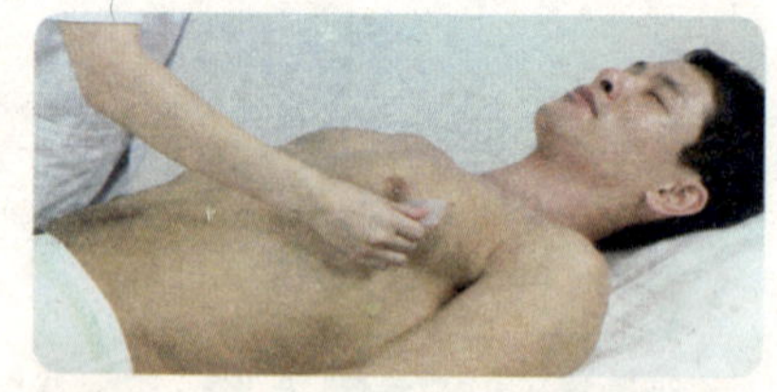

刮痧：用刮痧板从中间向两侧刮拭天池穴3～5分钟，隔天1次，可改善乳腺炎、心烦。

天泉　活血通脉益心脏

【功效主治】宽胸理气，活血通络。主治心痛、胸胁胀满、心悸、咳嗽、胸背及上臂内侧痛等。

【配伍治病】天泉配内关、通里，可治心痛、心悸。

【穴位理疗】按摩：用食指、中指按揉天泉穴 100 ~ 200 次，每天坚持，能够缓解咳嗽、心悸。艾灸：用艾条温和灸天泉穴 5 ~ 10 分钟，可治疗前臂内侧冷痛。

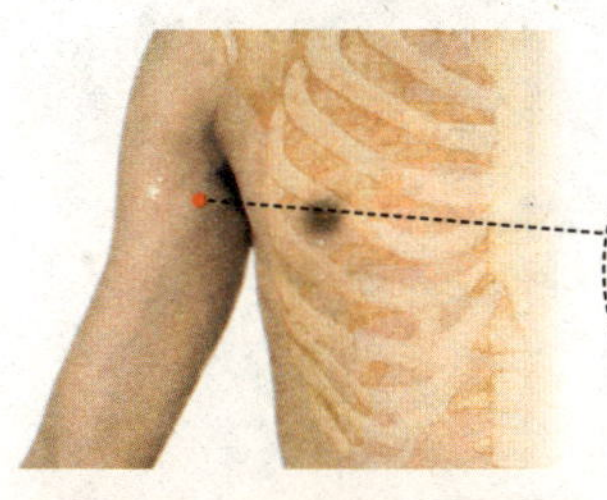

精准取穴

在臂内侧，当腋前纹头下2寸，肱二头肌的长、短头之间。

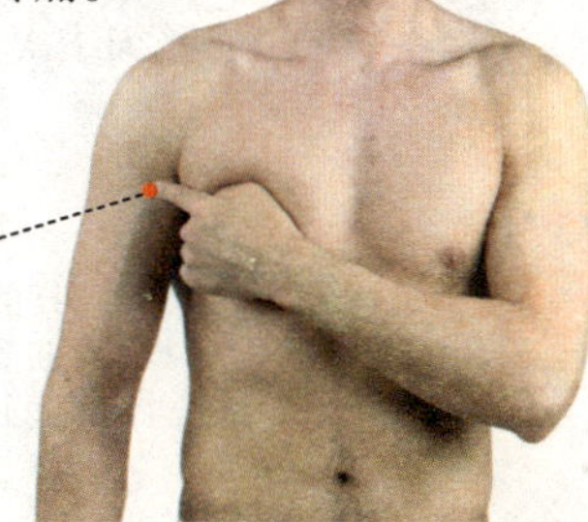

曲泽　疼痛烦闷找曲泽

【功效主治】清暑泄热，和胃降逆。主治心悸、心痛、烦躁、咯血。

【配伍治病】曲泽配内关、大陵，可治疗心胸痛。

【穴位理疗】按摩：用拇指弹拨曲泽穴 100 ~ 200 次，每天坚持，能改善心悸、心痛、咯血等。艾灸：用艾条温和灸曲泽穴 5 ~ 10 分钟，1 天 1 次，可缓解善惊、心痛。

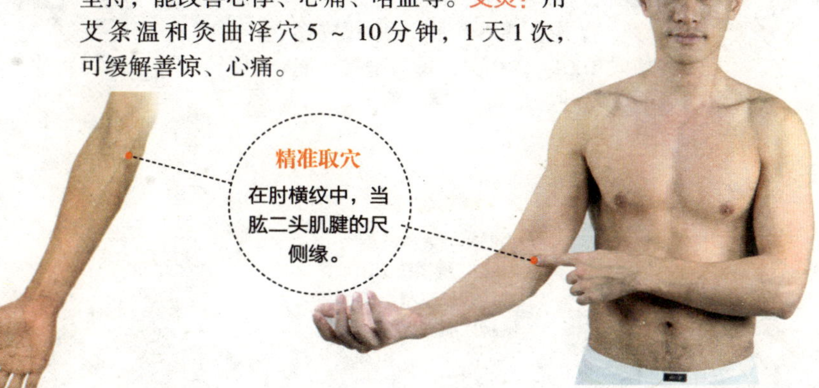

精准取穴

在肘横纹中，当肱二头肌腱的尺侧缘。

郄门 止血安神消胸痛

【功效主治】宁心安神，清营止血。主治心痛、心悸、胸痛、心烦、咯血、胸膜炎等。

【配伍治病】郄门配大陵，可治咯血。

【穴位理疗】按摩：合并食指、中指按揉郄门穴100 ~ 200次，每天坚持，能够缓解心痛、心悸。艾灸：用艾条温和灸郄门穴10分钟，1天1次，可治疗心痛。

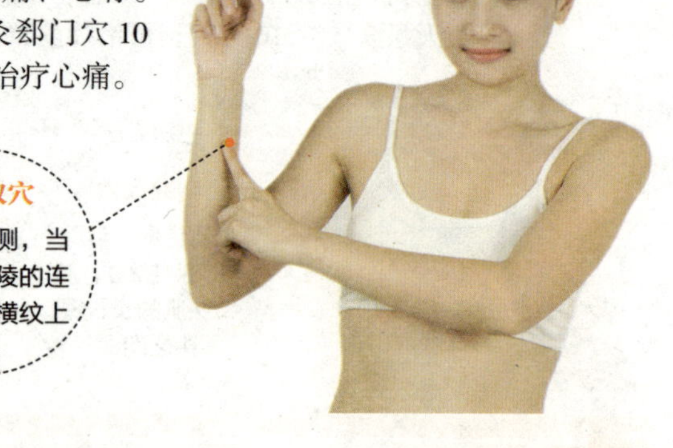

精准取穴

在前臂掌侧，当曲泽与大陵的连线上，腕横纹上5寸。

间使 安神清心又和中

【功效主治】宽胸和胃，清心安神。主治心痛、心悸、胃痛、呕吐、热病、烦躁、疟疾、癫狂、痫证、腋肿、肘挛、臂痛等。

【配伍治病】间使配心俞，主治心悸。

【穴位理疗】按摩：合并食指、中指，两指按揉间使穴100 ~ 200次，每天坚持，能够缓解呕吐、反胃、心痛等。

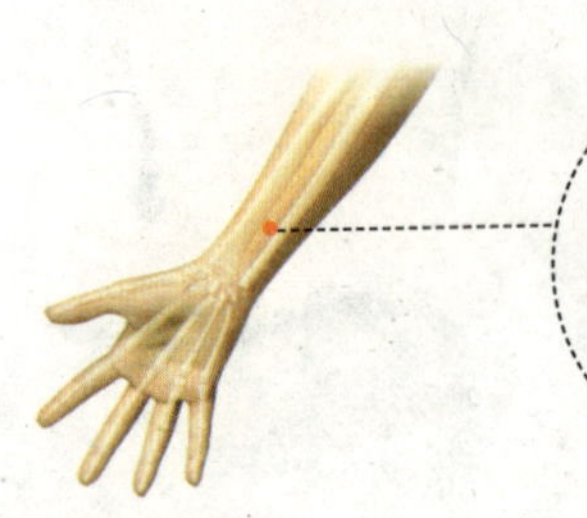

精准取穴

当曲泽与大陵的连线上，腕横纹上3寸，掌长肌腱与桡侧腕屈肌腱之间。

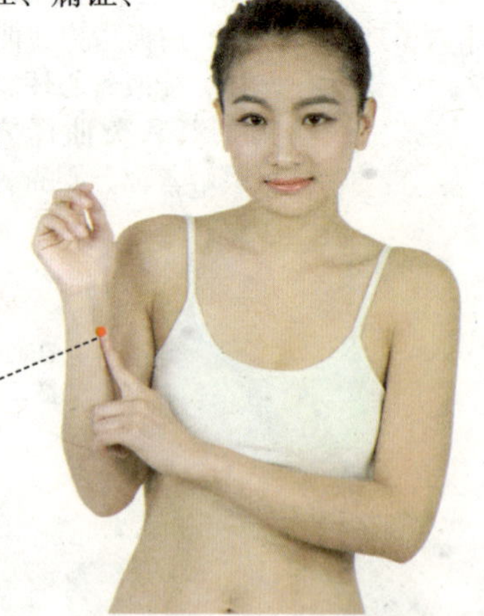

内关　安神止痛晕车灵

【功效主治】宁心安神，理气止痛。主治癫狂、热病、呕吐、晕车、心痛、心悸、前臂痛、痛经。

【配伍治病】内关配太渊，有益心安神、理气复脉的作用，主治无脉症。内关配足三里、中脘，主治胃痛。

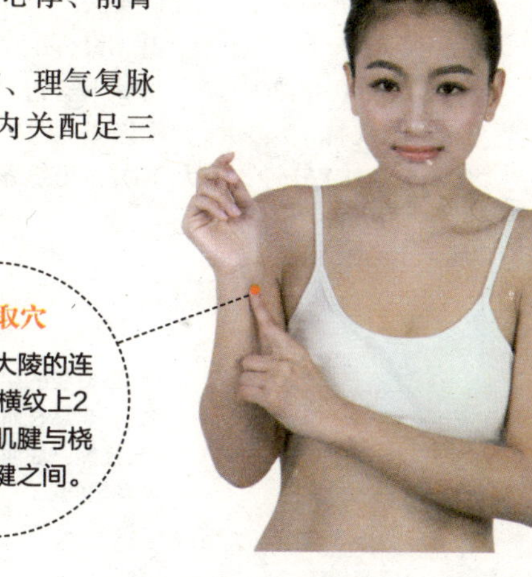

【穴位理疗】

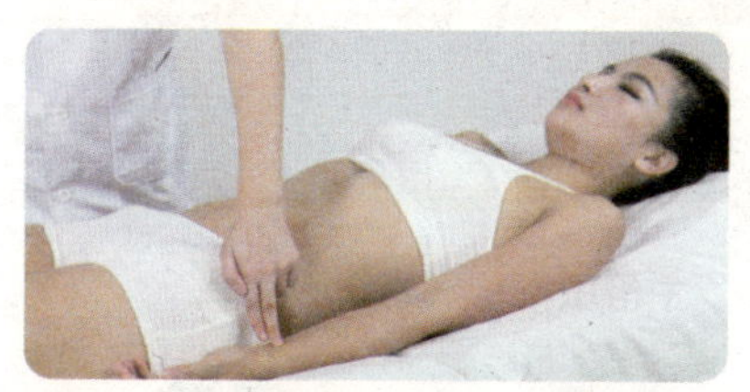

按摩：合并食指、中指，两指按揉内关穴100～200次，每天坚持，能够缓解呕吐、晕车、心痛等。

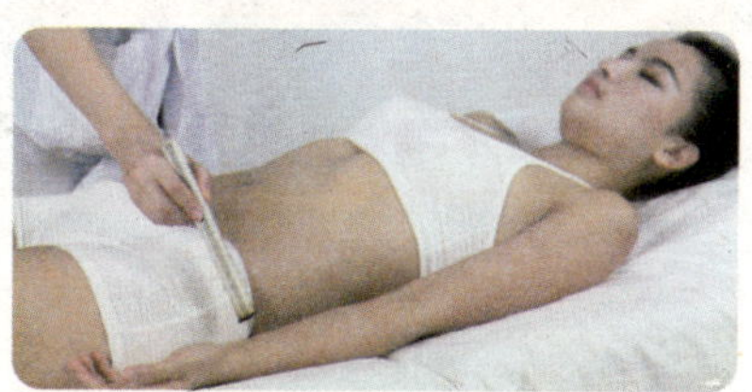

艾灸：用艾条温和灸内关穴5～10分钟，1天1次，可治疗痛经。

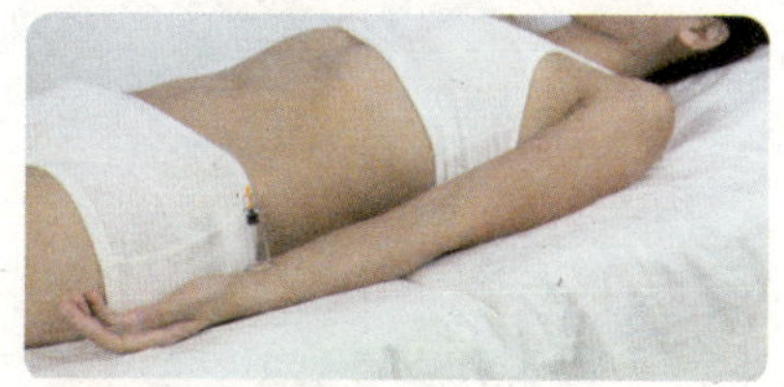

拔罐：用气罐吸拔内关穴，留罐10分钟，隔天1次，可改善前臂痛。

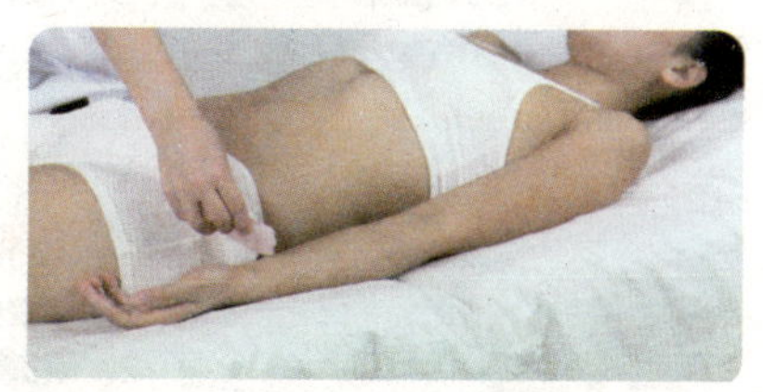

刮痧：从上向下刮拭内关穴3～5分钟，隔天1次，可缓解癫狂、热病、心痛、心悸等。

大陵 失眠狂躁按大陵

【功效主治】清心宁神，宽胸和胃。主治心绞痛、癫狂、呕吐。

【配伍治病】大陵配劳宫，可治心绞痛、失眠。

【穴位理疗】按摩：合并食指、中指，两指按揉大陵穴100～200次，每天坚持，能够缓解心绞痛。艾灸：用艾条温和灸大陵穴5～10分钟，1天1次，可缓解心绞痛。

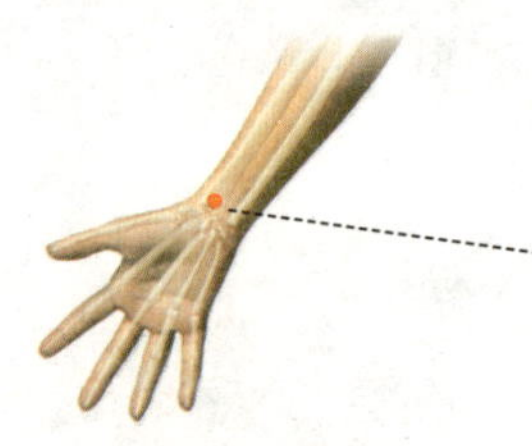

精准取穴

在腕掌横纹的中点处，当掌长肌腱与桡侧腕屈肌腱之间。

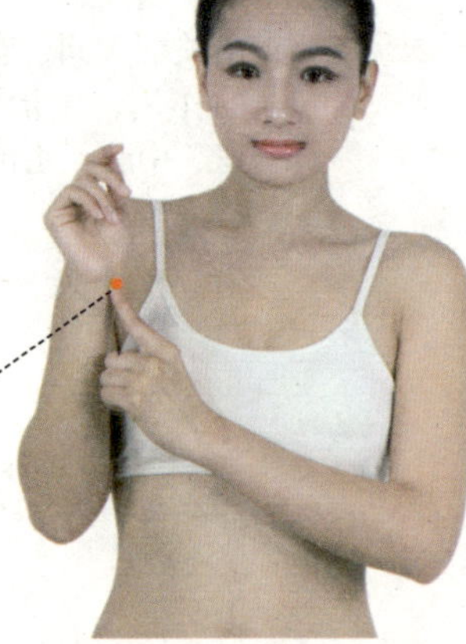

劳宫 急救意外中风按

【功效主治】清心泻热，开窍醒神，消肿止痒。主治中风昏迷、中暑、心痛、吐血、便血。

【配伍治病】劳宫配曲泽、大陵，主治鹅掌风（手癣）。

【穴位理疗】按摩：用拇指按揉劳宫穴100～200次，每天坚持，能够缓解心绞痛。艾灸：用艾条温和灸劳宫穴5～10分钟，1天1次，可改善吐血、便血。

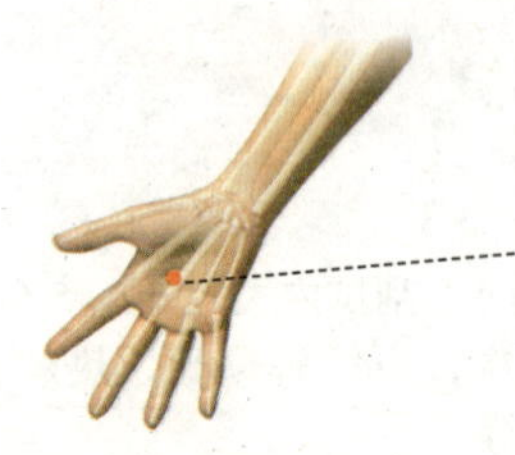

精准取穴

在手掌心，当第2、第3掌骨之间偏于第3掌骨，握拳屈指时中指尖处。

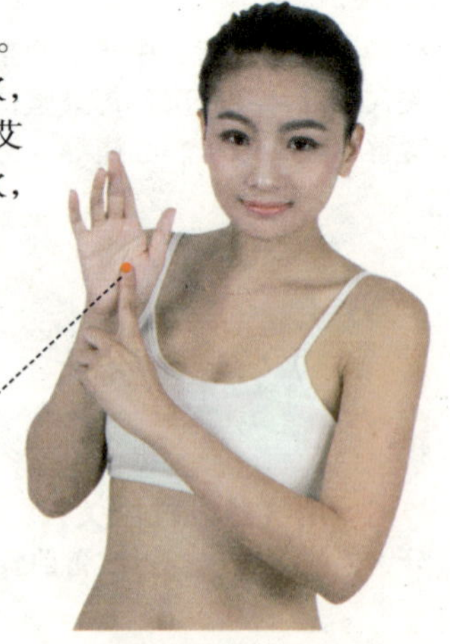

第十一章

手少阳三焦经

●手少阳三焦经起于无名指尺侧端关冲穴，向上沿无名指尺侧至手腕背面，沿尺骨、桡骨之间上行，通过肘尖，沿上臂外侧向上至肩部，向前进入缺盆，布于膻中，散络于心包，穿过膈肌，属上、中、下三焦。其分支从膻中分出，上行出缺盆，至肩部，左右交会并与督脉相会于大椎，上行到项，沿耳后直上，出耳上角，然后屈曲向下经面颊部至目眶下。其另一分支从耳后分出，出走耳前，至目外眦，经气于瞳子髎穴与足少阳胆经相接。

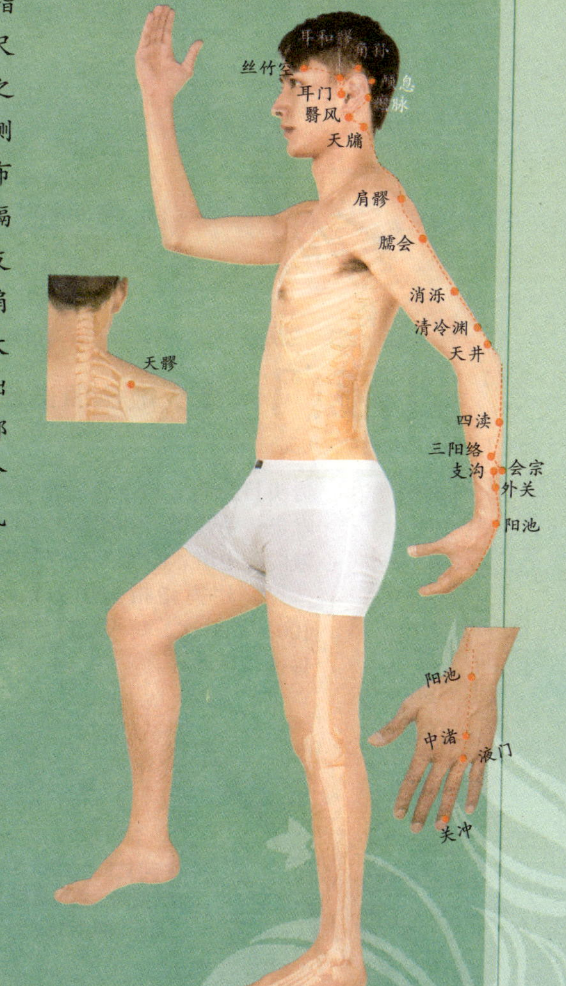

手少阳三焦经主治病症

头痛、偏头痛、耳鸣、咽喉肿痛、昏厥、失眠，以及经脉循行经过部位的其他病症。

关冲　头痛目赤少商配

【功效主治】泻热开窍，清利咽喉，活血通络。主治耳鸣、头痛、目赤。

【配伍治病】关冲配人中、劳宫，主治中暑。

【穴位理疗】按摩：用拇指指尖掐按关冲穴 3 分钟，每天坚持，可改善头痛、目赤。

艾灸：用艾条温和灸关冲穴 5 ~ 10 分钟，1 天 1 次，可缓解耳鸣、头痛。

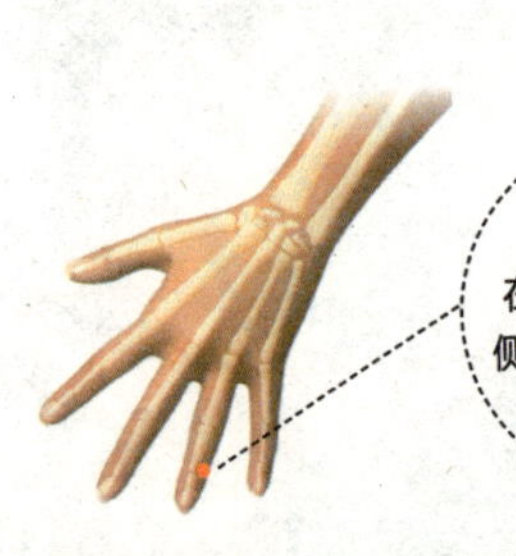

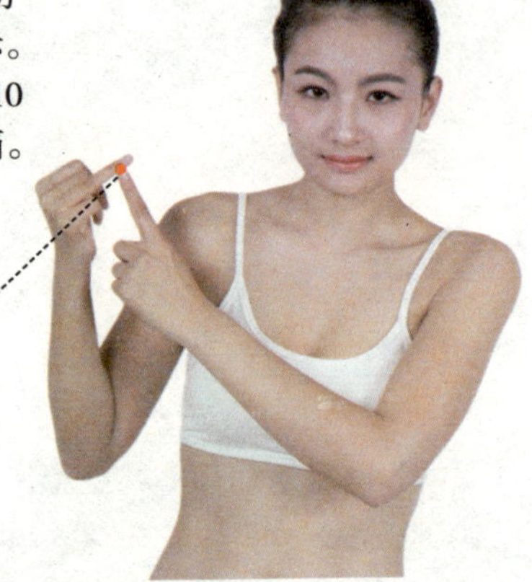

精准取穴

在手环指末节尺侧，距指甲角0.1寸（指寸）。

液门　清火散热消炎症

【功效主治】清头目，利三焦，通络止痛。主治头痛、目赤、耳痛、耳鸣、耳聋、喉炎、手臂痛、中暑昏迷、热病。

【配伍治病】液门配中渚、阳池，主治手背痛。

【穴位理疗】按摩：用拇指指尖用力掐按液门穴 100 ~ 200 次，每天坚持，可防治中暑昏迷、热病等。

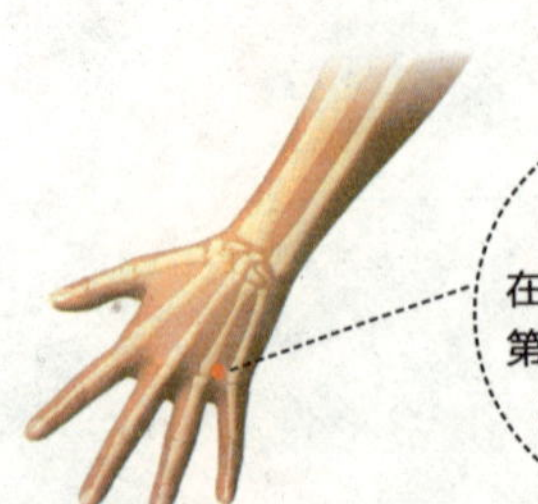

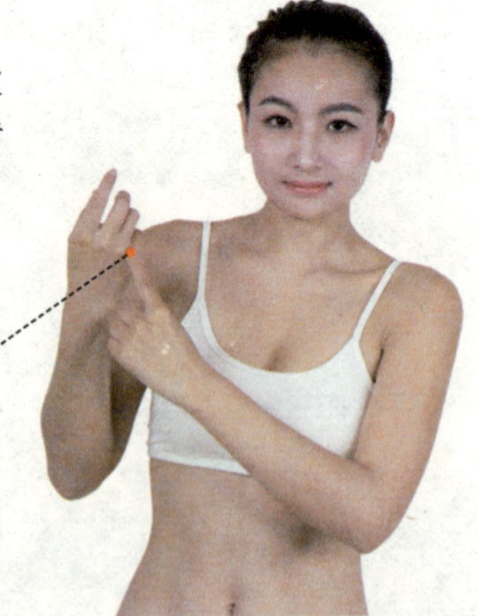

精准取穴

在手背部，当第4、第5指间，指蹼缘后方赤白肉际处。

中渚　耳鸣耳聋头痛按

【功效主治】清热通络，开窍聪耳。主治头痛、耳鸣、耳聋。
【配伍治病】中渚配听宫、翳风，主治耳鸣、耳聋。
【穴位理疗】按摩：用拇指指尖掐按中渚穴 2 分钟，每天坚持，可防治五指屈伸不利、头痛等。艾灸：用艾条温和灸中渚穴 5 ~ 10 分钟，1 天 1 次，可缓解耳鸣、耳聋。

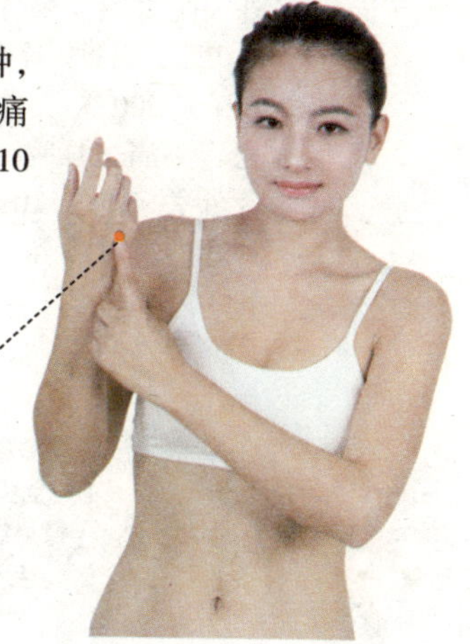

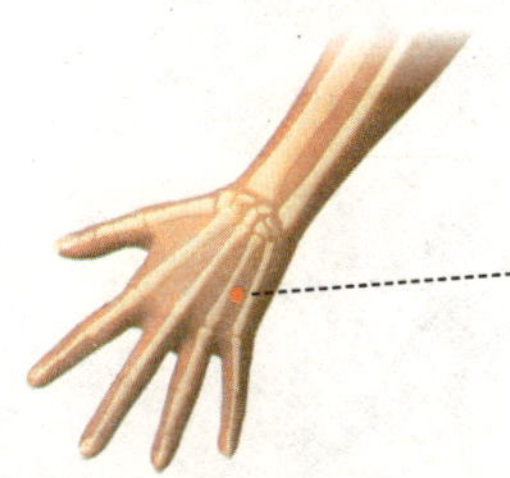

精准取穴
在手背部，当环指本节（掌指关节）的后方，第4、第5掌骨间凹陷处。

阳池　揉揉按按治腕痛

【功效主治】清热通络，通调三焦，益阴增液。主治肩背痛、手腕痛、糖尿病。
【配伍治病】阳池配少商、廉泉，主治咽喉肿痛。
【穴位理疗】按摩：用拇指指尖掐揉阳池穴 3 分钟，每天坚持，可缓解手腕痛。艾灸：用艾条温和灸阳池穴 5 ~ 10 分钟，1 天 1 次，可缓解肩背痛、手腕痛。

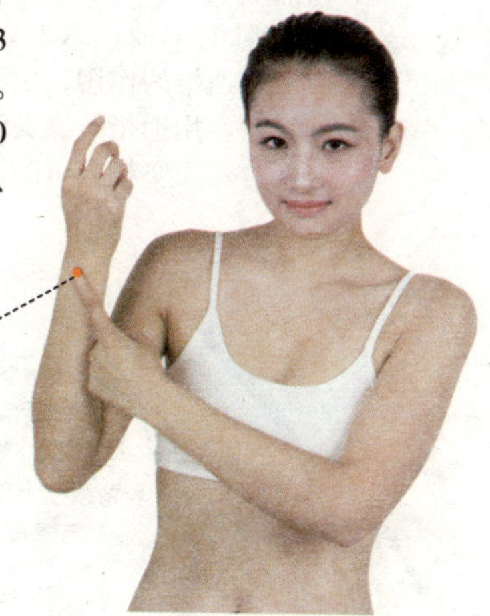

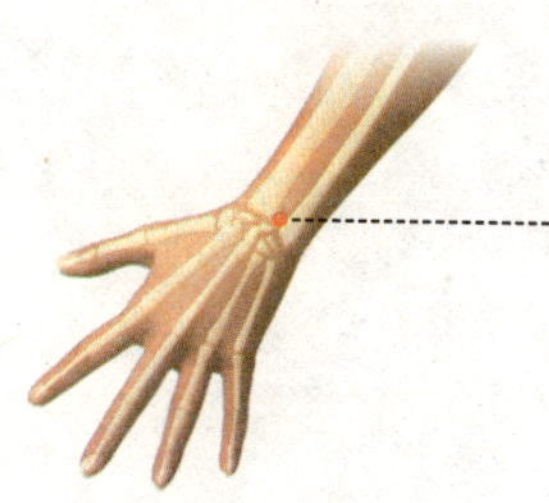

精准取穴
在腕背横纹中，当指伸肌腱的尺侧缘凹陷处。

外关 祛火通络治便秘

【功效主治】清热解表，祛火通络。主治便秘、头痛、耳鸣、耳聋、肩背痛。

【配伍治病】外关配太阳、率谷，主治偏头痛。

【穴位理疗】按摩：用拇指指尖掐揉外关穴100 ~ 200次，每天坚持，可缓解便秘、头痛、耳鸣。艾灸：用艾条温和灸外关穴5 ~ 10分钟，可缓解耳鸣、耳聋、肩背痛等。

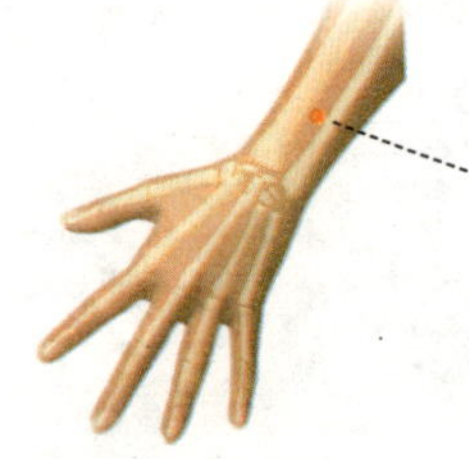

精准取穴

在前臂背侧，当阳池与肘尖的连线上，腕背横纹上2寸，尺骨与桡骨之间。

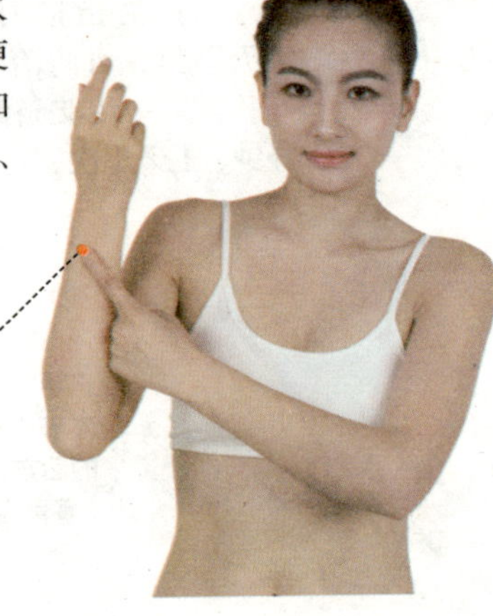

支沟 通便利腑清三焦

【功效主治】清利三焦，通腑降逆。主治偏头痛、耳聋、耳鸣、肩背酸痛、胁肋痛、呕吐、习惯性便秘、热病等。

【配伍治病】支沟配阳池、八邪，有行气活血、舒筋通络的作用，主治手指震颤。

【穴位理疗】按摩：用拇指按揉支沟穴100 ~ 200次，每天坚持，可防治偏头痛。

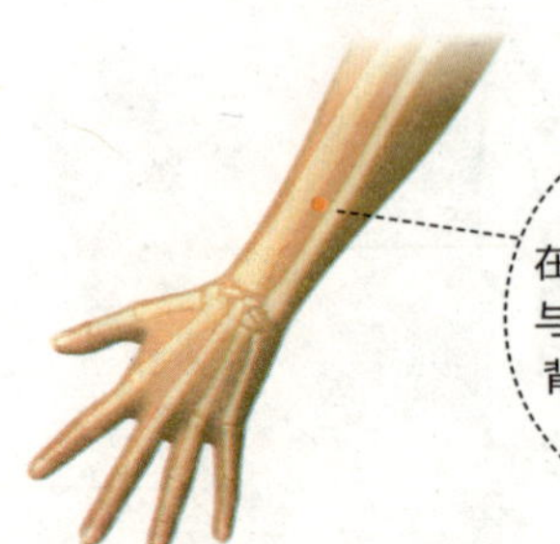

精准取穴

在前臂背侧，当阳池与肘尖的连线上，腕背横纹上3寸，尺骨与桡骨之间。

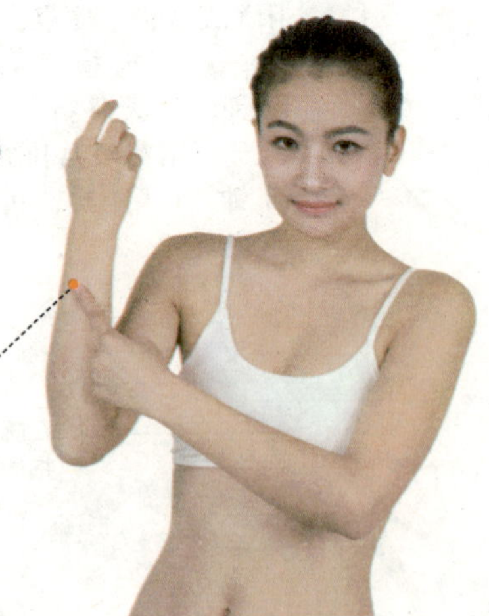

肩髎　祛湿通络治肩痛

【功效主治】祛湿通络。主治肩臂痛、肋间神经痛。
【配伍治病】肩髎配肩井、天宗，有通经活络的作用，主治肩重不能举。
【穴位理疗】按摩：用拇指按揉肩髎穴 100 ~ 200 次，每天坚持，可缓解肩臂痛。艾灸：用艾条温和灸肩髎穴 5 ~ 10 分钟，1 天 1 次，可缓解肩臂冷痛、肋间神经痛等。

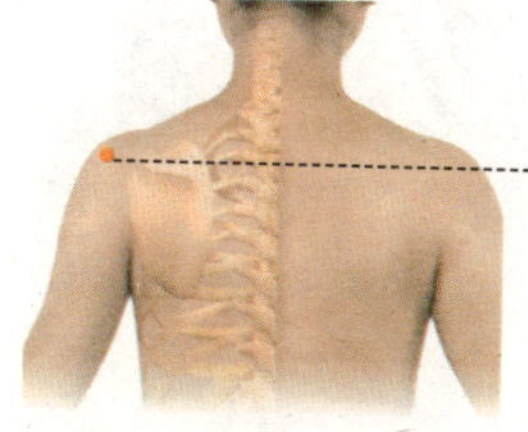

精准取穴
在肩部，肩髃后方，当臂外展时，于肩峰后下方呈现凹陷处。

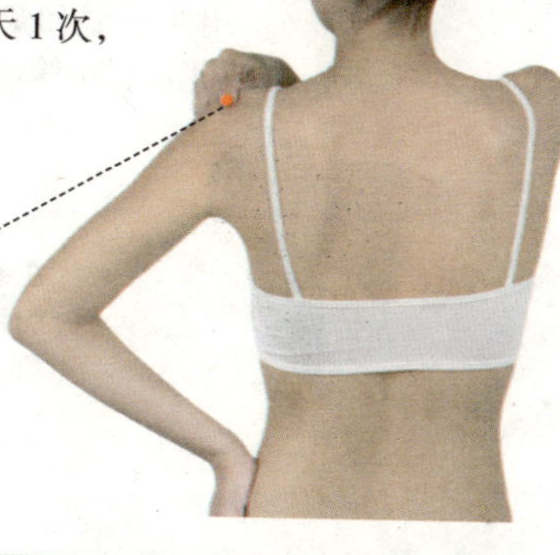

天髎　和胃止呕止胁痛

【功效主治】祛风除湿，通经止痛。主治颈项强痛、肩背冷痛、上肢痹痛、颈椎病。
【配伍治病】天髎配肩髎、曲池，主治肩臂痛。
【穴位理疗】按摩：用拇指按揉天髎穴 100 ~ 200 次，每天坚持，可缓解肩臂痛、落枕等。艾灸：用艾条温和灸天髎穴 5 ~ 10 分钟，1 天 1 次，可缓解肩背冷痛、上肢痹痛等。

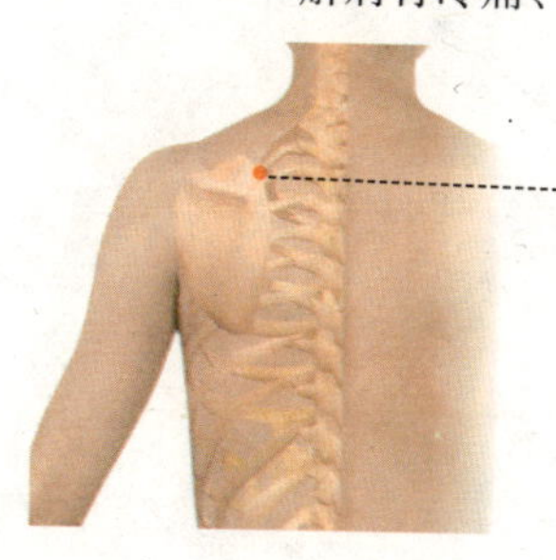

精准取穴
在肩胛部，肩井与曲垣的中间，当肩胛骨上角处。

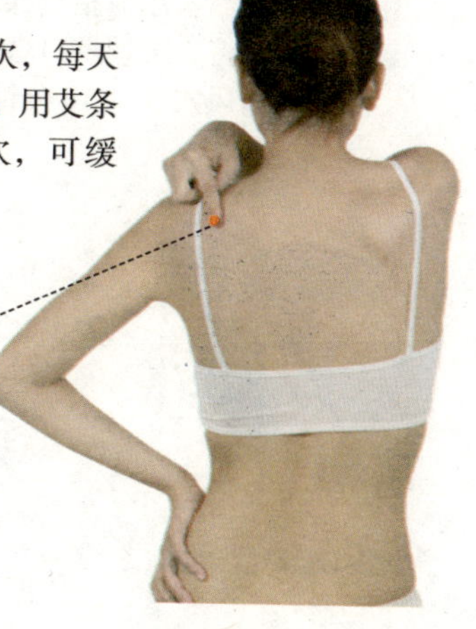

天牖 明目活络又止痛

【功效主治】明目，止痛，活络。主治头晕、头痛、面肿、目昏、暴聋、项强等。

【配伍治病】天牖配睛明、太冲，主治目痛。

【穴位理疗】按摩：用拇指按揉天牖穴 100 ~ 200 次，每天坚持，可改善头痛、耳鸣、颈痛。艾灸：用艾条温和灸天牖穴 5 ~ 10 分钟，1 天 1 次，可缓解耳鸣、头痛。

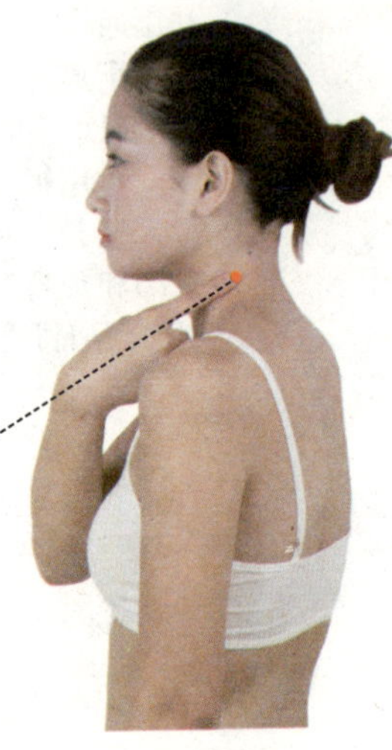

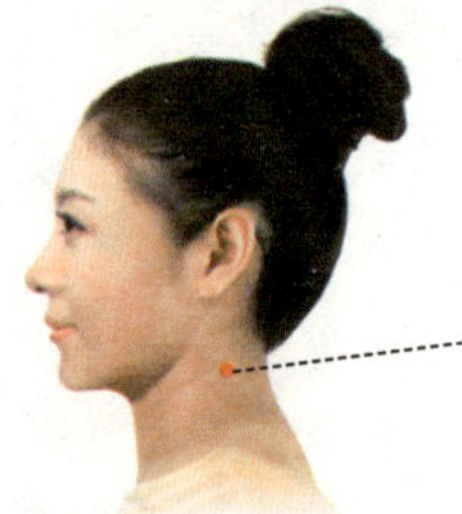

精准取穴

在颈侧部，当乳突的后下方，平下颌角，胸锁乳突肌的后缘。

翳风 聪耳通窍疗面瘫

【功效主治】聪耳通窍，祛风通络。主治面瘫、口噤不开。

【配伍治病】翳风配听宫、听会，主治耳鸣、耳聋。

【穴位理疗】按摩：用拇指按揉翳风穴 100 ~ 200 次，每天坚持，可缓解口噤不开。艾灸：用艾条温和灸翳风穴 5 ~ 10 分钟，1 天 1 次，可缓解面瘫。

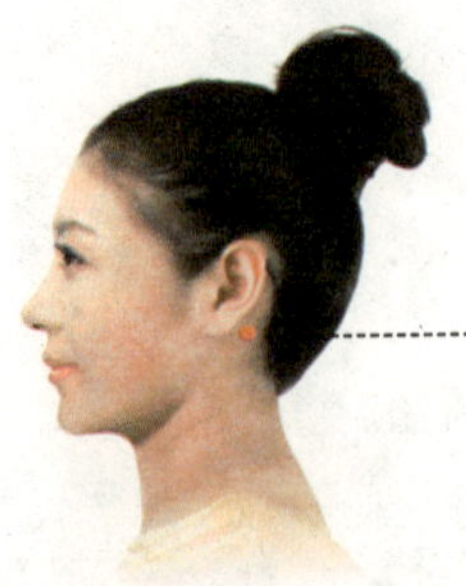

精准取穴

在耳垂后方，当乳突与下颌角之间的凹陷处。

角孙　消肿止痛兼明目

【功效主治】祛湿，降浊，明目。主治耳部肿痛、目赤肿痛、目翳、齿痛、头项痛、眩晕。

【配伍治病】角孙配听宫、翳风，主治耳部肿痛。

【穴位理疗】按摩：用拇指按揉角孙穴 100 ~ 200 次，每天坚持，可改善头项痛、眩晕、耳鸣。艾灸：用艾条温和灸角孙穴 5 ~ 10 分钟，1 天 1 次，可缓解牙痛、目翳。

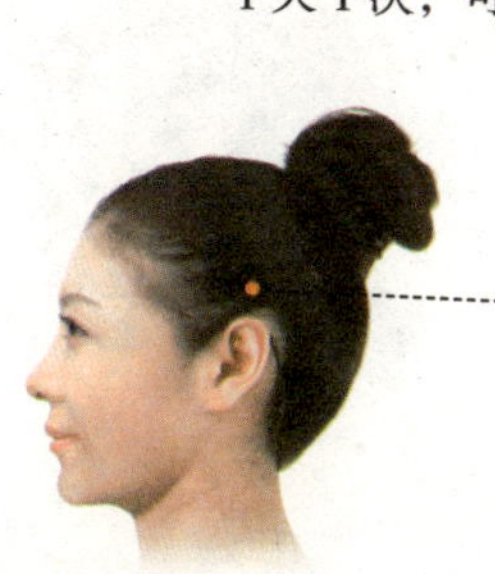

精准取穴
在头部，折耳郭向前，当耳尖直上入发际处。

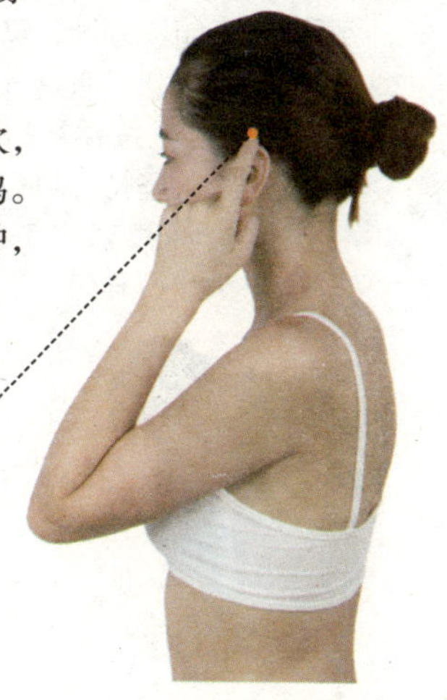

耳门　开窍护耳有妙招

【功效主治】开窍聪耳，泄热活络。主治耳聋、耳鸣、耳道炎、齿痛、颈项痛等。

【配伍治病】耳门配听宫、听会、翳风，主治耳鸣。

【穴位理疗】按摩：用拇指按揉耳门穴 100 ~ 200 次，每天坚持，可改善牙痛、耳鸣。艾灸：用艾条温和灸耳门穴 5 ~ 10 分钟，1 天 1 次，可缓解耳鸣、耳聋。

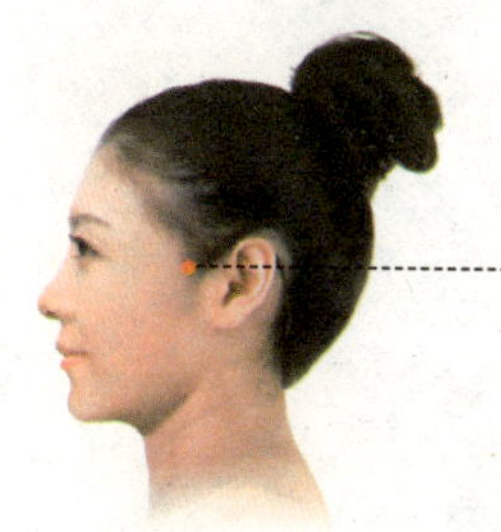

精准取穴
在面部，当耳屏上切迹的前方，下颌骨髁状突后缘，张口有凹陷处。

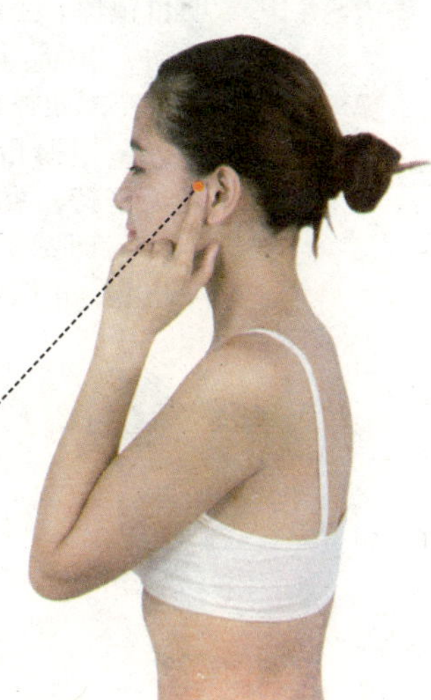

耳和髎 开窍解痉利耳鼻

【功效主治】祛风通络，解痉止痛。主治头痛、耳鸣、牙关紧闭、颊肿、鼻炎、口渴等。

【配伍治病】耳和髎配听宫、翳风，主治耳鸣。

【穴位理疗】按摩：按揉耳和髎穴 1 ~ 3 分钟，做环状运动，每天坚持，可改善鼻炎等。艾灸：用艾条温和灸耳和髎穴 5 ~ 10 分钟，1 天 1 次，可缓解头痛、耳鸣。

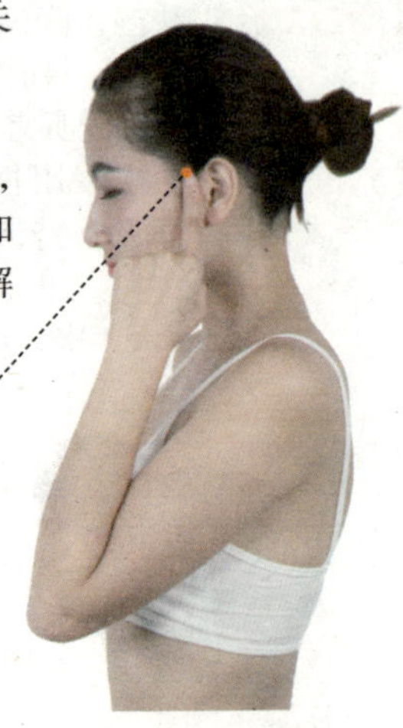

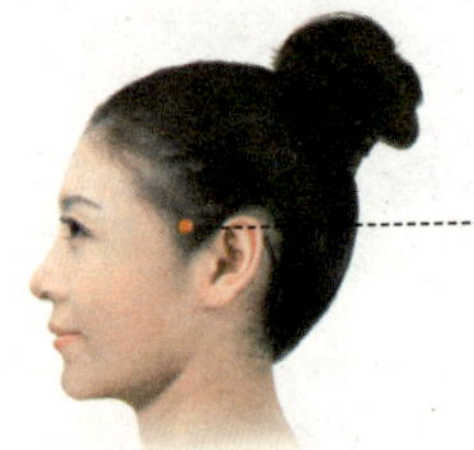

精准取穴

在头侧部，当鬓发后缘，平耳郭根之前方，颞浅动脉的后缘。

丝竹空 和胃止呕止胁痛

【功效主治】明目镇惊。主治头痛、目眩、目赤痛、眼睑跳动、齿痛、面神经炎等。

【配伍治病】丝竹空配通谷、太冲，主治癫痫。

【穴位理疗】按摩：用拇指按揉丝竹空穴 100 ~ 200 次，每天坚持，可改善头晕、牙痛、目上视等。刮痧：面刮法沿眉毛刮拭丝竹空穴 30 次，不出痧，可明目。

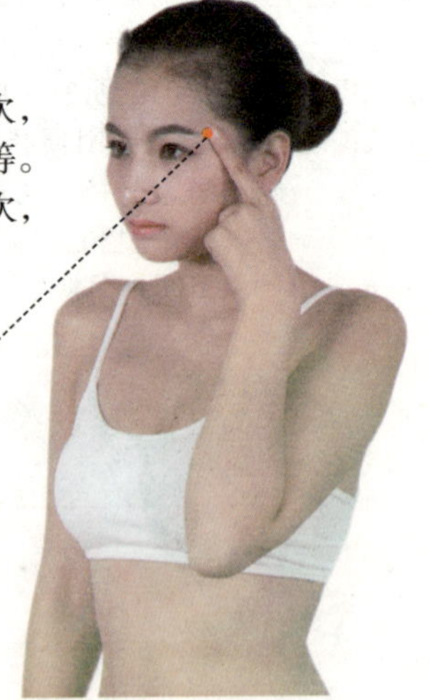

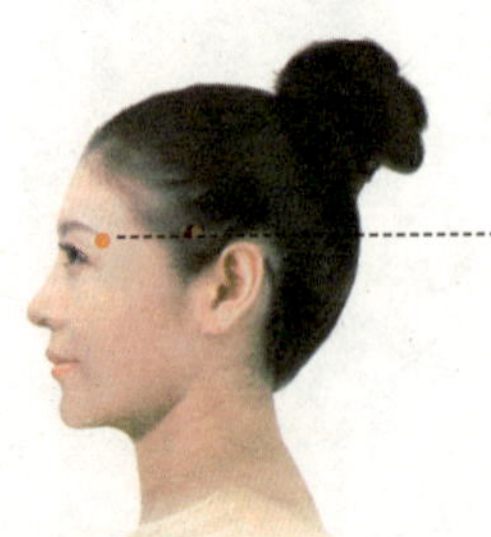

精准取穴

在面部，当眉梢凹陷处。

第十二章

足少阳胆经

●足少阳胆经起于外眼角的瞳子髎穴，上行至额角，环绕侧头部，向下循行耳部，至肩入缺盆，再走到腋下，沿胸腹侧面，在髋关节与外眼角支脉会合，然后沿下肢外侧中线下行，经外踝前，至足背，止于足第四趾外侧端的足窍阴穴。

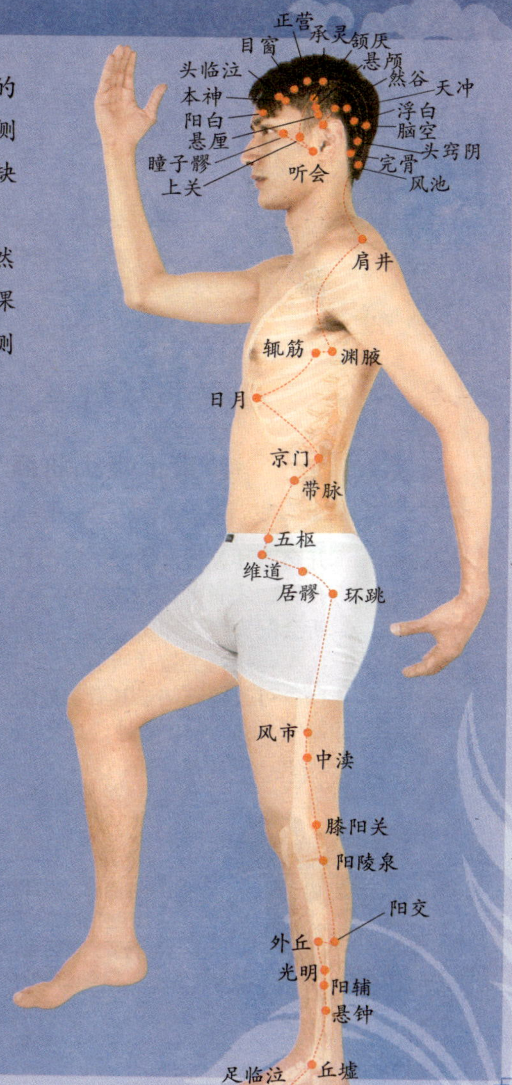

足少阳胆经主治病症

口干、口苦、脱发、胸胁苦满、胆怯易惊、食欲缺乏、失眠、皮肤萎黄、肝胆疾病、神经系统疾病，以及胆经循行所过部位的病症。

瞳子髎 头目疾病均能疗

【功效主治】平肝息风，明目退翳。主治目痛、头痛、目赤、眼内障。

【配伍治病】瞳子髎配头维、印堂、太冲，能疏散风热、活络止痛，主治头痛。

【穴位理疗】按摩：用指尖按揉瞳子髎穴 3 ~ 5 分钟，每天按摩，可祛头痛等。针灸：平刺 0.3 ~ 0.5 寸。或三棱针点刺出血。

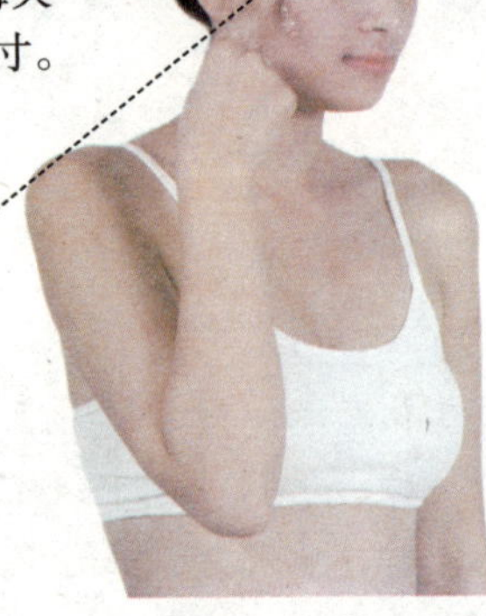

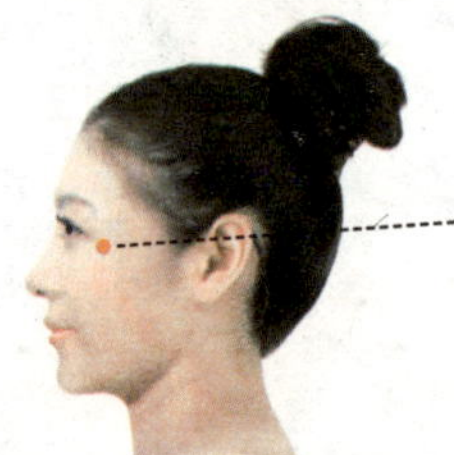

精准取穴
在面部，目外眦旁，当眶外侧缘处。

听会 和胃止呕止胁痛

【功效主治】开窍聪耳，通经活络。主治耳鸣、耳聋、口眼歪斜、牙痛、三叉神经痛。

【配伍治病】听会配头维、印堂、太冲，主治头痛。

【穴位理疗】按摩：用指尖按揉听会穴 2 ~ 3 分钟，每天按摩，可改善耳鸣、耳聋。艾灸：用艾条温和灸听会穴 5 ~ 10 分钟，1 天 1 次，可缓解口眼㖞斜、三叉神经痛。

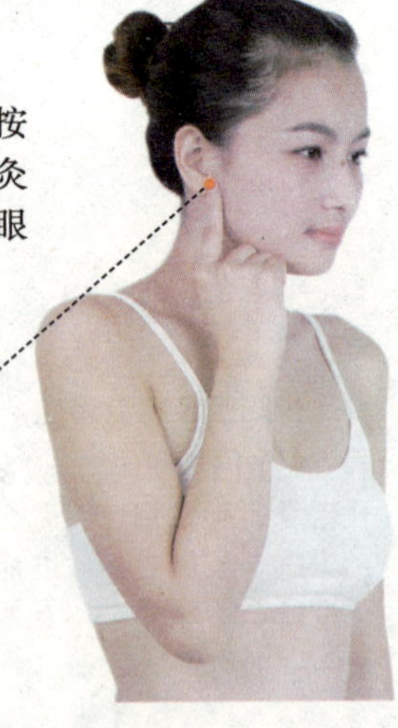

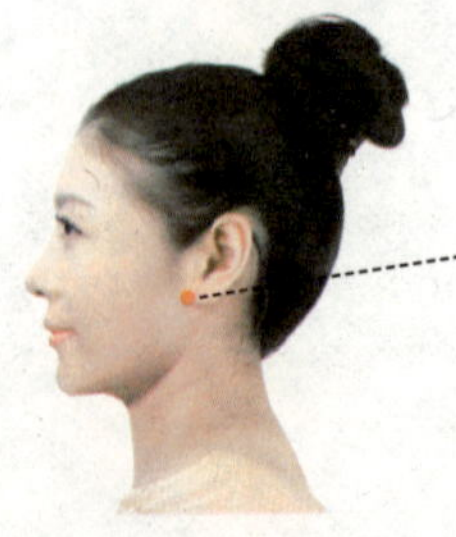

精准取穴
在面部，当耳屏间切迹的前方，下颌骨髁突的后缘，张口有凹陷处。

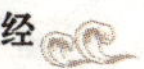

上关　耳鸣耳聋头痛消

【功效主治】聪耳通络。主治面瘫、耳鸣、耳聋、中耳炎、头痛、小儿惊风、口眼歪斜。

【配伍治病】上关配听宫、听会，主治耳鸣。

【穴位理疗】按摩：用指尖微用力按揉上关穴 2 ~ 3 分钟，每天按摩，可改善耳鸣、耳聋。艾灸：用艾条温和灸上关穴 5 ~ 10 分钟，1 天 1 次，可缓解头痛、口眼㖞斜。

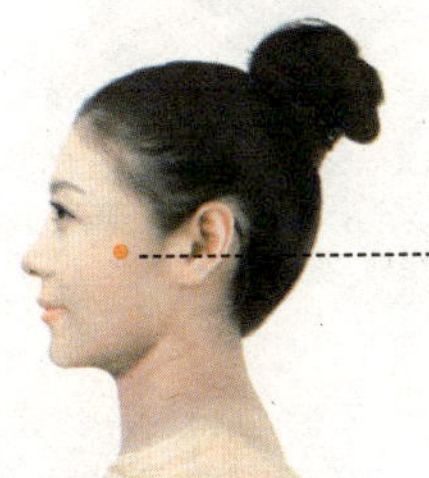

精准取穴

在耳前，下关直上，当颧弓的上缘凹陷处。

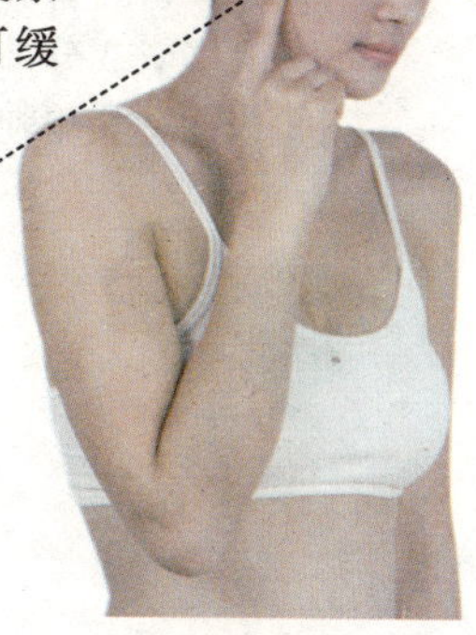

颔厌　清风散热止头痛

【功效主治】清热散风，通络止痛。主治头痛、眩晕、耳鸣、结膜炎、牙痛、抽搐、惊痫。

【配伍治病】颔厌配百会、大椎、腰奇，主治癫痫。

【穴位理疗】按摩：用指尖按揉颔厌穴 2 ~ 3 分钟，每天坚持，可改善头痛、眩晕。艾灸：用艾条温和灸颔厌穴 10 分钟，1 天 1 次，可改善耳鸣、结膜炎。

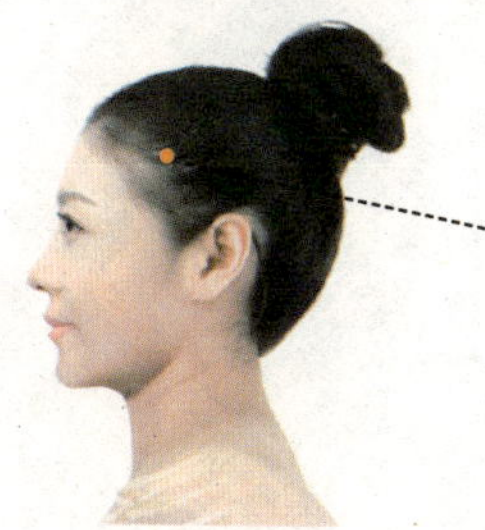

精准取穴

在头部鬓发上，当头维与曲鬓弧形连线的上1/4与下3/4交点处。

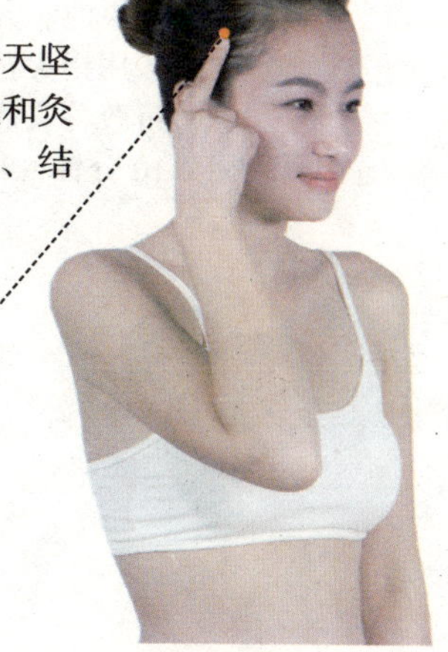

天冲 清热散风止疼痛

【功效主治】清热散风，镇静止痛。主治头痛、牙龈肿痛、癫痫。

【配伍治病】天冲配百会、头维，主治头痛。

【穴位理疗】按摩：用指尖按揉天冲穴 3 ~ 5 分钟，每天按摩，可改善癫痫等。刮痧：用角刮法刮拭天冲穴 2 ~ 3 分钟，可不出痧，隔天 1 次，可缓解头痛、牙龈肿痛。

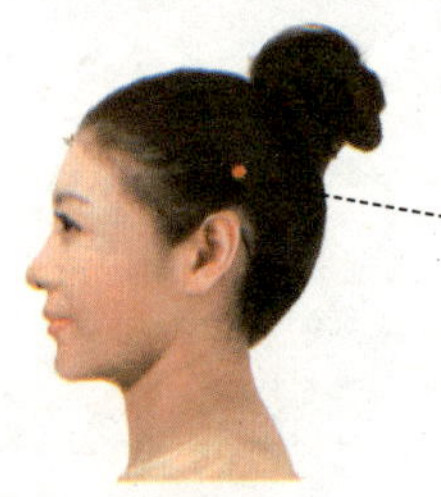

精准取穴

在头部，当耳根后缘直上入发际2寸，率谷后0.5寸处。

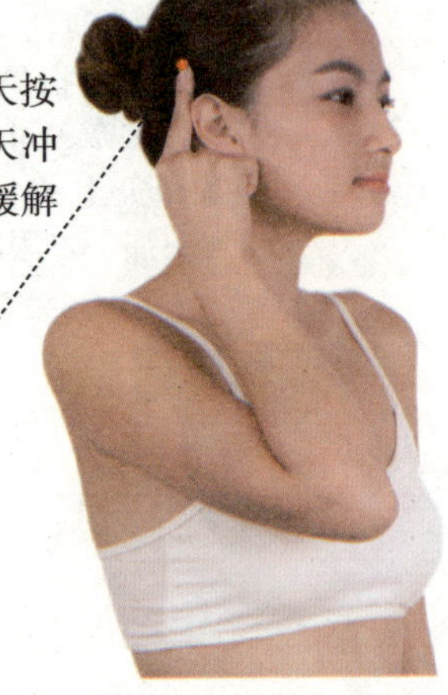

浮白 理气止痛耳目灵

【功效主治】散风止痛，理气散结。主治头痛、目痛、扁桃体炎、支气管炎、耳鸣、耳聋。

【配伍治病】浮白配风池、太阳、百会，主治头痛。

【穴位理疗】按摩：用指尖按揉浮白穴 3 ~ 5 分钟，每天按摩，可改善头痛。艾灸：用艾条温和灸浮白穴 5 ~ 10 分钟，1 天 1 次，可缓解耳鸣、耳聋。

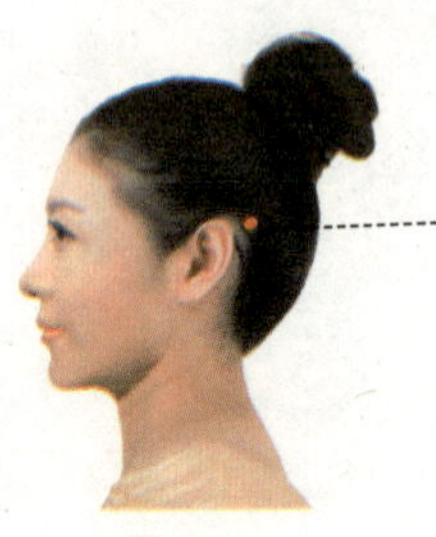

精准取穴

在头部，当耳后乳突后上方，天冲与完骨的弧形连线上1/3与下2/3交点处。

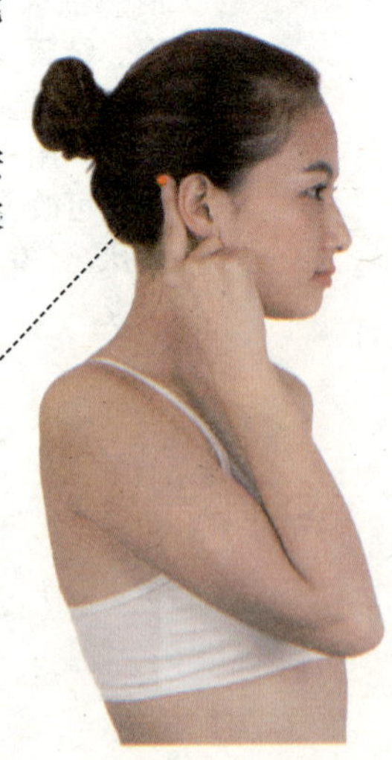

头临泣　聪耳明目安神志

【功效主治】聪耳明目，安神定志。主治头痛、目眩、目赤肿痛、流泪、目翳。

【配伍治病】头临泣配百会、印堂、头维，主治头痛。

【穴位理疗】按摩：用指尖按揉头临泣穴 3 ~ 5 分钟，每天按摩，可改善头痛、目眩等。刮痧：用刮痧板边缘刮拭头临泣穴 1 ~ 2 分钟，隔天 1 次，可缓解目赤肿痛。

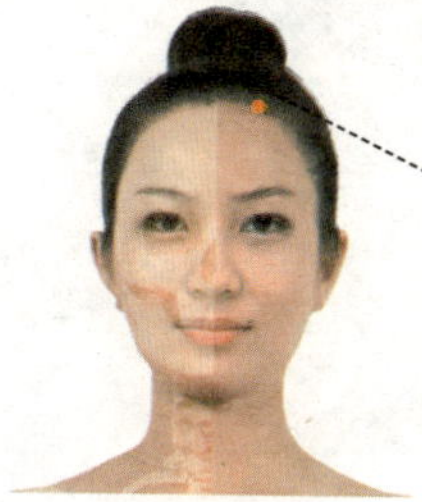

精准取穴

在头部，当瞳孔直上入前发际0.5寸，神庭与头维连线的中点处。

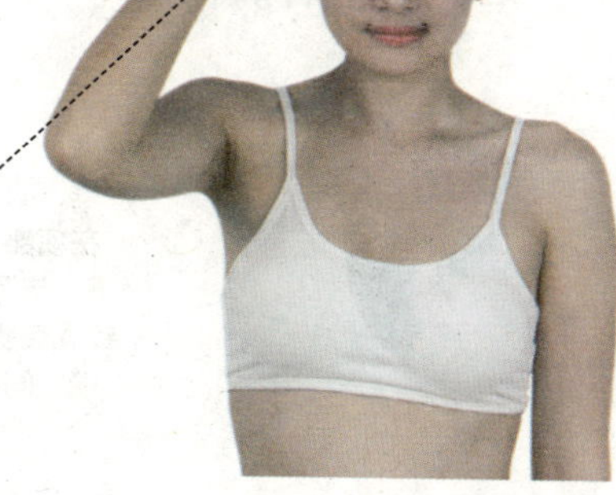

目窗　明目安神视力好

【功效主治】明目安神，祛风定惊。主治头痛、目眩、目赤肿痛、远视、近视、癫痫。

【配伍治病】目窗配睛明、瞳子髎、大陵，主治目赤痛。

【穴位理疗】按摩：用指尖点按目窗穴 3 ~ 5 分钟，每天按摩，可改善头痛、目眩等。艾灸：用艾条温和灸目窗穴 5 ~ 10 分钟，1 天 1 次，可缓解癫痫、目眩等。

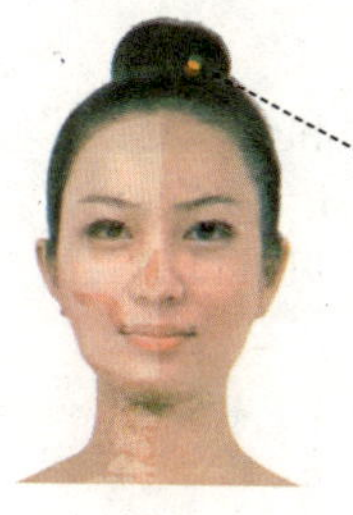

精准取穴

在头部，当前发际上1.5寸，头正中线旁开2.25寸。

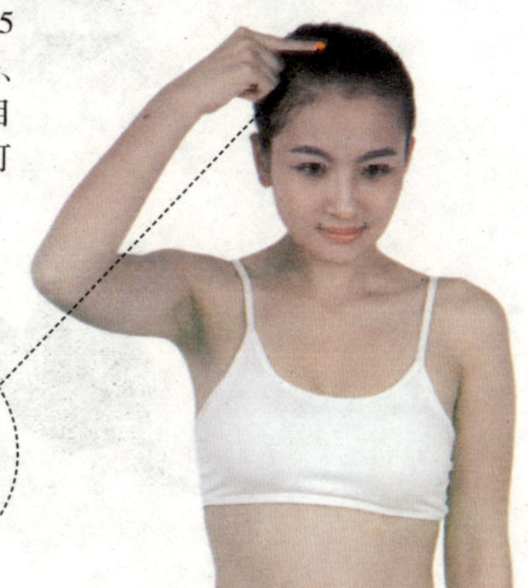

风池 内风外风皆能疗

【功效主治】平肝息风，通利官窍。主治头痛、眩晕、耳聋、中风、颈痛、口眼歪斜。

【配伍治病】风池配大椎、后溪，有祛风活络、止痛的作用，主治颈项强痛。风池配睛明、太阳、太冲，有明目止痛的作用，主治目赤肿痛。

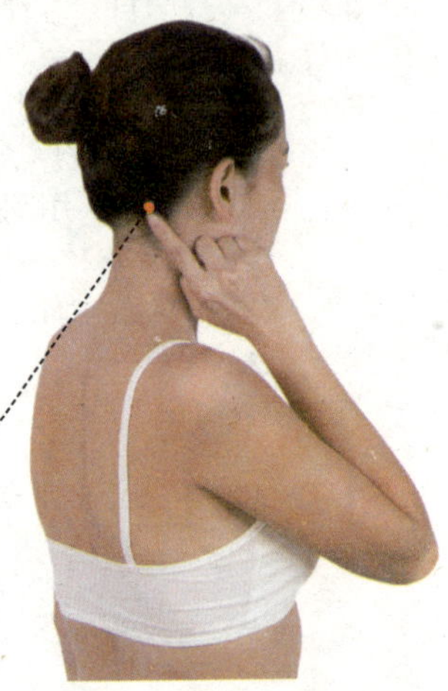

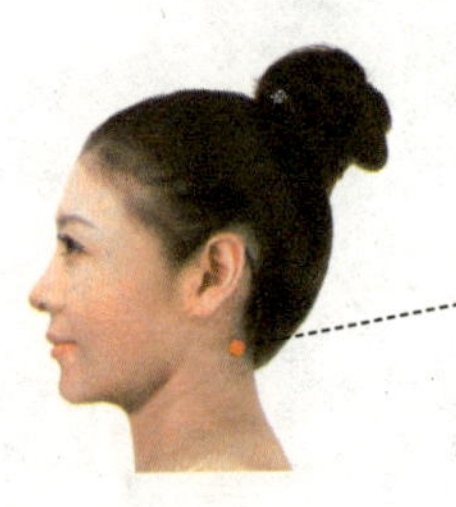

精准取穴

在项部，当枕骨之下，与风府相平，胸锁乳突肌与斜方肌上端之间的凹陷处。

【穴位理疗】

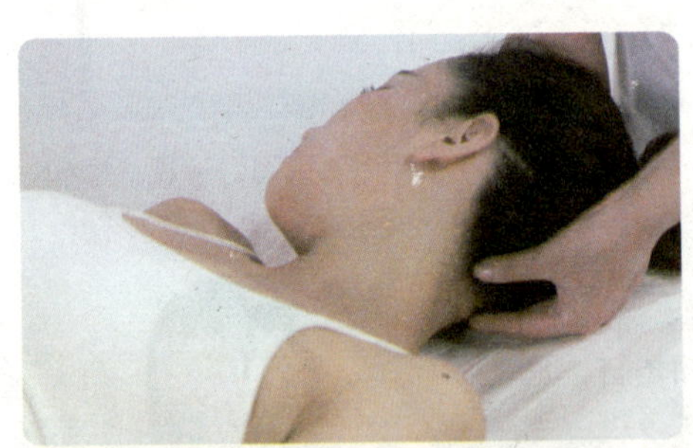

按摩：用拇指指腹揉按风池穴3～5分钟，每天按摩，可改善头痛、眩晕等。

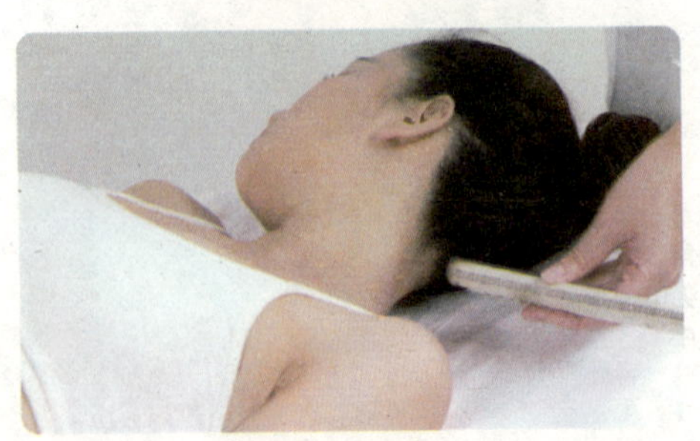

艾灸：用艾条温和灸风池穴5～10分钟，1天1次，可缓解耳聋、中风、口眼歪斜、疟疾等。

肩井 消肿止痛除肩病

【功效主治】消肿止痛，祛风解毒。主治肩部酸痛、肩周炎、高血压、中风、落枕。

【配伍治病】肩井配肩髃、天宗，主治肩背痹痛。

【穴位理疗】按摩：用手指指腹按揉肩井穴3～5分钟，每天按摩，可改善肩周炎。艾灸：用艾条温和灸肩井穴5～10分钟，1天1次，可缓解高血压、中风、落枕。

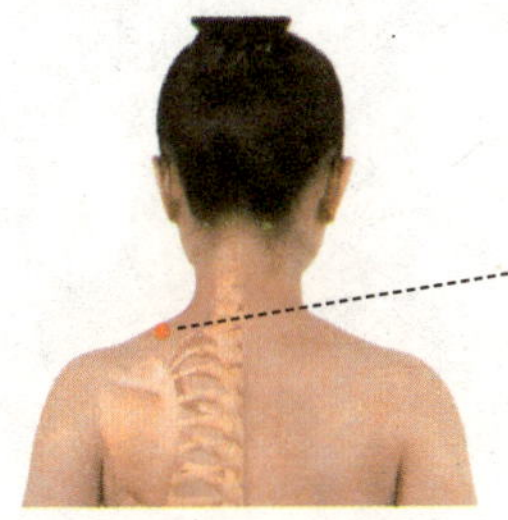

精准取穴

在肩上，前直乳中，当大椎与肩峰端连线的中点上。

渊腋 理气宽胸消肩痛

【功效主治】宽胸止痛，消肿通络。主治肩胸肌痉挛、肋间神经痛、胸膜炎、肩臂痛。

【配伍治病】渊腋配大包、支沟，主治胸胁痛。

【穴位理疗】按摩：用指尖按揉渊腋穴2～3分钟，每天按摩，可改善哮喘、流涎等。刮痧：用角刮法刮拭渊腋穴30次，可不出痧，隔天1次，可缓解胸胁痛、呕吐。

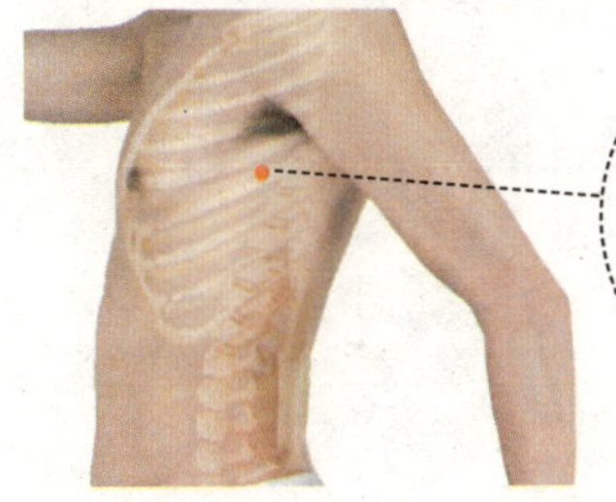

精准取穴

在侧胸部，举臂，当腋中线上，腋下3寸，第4肋间隙中。

五枢 和胃止呕止胁痛

【功效主治】调经止带，调理下焦。主治腹痛、带下、月经不调、疝气、便秘、腰痛。

【配伍治病】五枢配气海、三阴交，主治少腹痛。

【穴位理疗】按摩：用指尖点按五枢穴 3 ~ 5 分钟，每天按摩，可改善月经不调、疝气等。艾灸：用艾条温和灸五枢穴 5 ~ 10 分钟，1 天 1 次，可缓解便秘、腰痛。

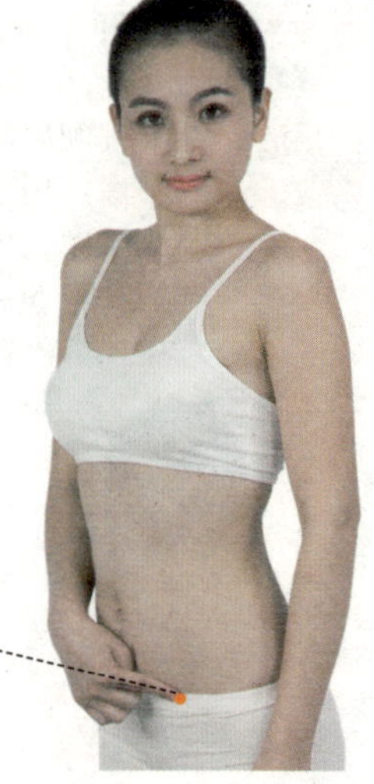

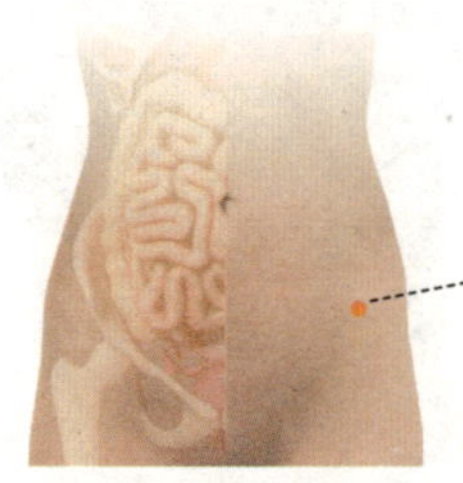

精准取穴
在侧腹部，当髂前上棘的前方，横平脐下 3 寸处。

维道 利水止痛消炎症

【功效主治】调理冲任，利水止痛。主治腹痛、子宫内膜炎、带下、盆腔炎、肠炎、肾炎。

【配伍治病】维道配巨髎，主治腰胯痛。

【穴位理疗】按摩：点按维道穴 5 分钟，每天按摩，可改善带下、盆腔炎。刮痧：用角刮法刮拭维道穴 1 分钟，隔天 1 次，可缓解肠炎。

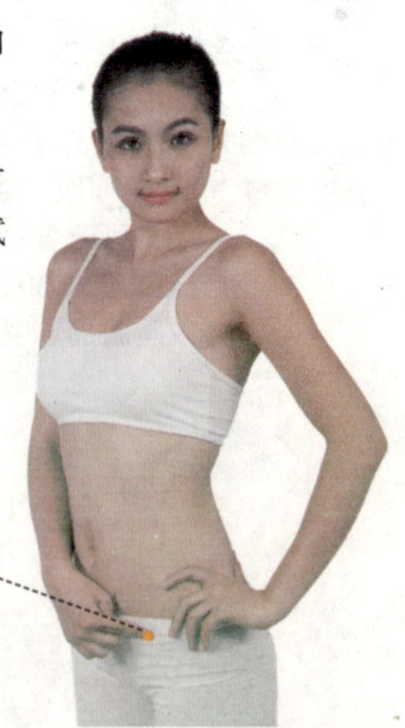

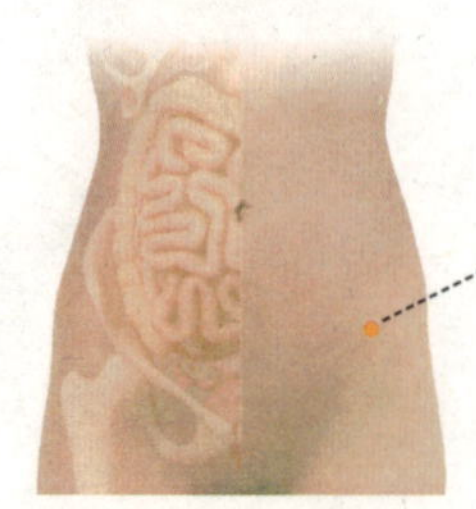

精准取穴
在侧腹部，当髂前上棘的前下方，五枢前下0.5寸。

居髎　舒筋活络强筋骨

【功效主治】舒筋活络，益肾强健。主治疝气、阑尾炎、胃痛、睾丸炎、肾炎、下肢痿痹、腰痛。

【配伍治病】居髎配大敦、中极，主治疝气。

【穴位理疗】按摩：用手掌大鱼际按揉居髎穴 5 ~ 10 分钟，每天按摩，可改善疝气、下肢痿痹。艾灸：用艾条温和灸居髎穴 5 ~ 10 分钟，1 天 1 次，可缓解睾丸炎、肾炎。

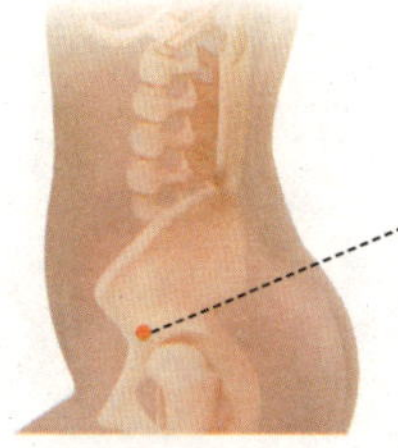

精准取穴

在髋部，当髂前上棘与股骨大转子最凸点连线的中点处。

环跳　通经活络利腰腿

【功效主治】利腰腿，通经络。主治下肢麻痹、坐骨神经痛、脚气、感冒、风疹、腰腿痛。

【配伍治病】环跳配居髎、委中、悬钟，主治风寒。

【穴位理疗】按摩：用手掌大鱼际按揉环跳穴 5 ~ 10 分钟，每天按摩，可改善坐骨神经痛。刮痧：用刮痧板边缘刮拭环跳穴，以出痧为度，隔天 1 次，可缓解腰腿痛。

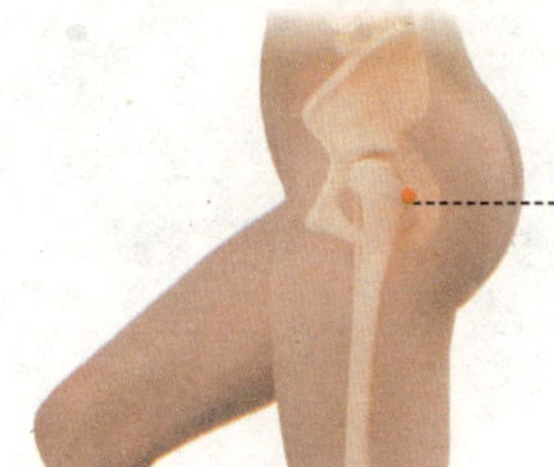

精准取穴

在股外侧部，当股骨大转子最凸点与骶管裂孔连线外1/3与中1/3交点处。

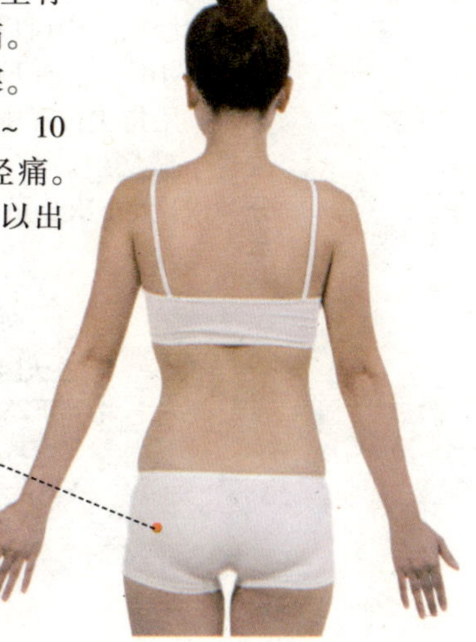

风市 下肢痿痹找风市

【功效主治】祛风化湿。主治下肢痿痹、腰腿疼痛、坐骨神经痛、偏瘫、头痛、脚气。

【配伍治病】风市配阳陵泉、悬钟，主治下肢痿痹。

【穴位理疗】按摩：用指尖按揉风市穴 2 ~ 3 分钟，每天按摩，可改善腰腿疼痛。拔罐：用火罐吸拔风市穴 10 ~ 15 分钟，隔天 1 次，可缓解偏瘫、脚气。

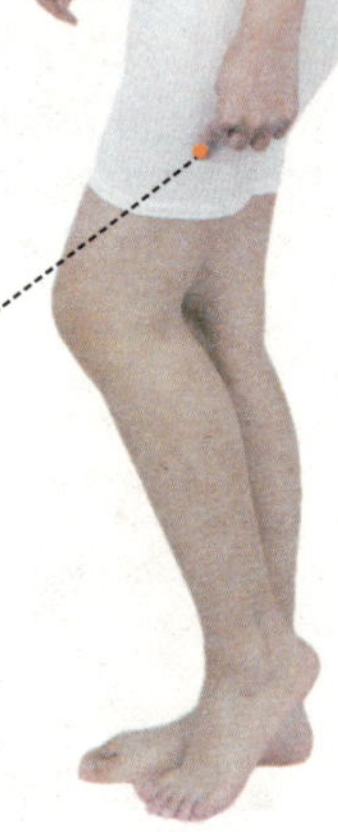

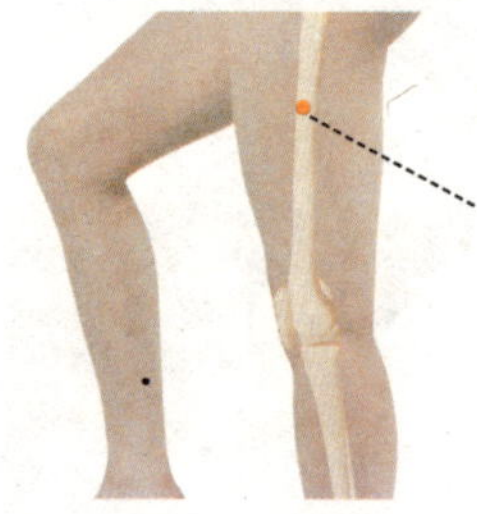

精准取穴

在大腿外侧部的中线上，当腘横纹上7寸。或直立垂手时，中指尖处。

中渎 通经止痛祛风寒

【功效主治】疏通经络，祛风散寒。主治腓肠肌痉挛、下肢痿痹、坐骨神经痛、中风后遗症。

【配伍治病】中渎配阴市，主治下肢外侧疼痛。

【穴位理疗】按摩：用指尖按揉中渎穴 2 ~ 3 分钟，每天按摩，可改善下肢痿痹。艾灸：用艾条温和灸中渎穴 5 ~ 10 分钟，1 天 1 次，可缓解腓肠肌痉挛、下肢痿痹。

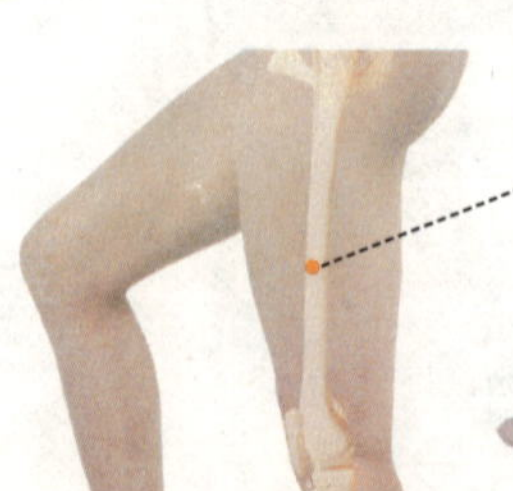

精准取穴

在大腿外侧，当风市下2寸，或腘横纹上5寸，股外侧肌与股二头肌之间。

膝阳关　祛风化湿利关节

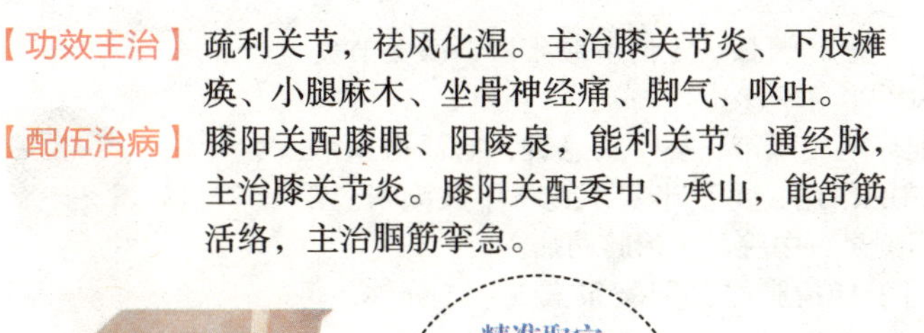

【功效主治】疏利关节，祛风化湿。主治膝关节炎、下肢瘫痪、小腿麻木、坐骨神经痛、脚气、呕吐。

【配伍治病】膝阳关配膝眼、阳陵泉，能利关节、通经脉，主治膝关节炎。膝阳关配委中、承山，能舒筋活络，主治腘筋挛急。

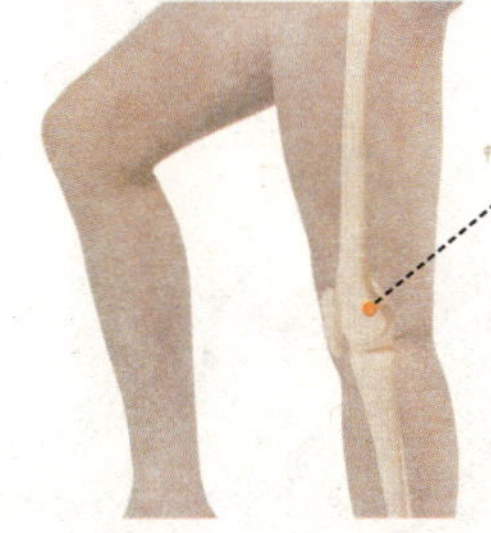

【穴位理疗】

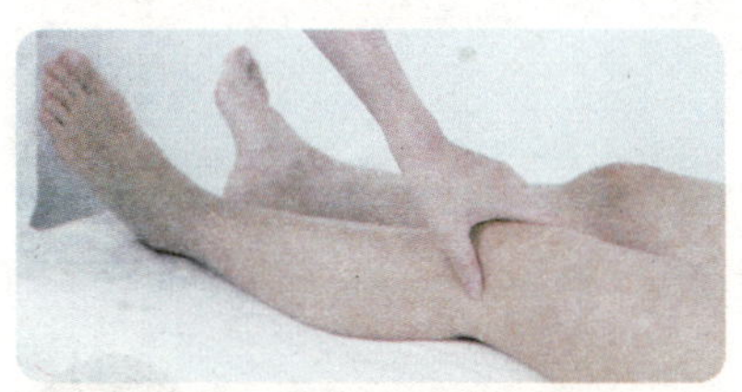

按摩：用指尖按揉膝阳关穴 3 ~ 5 分钟，每天按摩，可改善膝关节炎、下肢瘫痪等。

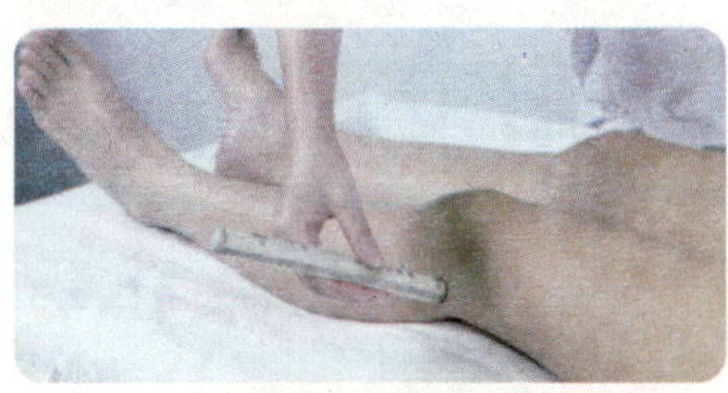

艾灸：用艾条温和灸膝阳关穴 5 ~ 10 分钟，1 天 1 次，可缓解脚气、呕吐等。

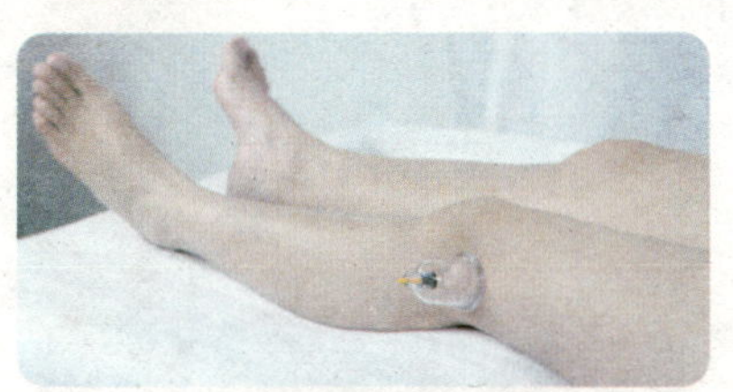

拔罐：用气罐留罐膝阳关穴 10 ~ 15 分钟，隔天 1 次，可改善膝关节炎、下肢瘫痪、小腿麻木。

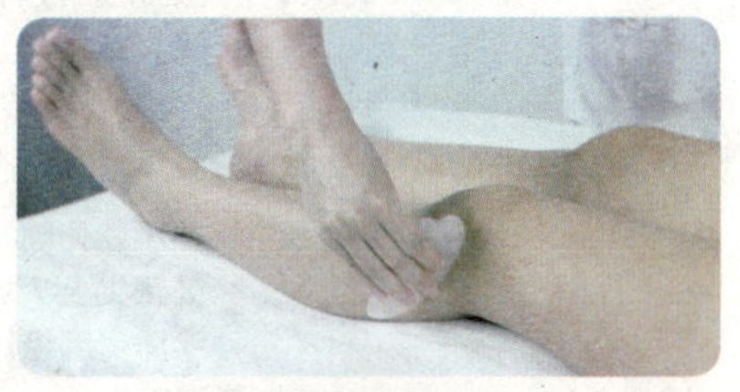

刮痧：用刮痧板边缘刮拭膝阳关穴，以出痧为度，隔天 1 次，可缓解小腿麻木、坐骨神经痛等。

阳陵泉 强腰健膝治痿痹

【功效主治】疏肝解郁，强健腰膝。主治下肢痿痹、膝关节炎、小儿惊风、半身不遂。

【配伍治病】阳陵泉配环跳、风市、委中、悬钟，有活血通络、舒调经脉的作用，主治半身不遂、下肢痿痹。阳陵泉配阴陵泉、中脘，主治胁肋痛。

【穴位理疗】按摩：用手指指腹按揉阳陵泉穴 3 ~ 5 分钟，每天按摩，可改善下肢痿痹、膝关节炎等。

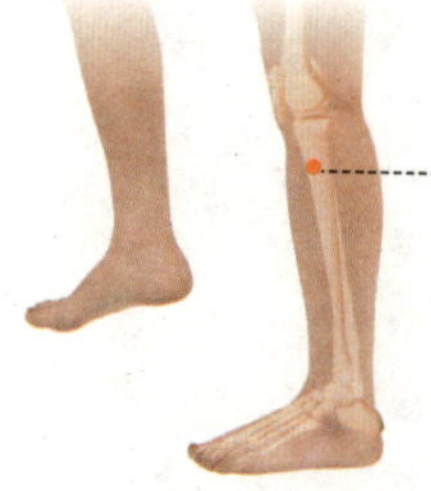

精准取穴

在小腿外侧，当腓骨小头前下方凹陷处。

阳交 祛风除湿利关节

【功效主治】祛风除湿利关节。主治坐骨神经痛、下肢痿痹、哮喘、癫痫等。

【配伍治病】阳交配太冲，主治胸胁痛。

【穴位理疗】按摩：用指尖掐揉阳交穴 3 ~ 5 分钟，每天按摩，可改善哮喘。艾灸：用艾条温和灸阳交穴 5 ~ 10 分钟，1 天 1 次，可缓解坐骨神经痛、下肢痿痹等。

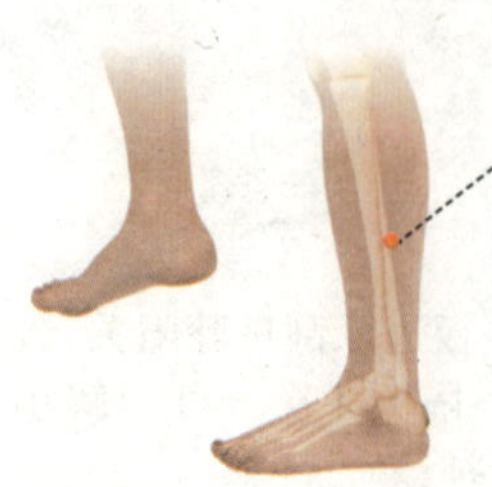

精准取穴

在小腿外侧，当外踝尖上 7 寸，腓骨后缘。

悬钟　疏肝泻胆通经脉

【功效主治】泻胆火，通经脉。主治头痛、腰痛、脚气、高脂血症、高血压、颈椎病。

【配伍治病】悬钟配风池、后溪，主治颈项强痛。

【穴位理疗】按摩：用手指指腹按揉悬钟穴 3 ~ 5 分钟，每天按摩，可改善头痛、腰痛等。拔罐：用气罐吸拔悬钟穴，留罐 15 分钟，隔天 1 次，可治疗颈椎病、脚气等。

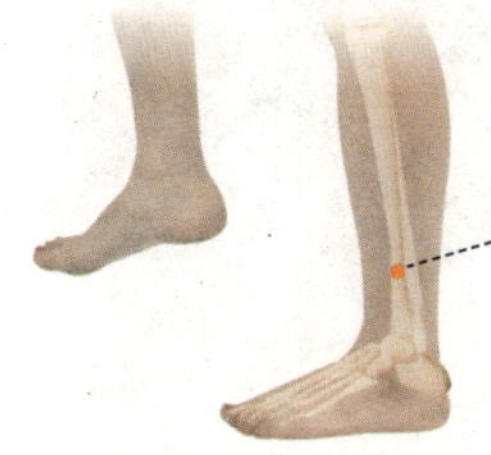

精准取穴
在小腿外侧，当外踝尖上3寸，腓骨前缘。

丘墟　稳定情绪头脑清

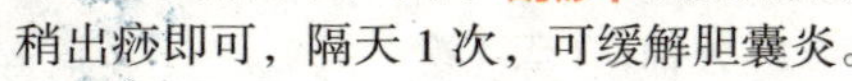

【功效主治】疏肝利胆，消肿止痛，通经活络。主治头痛、疟疾、疝气、胆囊炎、下肢痿痹。

【配伍治病】丘墟配风池、太冲，主治目赤肿痛。

【穴位理疗】按摩：用指尖按揉丘墟穴 3 ~ 5 分钟，每天按摩，可改善头痛、疝气等。刮痧：用角刮法刮拭丘墟穴，稍出痧即可，隔天 1 次，可缓解胆囊炎。

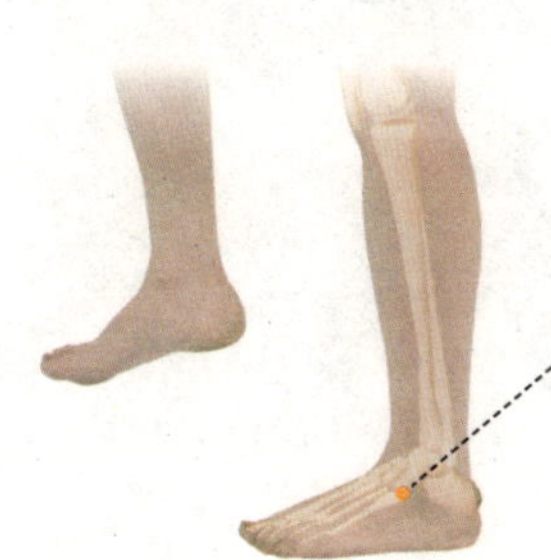

精准取穴
在足外踝的前下方，当趾长伸肌腱的外侧凹陷处。

侠溪 平肝息风消肿痛

【功效主治】疏调肝胆，消肿止痛。主治头痛、眩晕、目赤肿痛、高血压、耳鸣、耳聋。

【配伍治病】侠溪配支沟、阳陵泉，主治胸胁痛。

【穴位理疗】按摩：用指尖按揉侠溪穴5分钟，每天按摩，可改善头痛、眩晕等。刮痧：用角刮法刮拭侠溪穴，以出痧为度，隔天1次，可缓解耳鸣、耳聋。

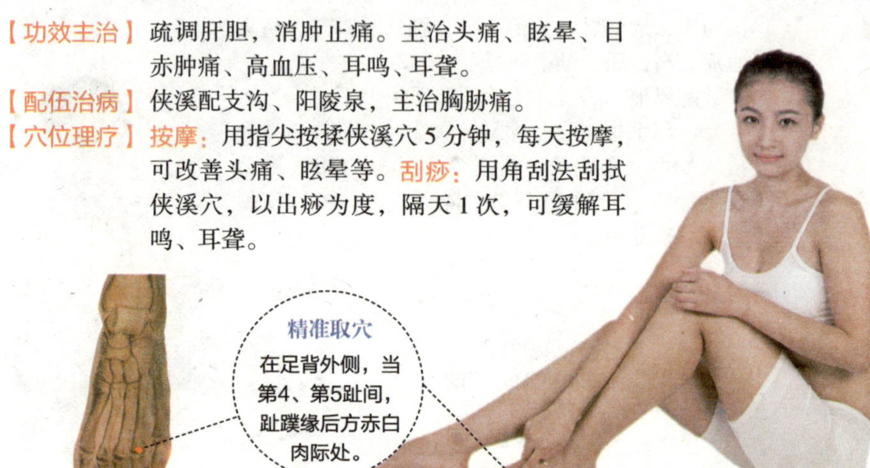

足窍阴 和胃止呕止胁痛

【功效主治】通经，止痛，聪耳。主治偏头痛、目眩、耳聋、耳鸣、失眠、目赤肿痛。

【配伍治病】足窍阴配头维、太阳，主治偏头痛。

【穴位理疗】按摩：用指尖垂直掐按足窍阴穴3～5分钟，每天按摩，可改善偏头痛。艾灸：用艾条温和灸足窍阴穴5～10分钟，1天1次，可缓解耳聋、耳鸣、失眠。

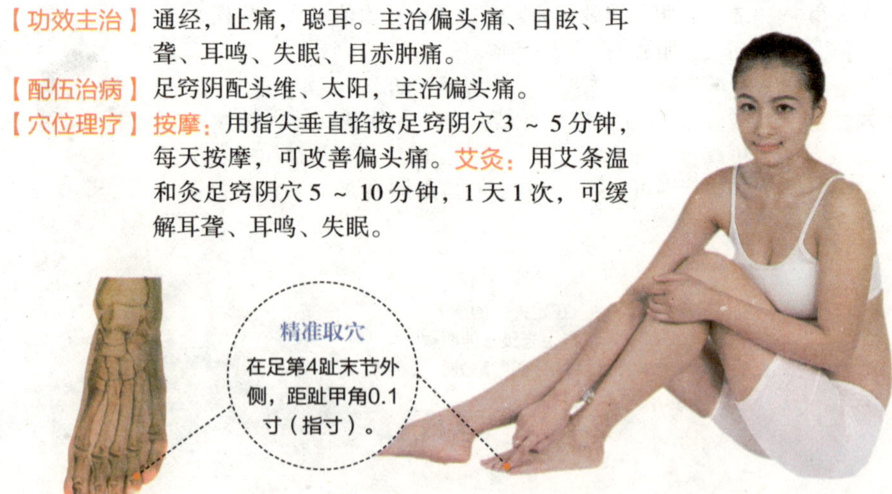

第十三章

足厥阴肝经

●足厥阴肝经起于足大趾外侧甲角旁的大敦穴，沿足背内侧向上，经过内踝前1寸处中封穴，上行小腿内侧与三条阴经的交会穴三阴交相交，至内踝上8寸处交出于足太阴脾经的后面，至膝内侧曲泉穴沿大腿内侧中线上行，环绕阴器，至小腹，行于胸腹部，止于乳下两肋的期门穴。

足厥阴肝经主治病症

腰痛、胸满、呃逆、遗尿、小便不利、疝气、少腹肿、肝病、妇科病、前阴病及经脉循行部位的其他病症。

大敦 回阳救逆调经带

【功效主治】回阳救逆，调经通淋。主治癫痫、疝气、崩漏、闭经、月经不调。

【配伍治病】大敦配太冲、气海、地机，主治疝气。

【穴位理疗】按摩：用拇指指尖掐按大敦穴3～5分钟，每天坚持，能够改善疝气。艾灸：用艾条温和灸大敦穴5～10分钟，1天1次，可缓解疝气、崩漏、闭经等。

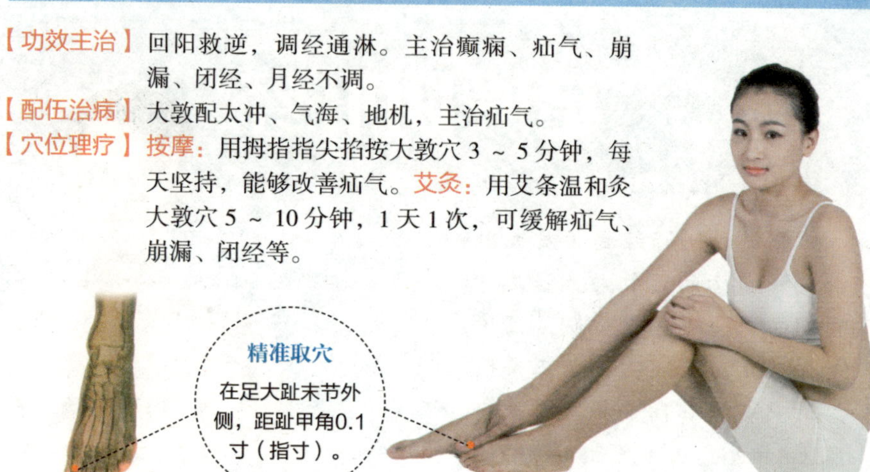

行间 清肝泄热找行间

【功效主治】清肝泄热，凉血安神。主治目赤肿痛、耳鸣、眩晕、胸胁胀痛、阳痿、崩漏。

【配伍治病】行间配睛明、太阳，主治目赤肿痛。

【穴位理疗】按摩：用拇指指尖掐按行间穴3～5分钟，每天坚持，能够改善耳鸣、眩晕。艾灸：用艾条温和灸行间穴5～10分钟，1天1次，可缓解胸胁胀痛、阳痿、崩漏。

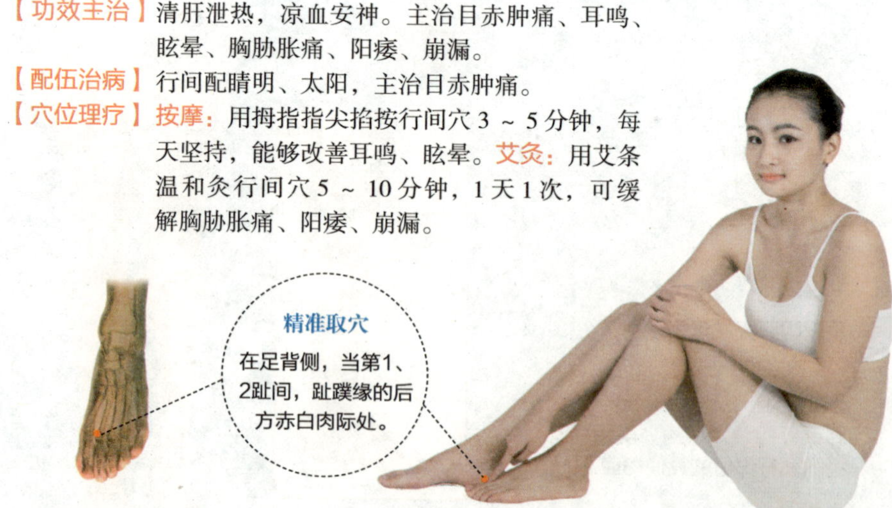

太冲　疏肝养血清下焦

【功效主治】疏肝养血，清利下焦。主治头晕、眩晕、目赤肿痛、遗尿、月经不调。

【配伍治病】太冲配合谷，防治四肢抽搐。

【穴位理疗】按摩：用拇指指尖掐按太冲穴 3 ~ 5 分钟，每天坚持，能够改善头晕、眩晕。刮痧：从跖趾关节向足尖方向刮拭太冲穴 3 ~ 5 分钟，隔天 1 次，可缓解目赤肿痛。

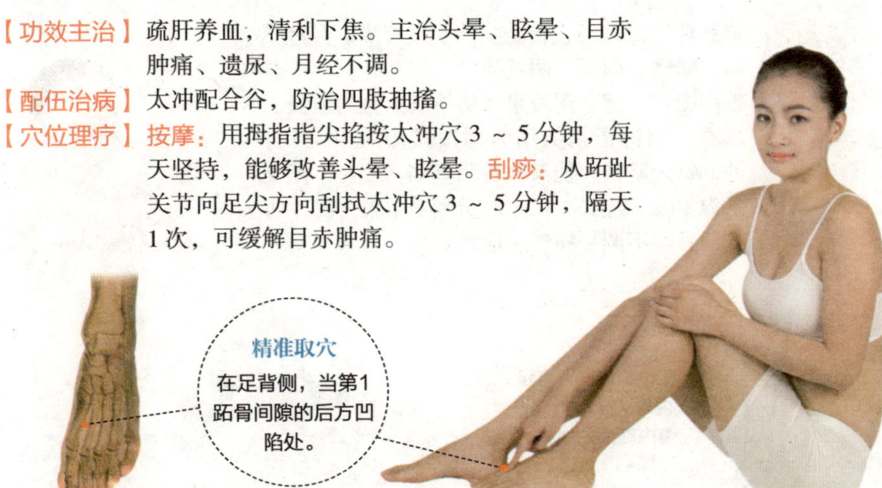

中封　调理下焦清肝胆

【功效主治】清泄肝胆，舒筋通络。主治阴茎痛、遗精、小便不利、疝气、黄疸、胁肋痛、腰痛。

【配伍治病】中封配足三里、阴廉，主治淋证。

【穴位理疗】按摩：用拇指指尖用力掐按中封穴 3 ~ 5 分钟，每天坚持，能够改善胁肋痛。刮痧：用点按法垂直刮拭中封穴 15 ~ 30 次，每天 1 次，可改善胁肋痛、疝气等。

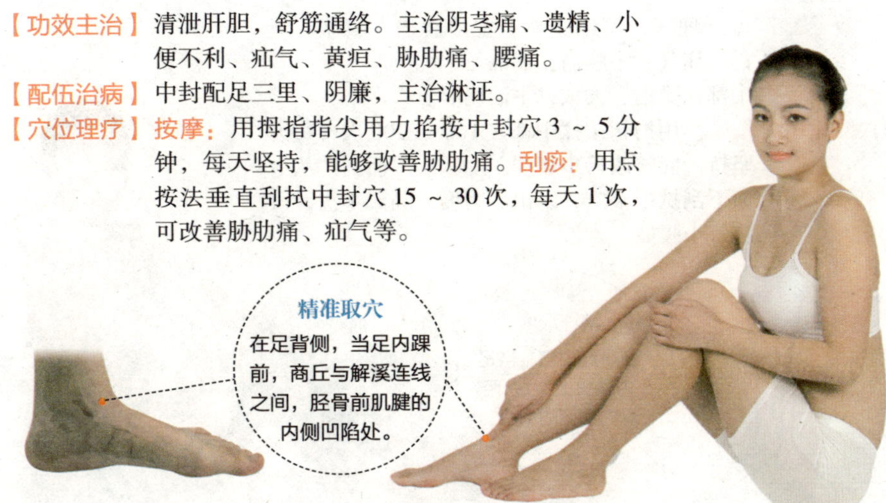

蠡沟 疏肝理气治下焦

【功效主治】疏肝理气，调经止带。主治下肢痹痛、月经不调、疝气、崩漏、阴茎痛。

【配伍治病】蠡沟配百虫窝、阴陵泉，防治滴虫性阴道炎。

【穴位理疗】按摩：用拇指指尖用力掐按蠡沟穴3～5分钟，每天坚持，能够改善阴茎痛。艾灸：用艾条温和灸蠡沟穴5～10分钟，1天1次，可改善月经不调、疝气、崩漏。

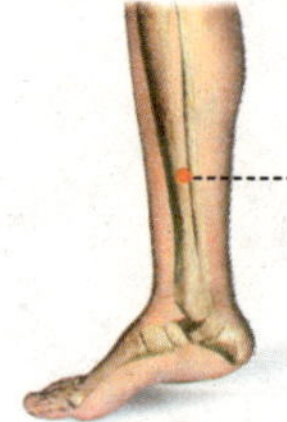

精准取穴

在小腿内侧，当足内踝尖上5寸，胫骨内侧面的中央。

中都 调经止血疏肝气

【功效主治】疏肝理气，调经止血。主治胁痛、腹胀、泄泻、疝气、小腹痛、崩漏。

【配伍治病】中都配隐白、大敦，主治崩漏。

【穴位理疗】按摩：用拇指按揉中都穴100～200次，每天坚持，能够改善小腹痛。刮痧：用面刮法从上而下刮拭中都穴，以出痧为度，隔天1次，可缓解小腹痛。

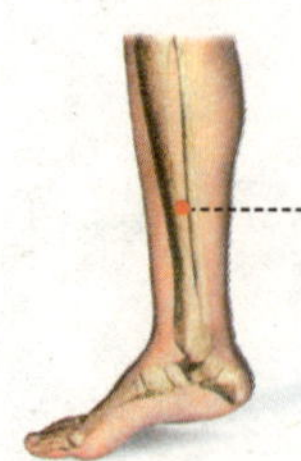

精准取穴

在小腿内侧，当足内踝尖上7寸，胫骨内侧面的中央。

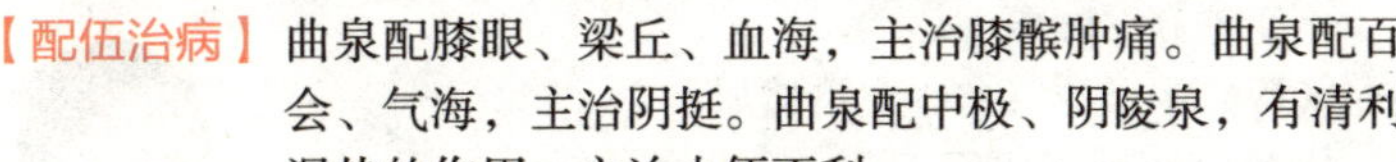

曲泉 通利关节止疼痛

【功效主治】清利湿热，通调下焦。主治膝痛、下肢痹痛。

【配伍治病】曲泉配膝眼、梁丘、血海，主治膝髌肿痛。曲泉配百会、气海，主治阴挺。曲泉配中极、阴陵泉，有清利湿热的作用，主治小便不利。

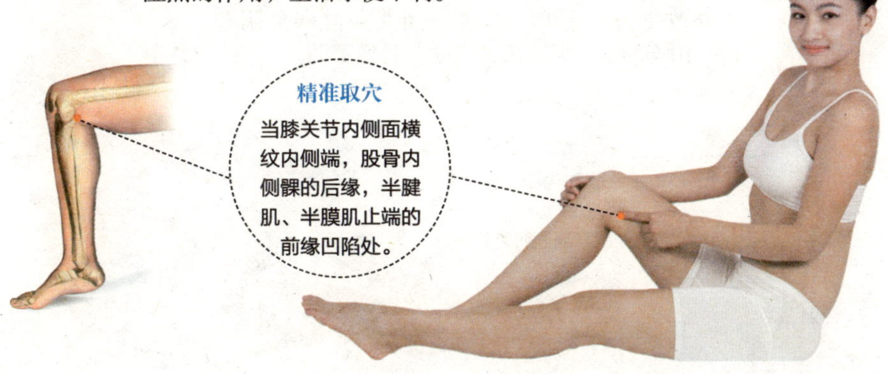

【穴位理疗】

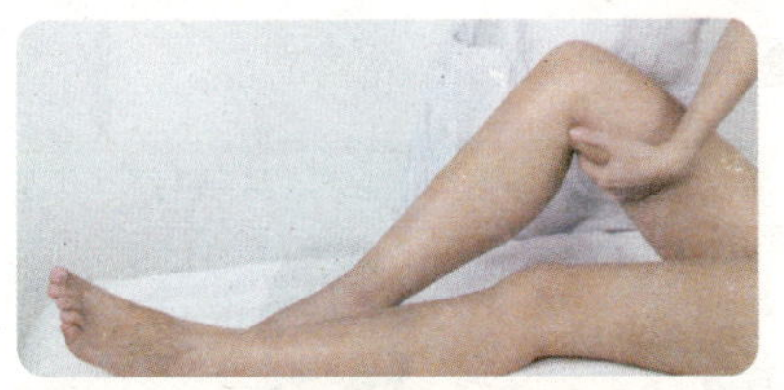

按摩：用拇指按揉曲泉穴 100 ~ 200 次，每天坚持，能够改善膝痛。

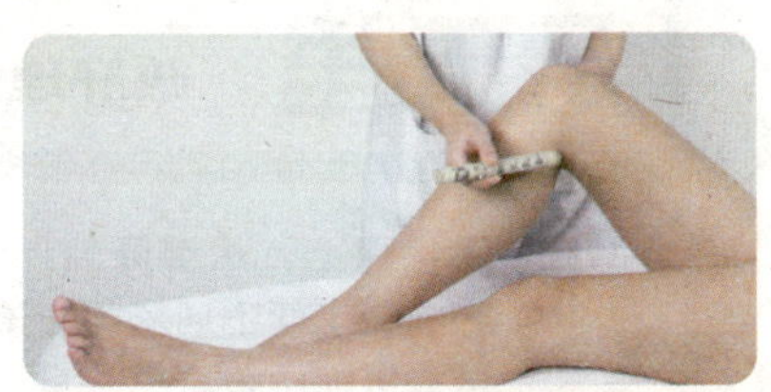

艾灸：用艾条温和灸曲泉穴 5 ~ 10 分钟，1 天 1 次，可改善下肢痹痛、膝痛等。

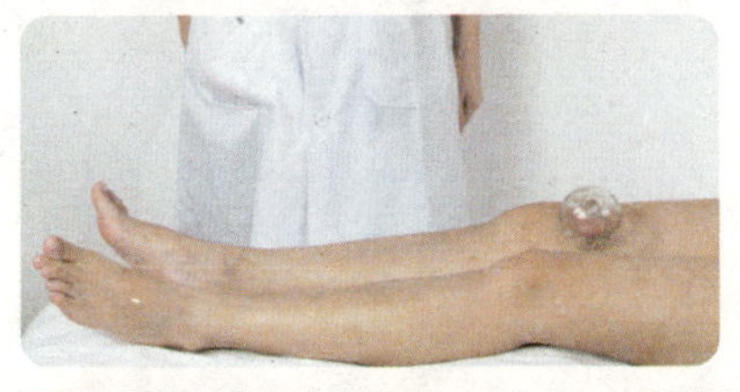

拔罐：将火罐吸附在曲泉穴上，留罐 15 分钟，隔天 1 次，可以缓解膝痛、下肢痹痛。

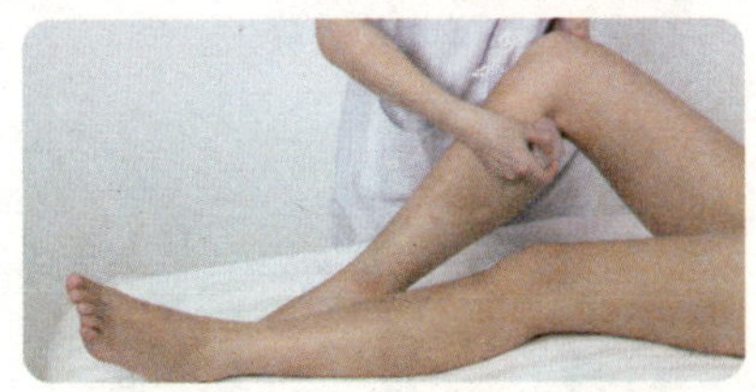

刮痧：用角刮法从上而下刮拭曲泉穴，每次 3 分钟，隔天 1 次，可以缓解膝痛、下肢痹痛。

阴包 舒筋止痛调经血

【功效主治】调经止痛，舒筋活络。主治头痛、目眩、月经不调、遗尿、小便不利、腰骶痛。

【配伍治病】阴包配气海、中极、肾俞，主治遗尿。

【穴位理疗】按摩：用拇指按揉阴包穴 100 ~ 200 次，每天坚持，能够改善月经不调。艾灸：用艾条温和灸阴包穴 5 ~ 10 分钟，1 天 1 次，可改善月经不调。

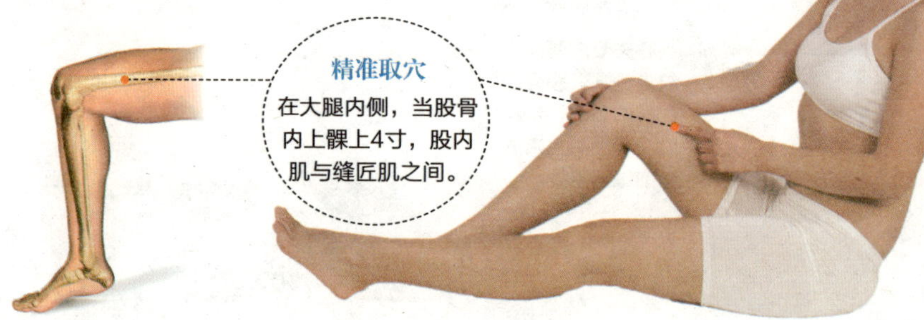

足五里 疏肝理气保健穴

【功效主治】固化脾土，除湿降浊，疏肝理气。主治腹胀痛、小便不通、阴囊湿疹、睾丸肿痛。

【配伍治病】足五里配中极、阴陵泉，主治尿潴留。

【穴位理疗】按摩：用拇指按揉足五里穴 100 ~ 200 次，每天坚持，能够改善腹痛。艾灸：用艾条温和灸足五里穴 5 ~ 10 分钟，1 天 1 次，可改善腹痛。

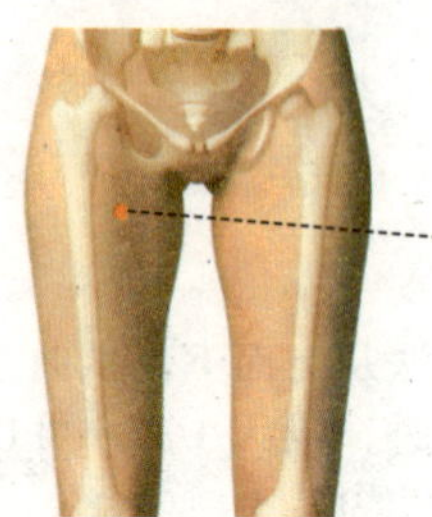

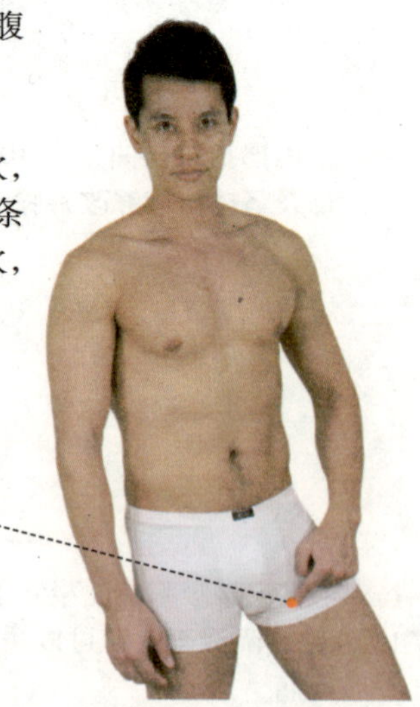

阴廉　呵护女人调经带

【功效主治】调经止带，通利下焦。主治月经不调、赤白带下、少腹疼痛、股内侧痛。

【配伍治病】阴廉配归来、冲门，主治少腹疼痛。

【穴位理疗】按摩：用拇指按揉阴廉穴 100 ~ 200 次，每天坚持，能够改善腹痛、月经不调。艾灸：用艾条温和灸阴廉穴 5 ~ 10 分钟，1 天 1 次，可改善腹痛、月经不调。

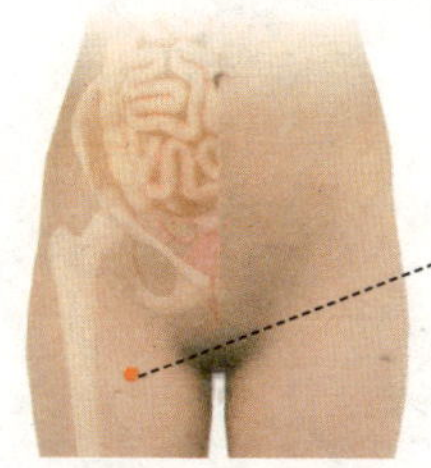

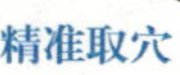

精准取穴

在大腿内侧，当气冲直下2寸，大腿根部，耻骨结节的下方，长收肌的外缘。

急脉　疏肝理气调下焦

【功效主治】疏理肝胆，行气止痛，通调下焦。主治疝气、阴部肿痛、少腹痛、下肢冷痛。

【配伍治病】急脉配太冲、曲泉，主治疝气。

【穴位理疗】按摩：用拇指按压急脉穴片刻，突然松开，反复操作 20 次，每天坚持，能够改善下肢冷痛。艾灸：用艾条温和灸急脉穴 5 ~ 10 分钟，1 天 1 次，可改善疝气。

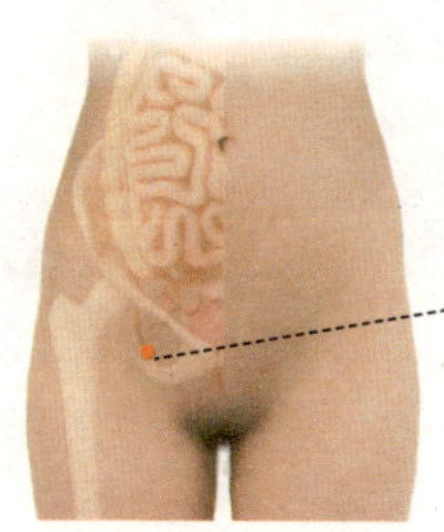

精准取穴

在耻骨结节的外侧，当气冲穴外下腹股沟股动脉搏动处，前正中线旁开2.5寸。

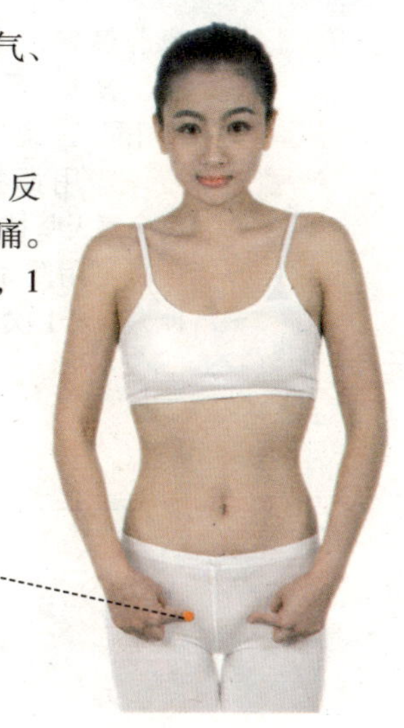

章门 理气除胀章门强

【功效主治】疏肝健脾，理气散结。主治胸胁胀满疼痛、呕吐、腹胀、泄泻、咳喘、肝炎。

【配伍治病】期门配肝俞、膈俞，主治胸胁胀痛。

【穴位理疗】按摩：用拇指按揉章门穴 100 ~ 200 次，每天坚持，能够改善腹痛、腹胀、胸胁痛。
艾灸：用艾条温和灸章门穴 5 ~ 10 分钟，1 天 1 次，可改善胸胁痛、泄泻。

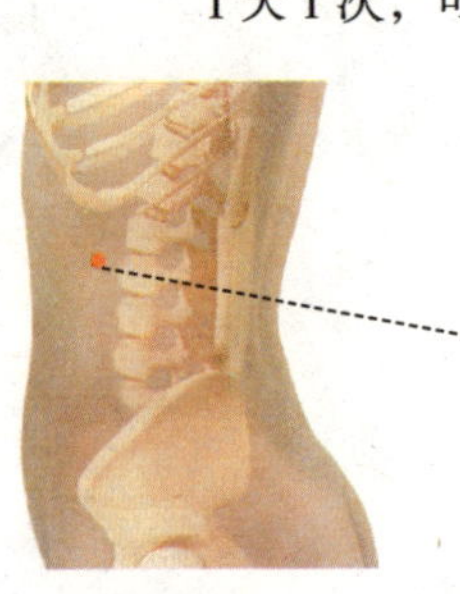
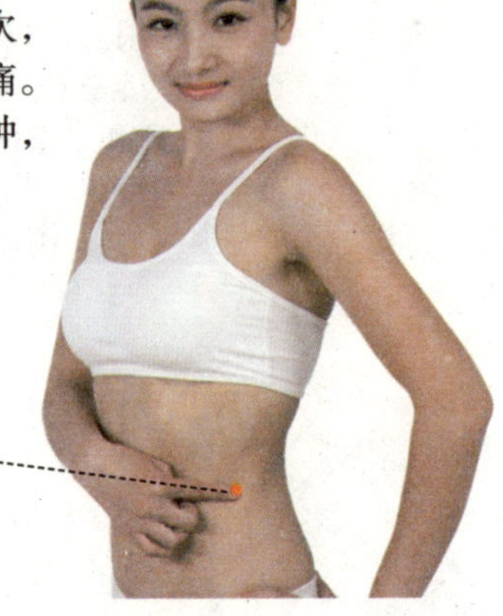

精准取穴

在侧腹部，当第11肋游离端的下方。

期门 疏肝理气能活血

【功效主治】疏肝健脾，理气活血。主治呕吐、腹痛、腹胀、吞酸、胁痛、黄疸、胸闷。

【配伍治病】章门配足三里、太白，主治呕吐。

【穴位理疗】按摩：用拇指按揉期门穴 100 ~ 200 次，每天坚持，能够改善胸胁痛、吞酸。
艾灸：用艾条温和灸期门穴 5 ~ 10 分钟，1 天 1 次，可改善呕吐、胸胁痛。

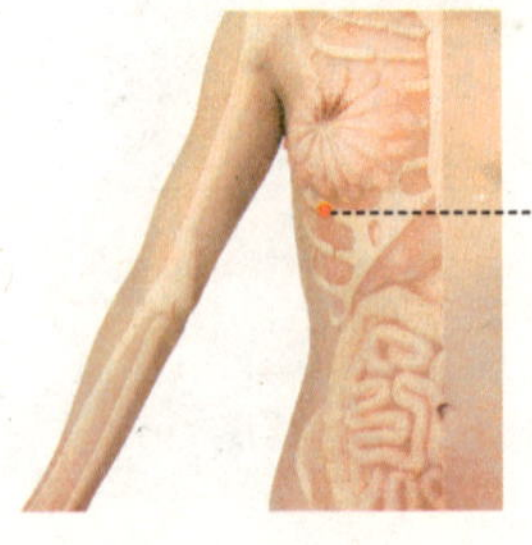
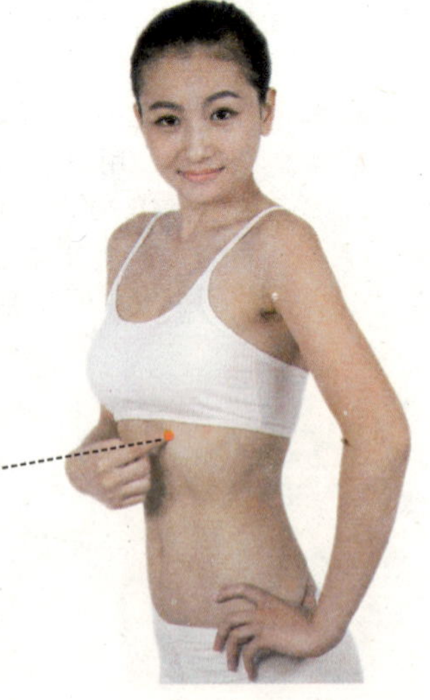

精准取穴

在胸部，当乳头直下，第6肋间隙，前正中线旁开4寸。

第十四章

任　脉

●任脉起于小腹内胞宫，下出会阴毛部，经阴阜，沿腹部正中线向上经过关元等穴，到达咽喉部天突穴，再上行到达下唇内，左右分行，环绕口唇，交会于督脉之龈交穴，再分别通过鼻翼两旁，上至眼眶下承泣穴，交于足阳明胃经。

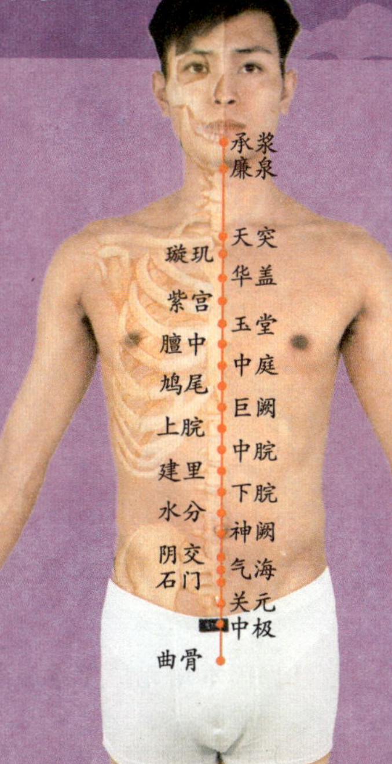

任脉主治病症

月经不调、痛经、不孕不育、白带异常、小便不利、疝气、皮肤瘙痒、阴部肿痛、早泄、遗精、遗尿、前列腺疾病及腹胀、呕吐、呃逆、食欲缺乏、慢性咽炎、哮喘等。

中极 补肾益气艾灸补

【功效主治】益肾助阳，调经止带。主治精力不济、月经不调、遗精、膀胱炎。

【配伍治病】中极配水分、三焦俞、气海，主治水肿。

【穴位理疗】按摩：用手指按揉中极穴 3 ~ 5 分钟，每天按摩，可改善月经不调。艾灸：用艾条温和灸中极穴 5 ~ 10 分钟，1 天 1 次，可缓解遗精、膀胱炎、精力不济。

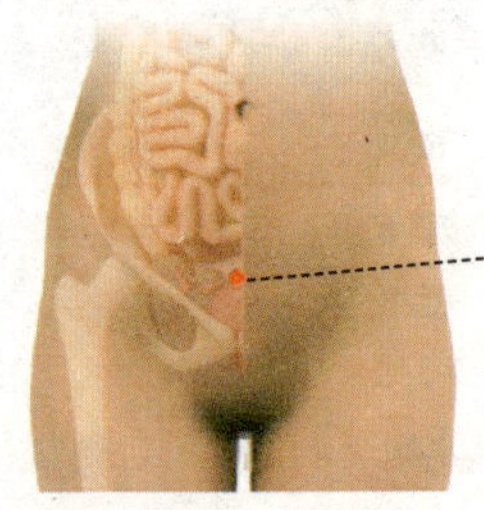

精准取穴

在下腹部，前正中线上，当脐中下4寸。

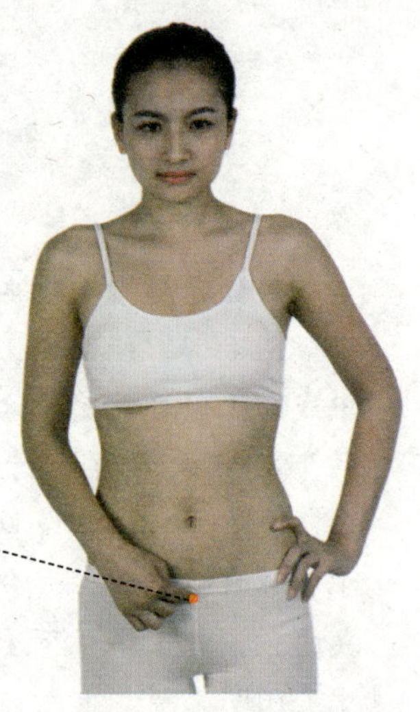

关元 固本培元保健穴

【功效主治】固本培元，导赤通淋。主治痛经、失眠、脱肛。

【配伍治病】关元配血海、中极、阴交，主治痛经。

【穴位理疗】按摩：用手指指腹推揉关元穴 2 ~ 3 分钟，每天按摩，可改善痛经、失眠。拔罐：用火罐吸拔关元穴，留罐 15 分钟，隔天 1 次，可改善失眠、痢疾、脱肛等。

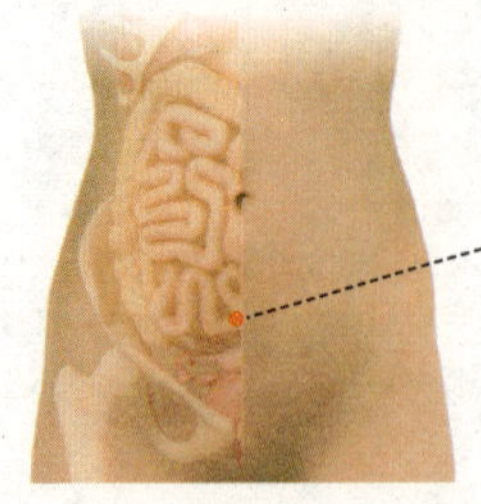

精准取穴

在下腹部，前正中线上，当脐中下3寸。

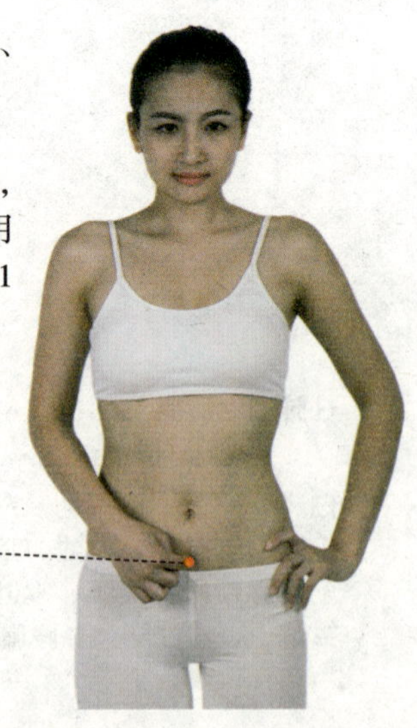

石门 补肾壮阳固精带

【功效主治】益肾固精。主治腹胀、疝气、水肿、小便不利、遗精、阳痿、带下、崩漏。

【配伍治病】石门配大敦、归来，主治疝气。

【穴位理疗】按摩：用手指按揉石门穴3～5分钟，每天按摩，可改善疝气、水肿。艾灸：用艾条回旋灸石门穴5～10分钟，1天1次，可缓解崩漏。

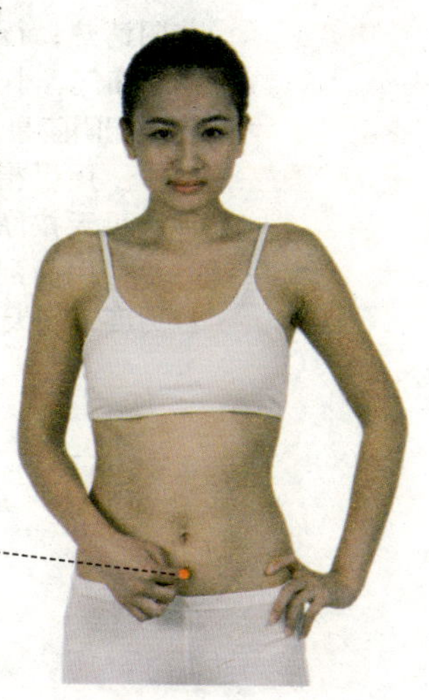

精准取穴

在下腹部，前正中线上，当脐中下2寸。

气海 延年益寿按气海

【功效主治】益气助阳，调经固经。主治四肢无力、大便不通、遗尿、下腹疼痛。

【配伍治病】气海配足三里、百会，主治胃下垂。

【穴位理疗】按摩：用手掌大鱼际顺时针按揉气海穴3～5分钟，每天按摩，可改善四肢无力。拔罐：用火罐吸拔气海穴，留罐15分钟，隔天1次，可缓解下腹疼痛。

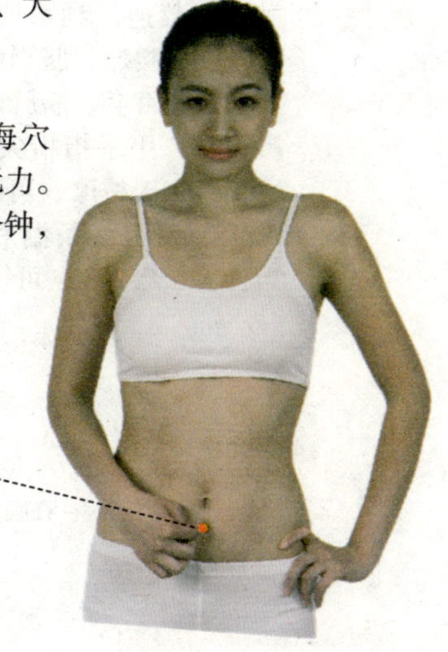

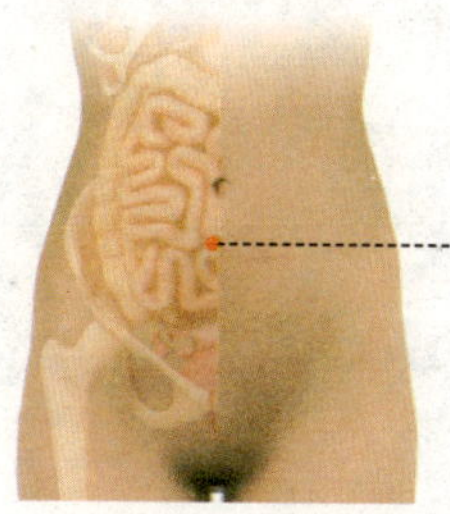

精准取穴

在下腹部，前正中线上，当脐中下1.5寸。

阴交　行气养阴化湿热

【功效主治】养阴清热，行气化湿。主治脐周痛、泄泻、疝气、小便不利、带下、鼻出血。

【配伍治病】阴交配阴陵泉、带脉，主治赤白带下。

【穴位理疗】按摩：用手指指尖点按阴交穴3～5分钟，每天按摩，可改善泄泻、疝气等。

刮痧：用面刮法刮拭阴交穴，以皮肤潮红为度，隔天1次，可改善小便不利。

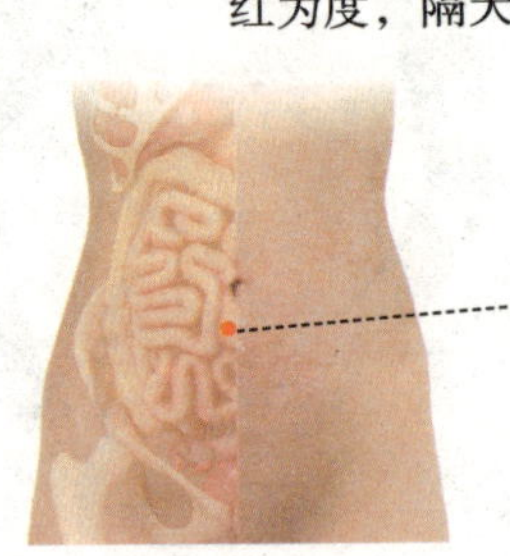

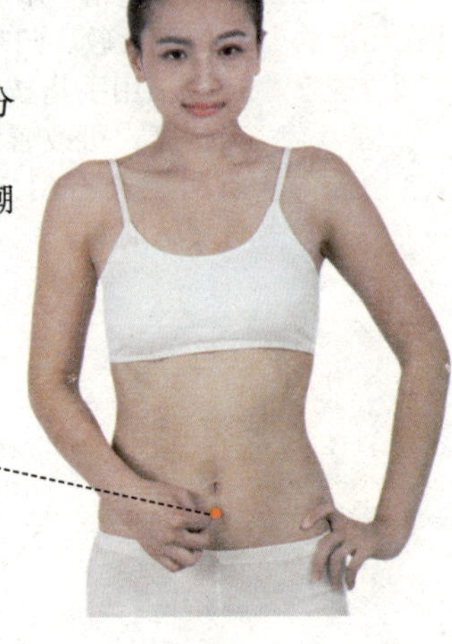

精准取穴

在下腹部，前正中线上，当脐中下1寸。

神阙　通经温阳治腹痛

【功效主治】温阳救逆，利水固脱。主治四肢冰冷、脱肛、腹痛、脐周痛、便秘。

【配伍治病】神阙配百会、膀胱俞，主治脱肛。

【穴位理疗】按摩：用手指指尖点按神阙穴2～3分钟，每天按摩，可改善四肢冰冷、脱肛。

艾灸：用艾条温和灸神阙穴5～10分钟，1天1次，可缓解腹痛、便秘。

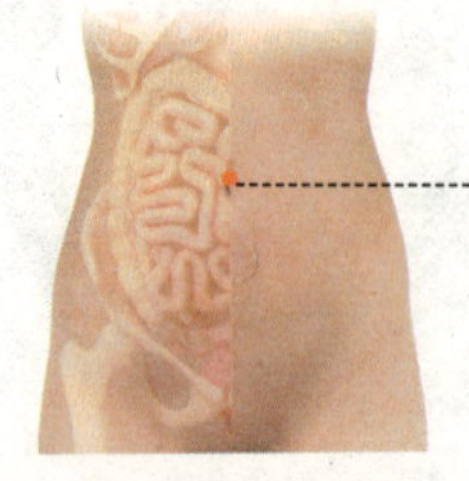

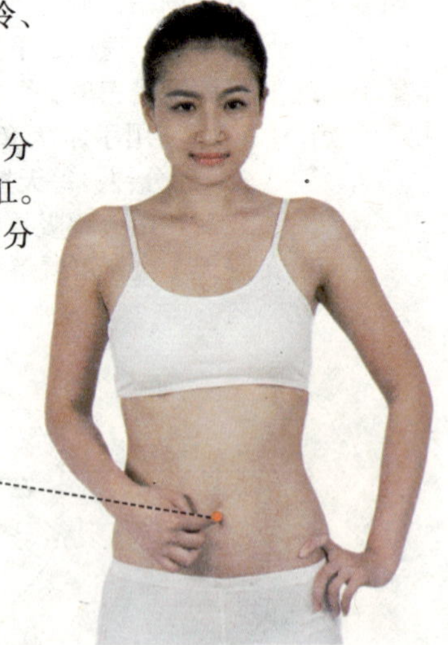

精准取穴

在腹中部，脐中央。

水分 理气止痛胃痛疗

【功效主治】理气止痛。主治反胃、胃下垂、腹胀、腹痛、胃炎。

【配伍治病】水分配内关，主治反胃、呕吐。水分配中封、曲泉，主治脐痛。水分配脾俞、三阴交、复溜，主治水肿。

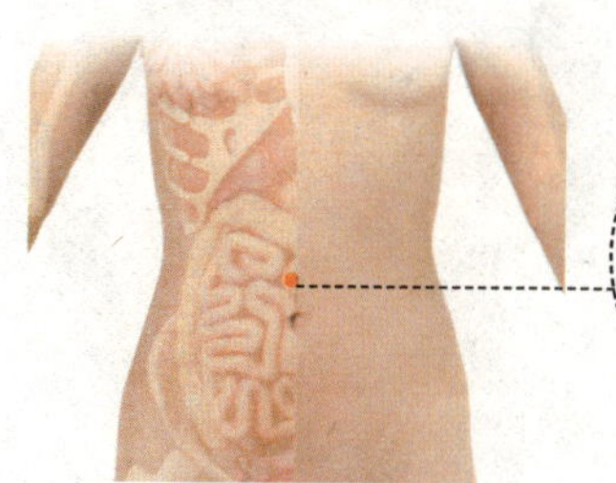

精准取穴

在上腹部，前正中线上，当脐中上1寸。

【穴位理疗】

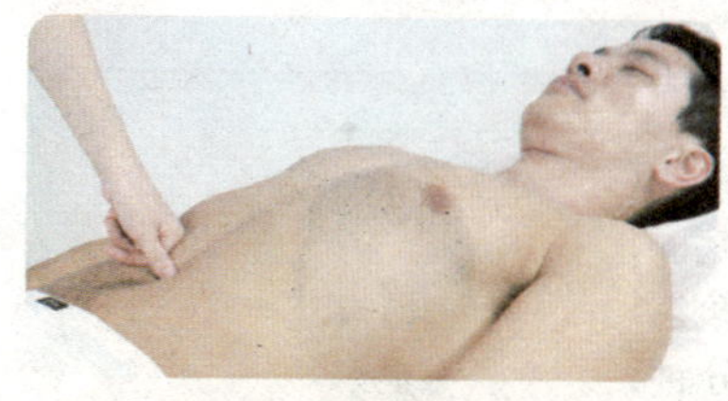

按摩：用拇指指尖点按水分穴 3 ~ 5 分钟，以局部有酸胀感为度。

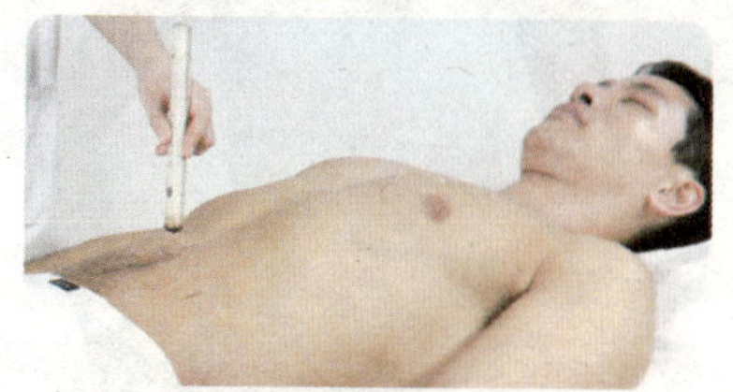

艾灸：用艾条温和灸水分穴 5 ~ 10 分钟，以皮肤温热而无灼痛感为度。

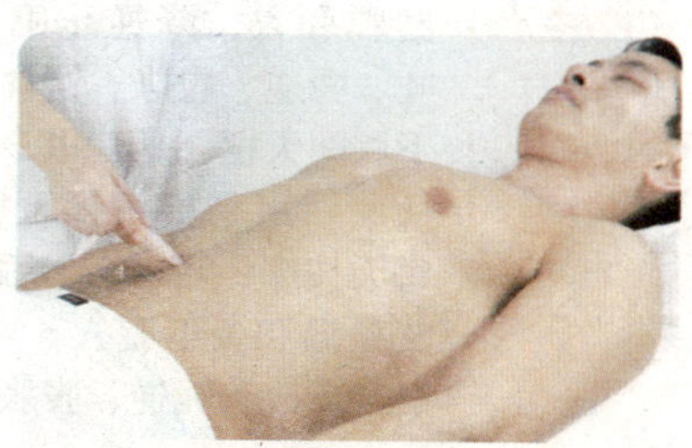

刮痧：用角刮法刮拭水分穴 30 下，以皮肤潮红为度。

建里 腹胀呕吐水分配

【功效主治】健胃理气。主治食欲缺乏、消化不良、胃痛、胃下垂、腹胀。

【配伍治病】建里配水分，主治腹胀、呕吐。

【穴位理疗】按摩：用手指指尖按压建里穴 2 ~ 3 分钟，每天按摩，可改善食欲缺乏。拔罐：用火罐吸拔建里穴，留罐 15 分钟，隔天 1 次，可改善食欲缺乏、消化不良。

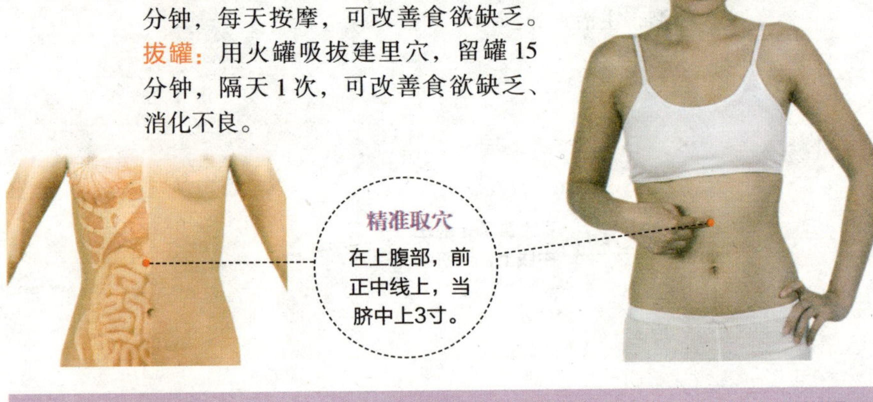

下脘 健脾和胃止呃逆

【功效主治】健脾和胃，降逆止呕。主治胃痛、呕吐、呃逆、腹胀、饮食不化、胃溃疡。

【配伍治病】下脘配天枢、足三里，主治急性菌痢。

【穴位理疗】按摩：用手指按揉下脘穴 3 ~ 5 分钟，每天按摩，可改善饮食不化。艾灸：用艾条温和灸下脘穴 5 ~ 10 分钟，1 天 1 次，可改善呃逆、腹胀等。

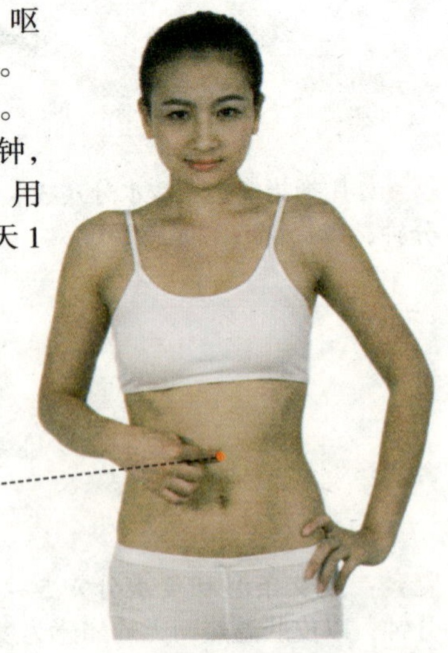

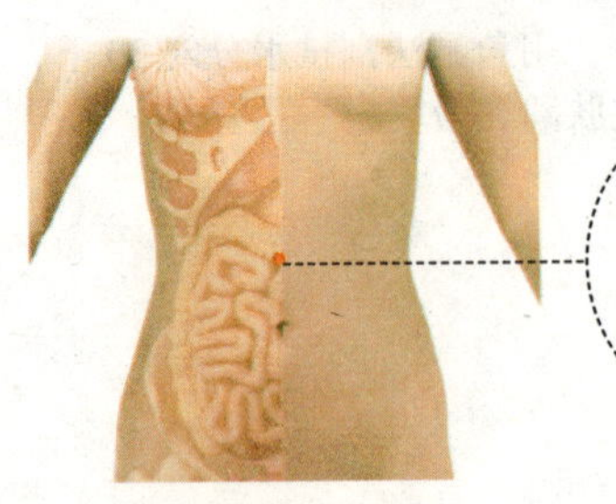

精准取穴

在上腹部，前正中线上，当脐中上2寸。

中脘 脾胃疾病中脘行

【功效主治】和胃健脾，降逆利水。主治疳积、便秘、头痛、黄疸、腹胀、呕吐。

【配伍治病】中脘配百会、足三里、神门，主治失眠、烦躁。中脘配阳池、胞门、子宫，主治腰痛、痛经。

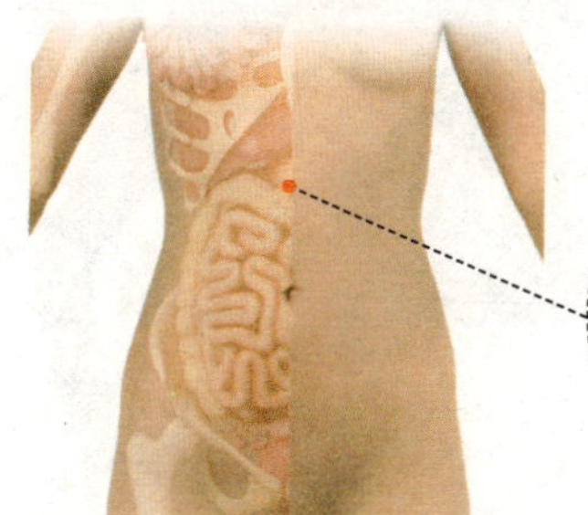

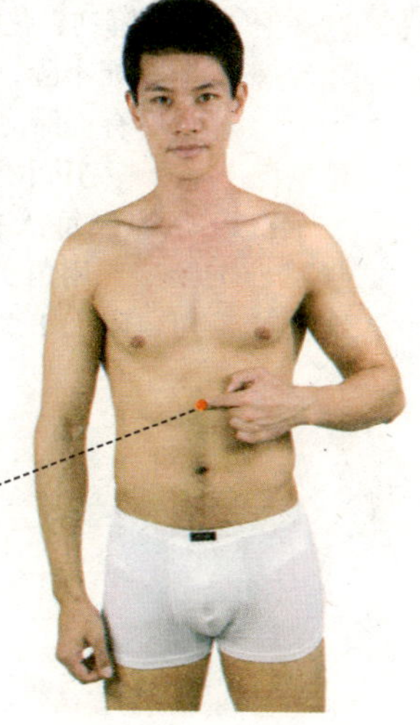

精准取穴

在上腹部，前正中线上，当脐中上4寸。

【穴位理疗】

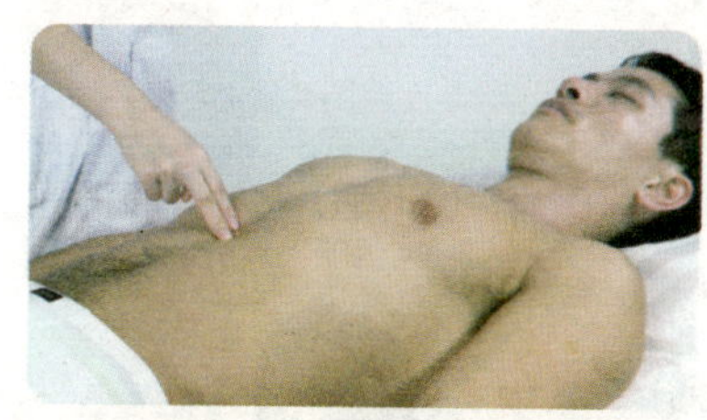

按摩：用食指、中指指端揉按中脘穴3 ~ 5分钟，以局部有酸胀感为度。

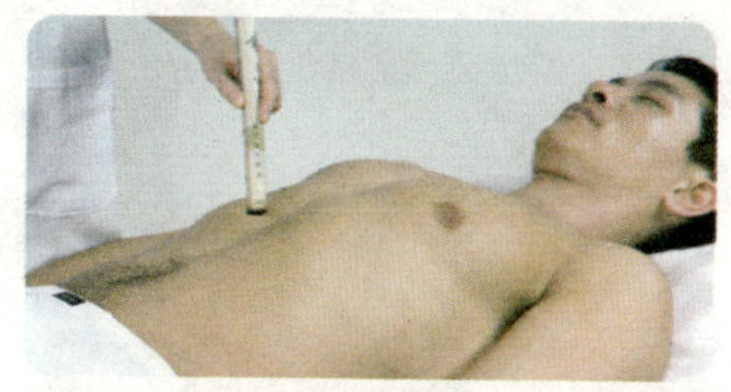

艾灸：用艾条温和灸中脘穴5 ~ 10分钟，以皮肤温热而无灼痛感为度。

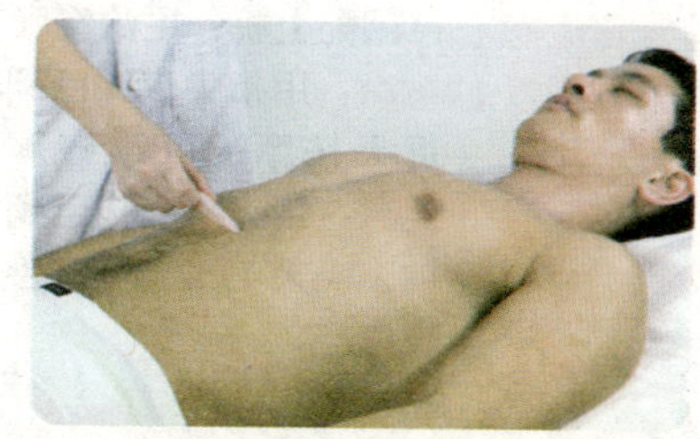

刮痧：用刮痧板的角部刮拭中脘穴1 ~ 3分钟，以出痧为度。

上脘 和胃降逆治腹泻

【功效主治】和胃降逆，化痰安神。主治消化不良、纳呆、腹泻、腹胀、胃痛、呕吐。

【配伍治病】上脘配丰隆，主治纳呆（食欲缺乏，进食后有饱滞之感）。

【穴位理疗】按摩：用手指指腹按揉上脘穴2～3分钟，每天按摩，可改善消化不良。
刮痧：用角刮法刮拭上脘穴，稍出痧即可，隔天1次，可缓解胃痛、呕吐。

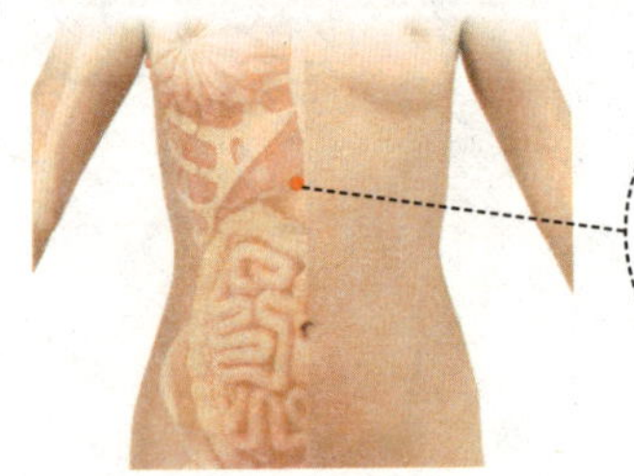

精准取穴
在上腹部，前正中线上，当脐中上5寸。

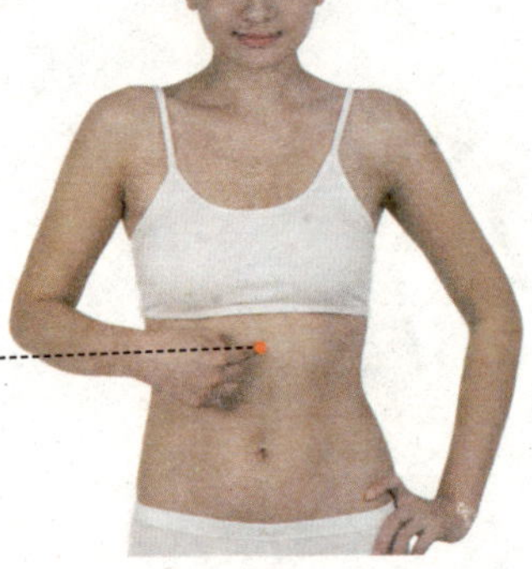

巨阙 宽胸理气养心神

【功效主治】养心安神，活血化瘀。主治胸痛、心痛、癫痫、胃下垂、呕吐、腹泻。

【配伍治病】巨阙配上脘，主治腹胀。

【穴位理疗】按摩：用指尖点揉巨阙穴3～5分钟，每天按摩，可改善癫痫、胃下垂。
拔罐：用火罐吸拔巨阙穴，留罐15分钟，隔天1次，可改善胃下垂、呕吐、腹泻。

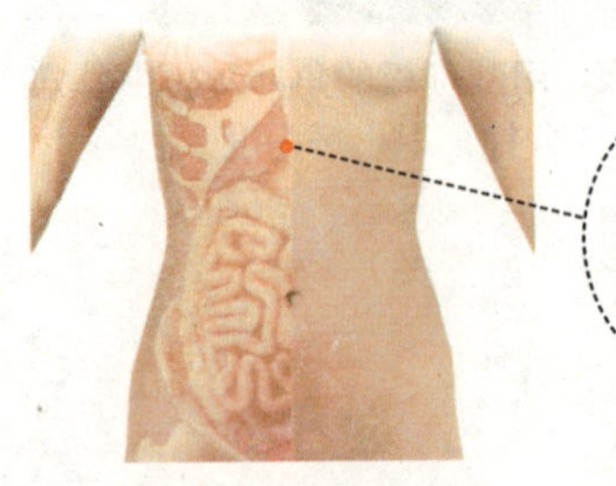

精准取穴
在上腹部，前正中线上，当脐中上6寸。

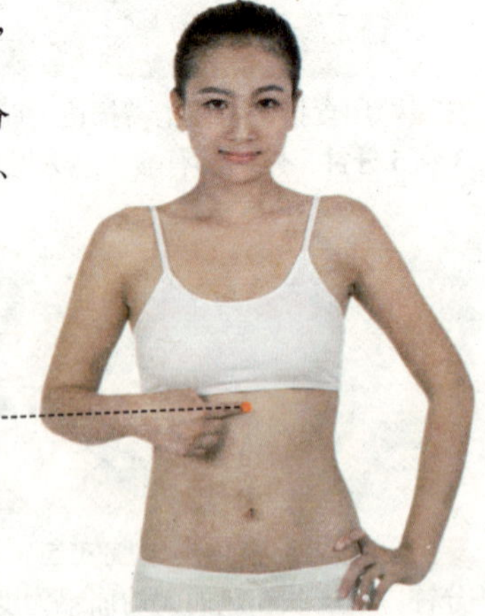

中庭 宽胸理气医心痛

【功效主治】宽胸理气。主治咳嗽、哮喘、心痛、食管炎、小儿吐乳。

【配伍治病】中庭配中府，主治噎膈、厌食、胸闷。

【穴位理疗】按摩：用指尖按揉中庭穴3～5分钟，每天按摩，可改善哮喘、心痛等。艾灸：用艾条温和灸中庭穴5～10分钟，1天1次，可缓解食管炎、小儿吐乳等。

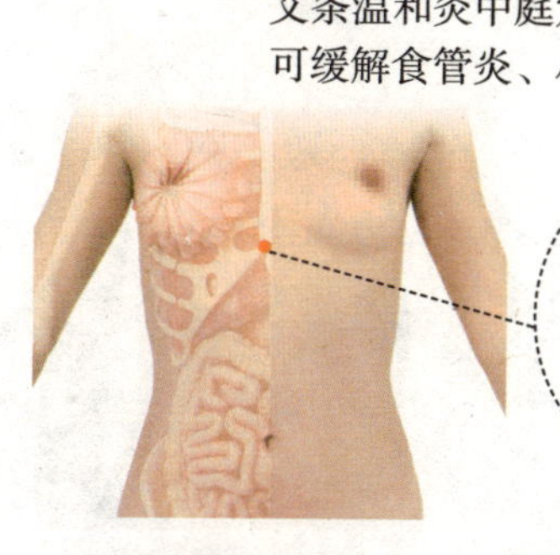

精准取穴

在胸部，当前正中线上，平第5肋间，即胸剑结合部。

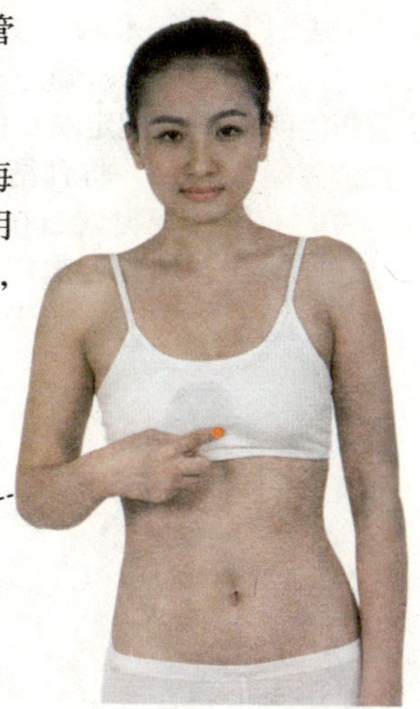

膻中 理气止痛生津液

【功效主治】理气止痛，生津增液。主治呼吸困难、心悸、心绞痛、胸痛。

【配伍治病】膻中配天突，主治哮喘。

【穴位理疗】按摩：用手指大鱼际按揉膻中穴5～10分钟，每天按摩，可改善呼吸困难、心悸。艾灸：用艾条温和灸膻中穴5～10分钟，1天1次，可缓解心悸、心绞痛。

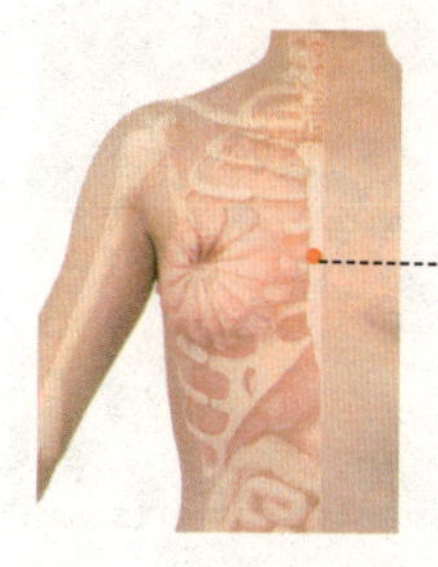

精准取穴

在胸部，当前正中线上，平第4肋间，两乳头连线的中点。

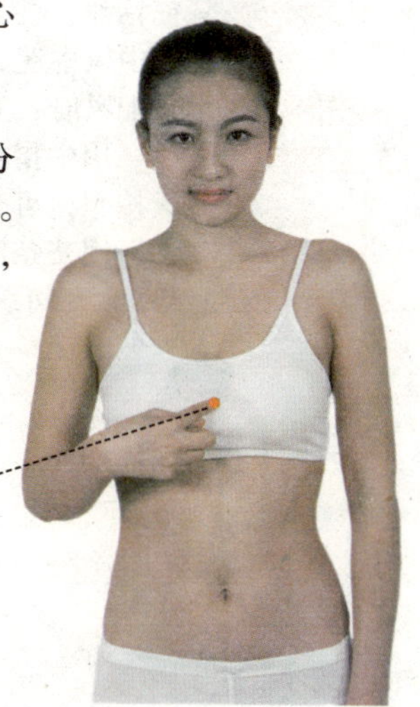

天突 冬病夏治首选穴

【功效主治】理气平喘。主治哮喘、胸闷、胸中气逆、暴喑、噎膈。

【配伍治病】天突配定喘、鱼际，主治哮喘、咳嗽。

【穴位理疗】按摩：将食指、中指并拢，用两指指腹按揉天突穴 200 ~ 300 次，每天按摩，可改善哮喘、胸闷。刮痧：用角刮法刮拭天突穴 30 次，1 天 1 次，可缓解暴喑、噎嗝。

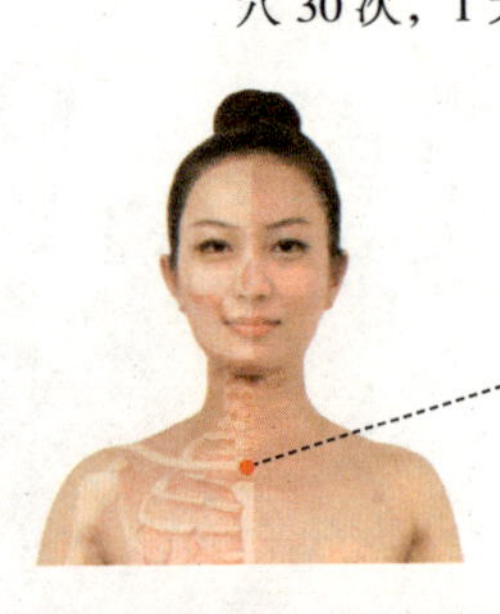

精准取穴

在颈部，当前正中线上，胸骨上窝中央。

承浆 牙痛项痛承浆止

【功效主治】舒筋活络。主治口眼歪斜、牙痛、口舌生疮、中风昏迷、面瘫、糖尿病。

【配伍治病】承浆配风府，主治头项强痛、牙痛。

【穴位理疗】按摩：用中指指腹按揉承浆穴 3 ~ 5 分钟，每天按摩，可改善口眼歪斜、牙痛、口疮。艾灸：用艾条温和灸承浆穴 10 ~ 15 分钟，1 天 1 次，可缓解面瘫、糖尿病。

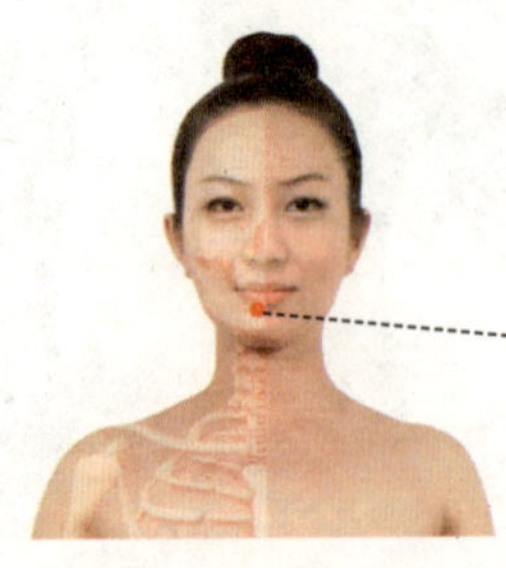

精准取穴

在面部，当颏唇沟的正中凹陷处。

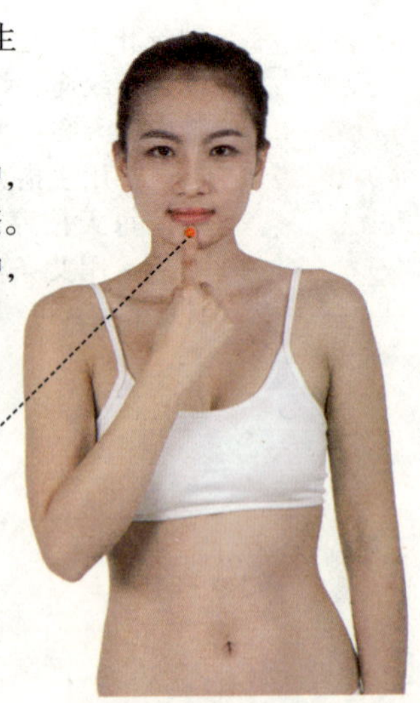

第十五章

督 脉

●督脉起于小腹内，下出会阴部，向后行于腰背正中至尾骶部的长强穴，沿脊柱上行，经项后部至风府穴，进入脑内，沿头部正中线上行至巅顶，经前额下行鼻柱至鼻尖的素髎穴，过人中，至上齿正中的龈交穴。

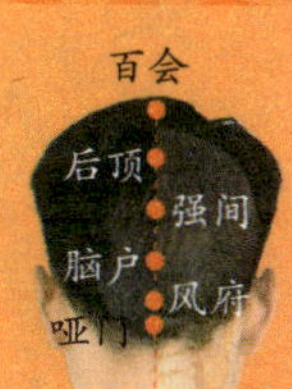

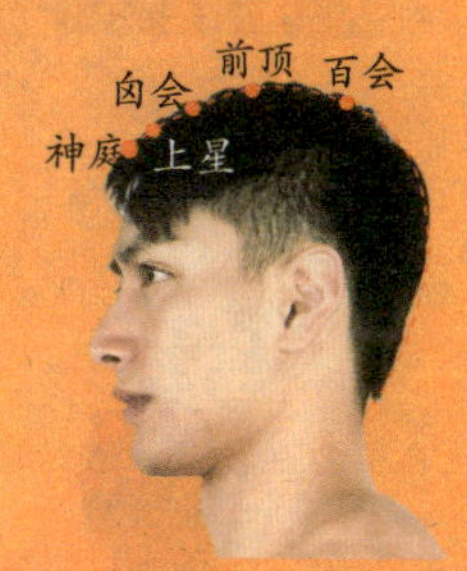

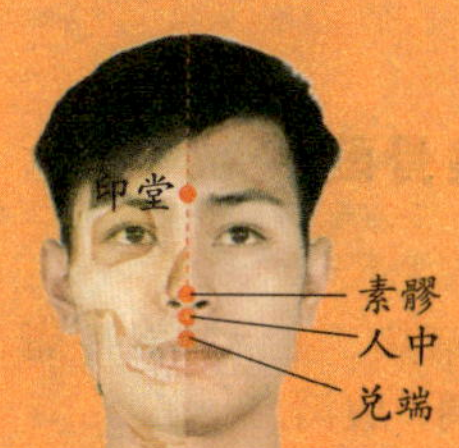

督脉主治病症

颈背腰痛、颈部发硬、烦躁易怒、失眠多梦、畏寒肢冷、头晕、目眩、手足震颤、麻木、神经衰弱、健忘、痴呆、痔疮、脱肛、子宫脱垂以及经脉所过部位疾病。

长强 调气和血治肾虚

【功效主治】解痉止痛，通淋止泻。主治痔疮、泄泻、便秘、腰脊痛、遗精、阳痿、肾虚。

【配伍治病】长强配承山，可以防治痔疮。

【穴位理疗】按摩：食指、中指并拢，按揉长强穴 5 分钟，每天坚持，可改善遗精、阳痿、肾虚。

艾灸：用艾条回旋灸长强穴 10 分钟，1 天 1 次，可治疗痔疮、泄泻。

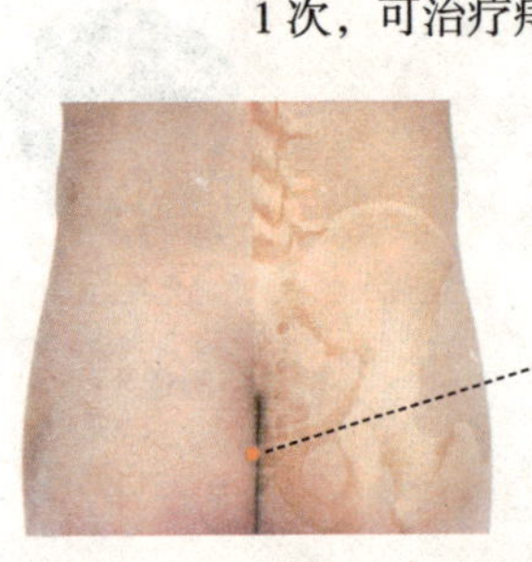

精准取穴

在尾骨端下，当尾骨端与肛门连线的中点处。

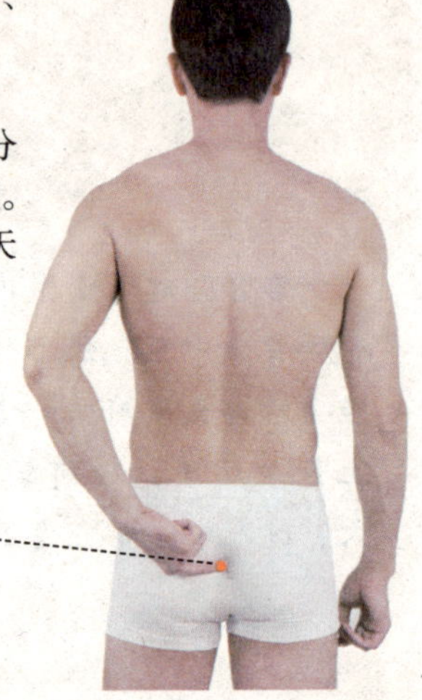

腰俞 强筋健骨配膀胱

【功效主治】强筋健骨，调经清热。主治腰脊冷痛、下肢痿痹、月经不调、腹泻、便秘。

【配伍治病】腰俞配太冲，防治脊强反折、抽搐。

【穴位理疗】按摩：用大鱼际按揉腰俞穴，以局部有酸胀感为宜，每天坚持，可改善腰脊强痛。

艾灸：用艾条温和灸腰俞穴 3 ~ 5 分钟，1 天 1 次，可缓解腹泻、便秘、月经不调。

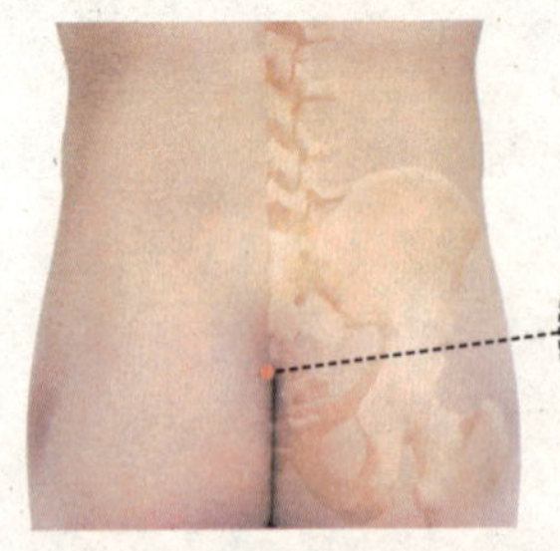

精准取穴

在骶部，当后正中线上，正对骶管裂孔。

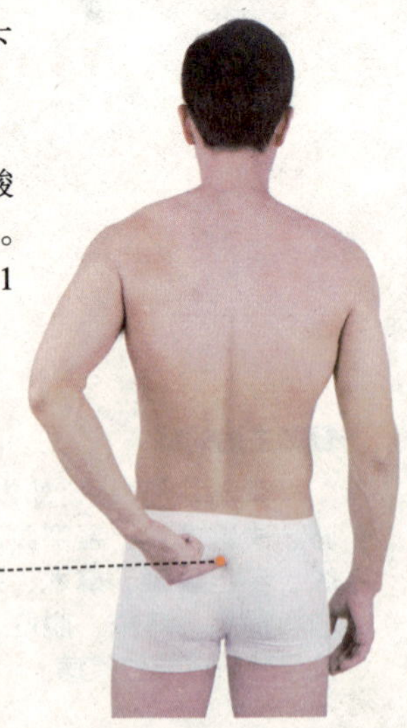

腰阳关 祛寒除湿治腰痛

【功效主治】祛寒除湿，舒筋活络。主治坐骨神经痛、腰腿痛、膀胱炎、遗精、阳痿、月经不调、赤白带下、盆腔炎。

【配伍治病】腰阳关配肾俞、次髎、委中，防治腰腿疼痛。腰阳关配肾俞、环跳、足三里、委中，主治坐骨神经痛。

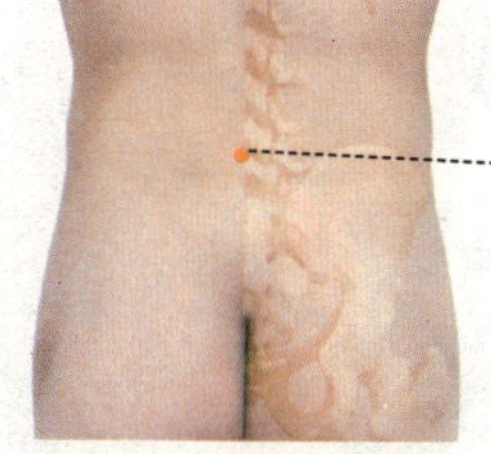

精准取穴

在腰部，当后正中线上，第4腰椎棘突下凹陷中。

【穴位理疗】

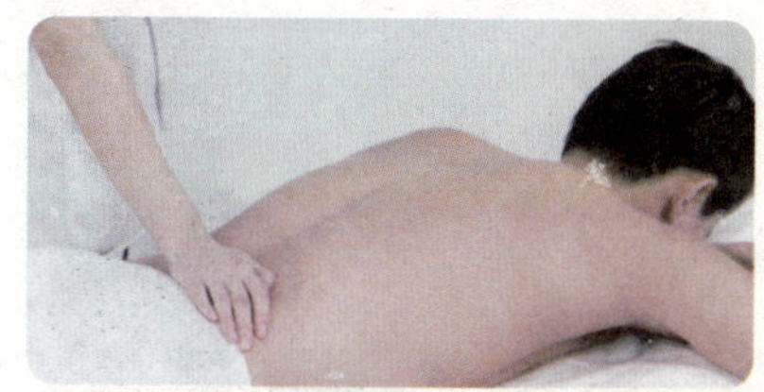

按摩：用手掌大鱼际着力，按揉腰阳关穴3分钟，每天坚持，可改善坐骨神经痛。

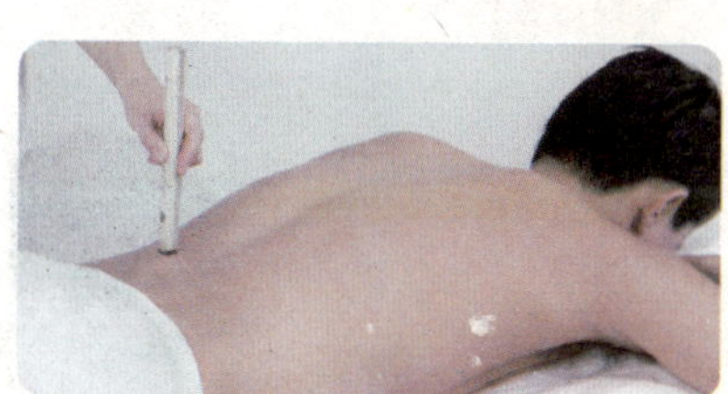

艾灸：用艾条隔姜灸腰阳关穴15分钟，1天1次，可缓解膀胱炎、遗精、阳痿。

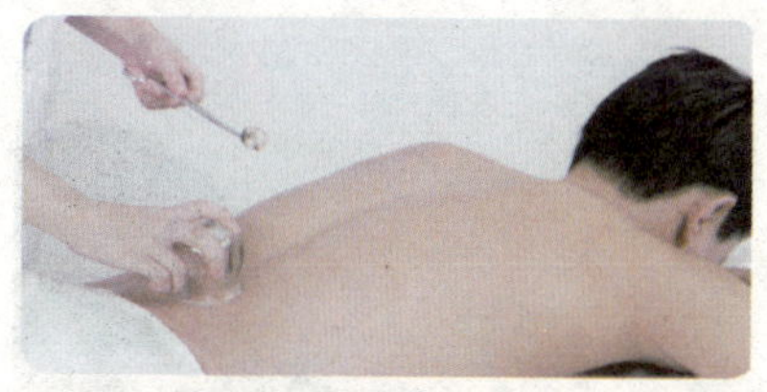

拔罐：用闪罐法拔腰阳关穴，以潮红发热为度，1天1次，可缓解腰痛。

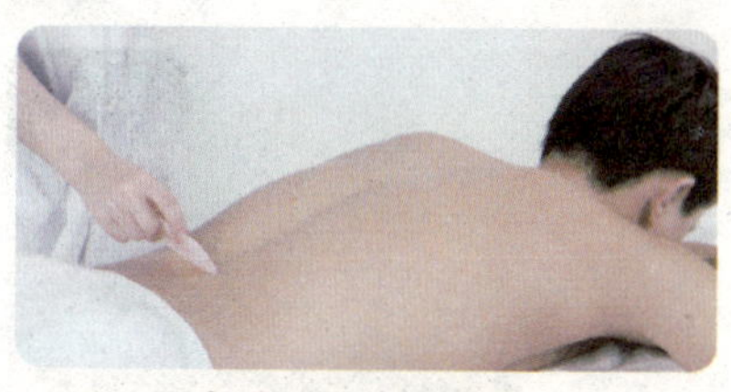

刮痧：用角刮法刮拭腰阳关穴1～2分钟，稍出痧即可，1天1次，可改善腰骶疼痛、下肢痿痹。

命门　补肾壮阳命门魁

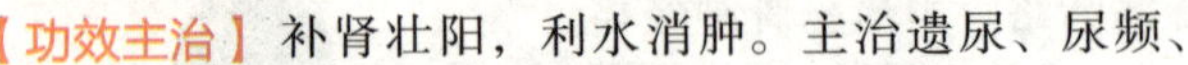

【功效主治】补肾壮阳，利水消肿。主治遗尿、尿频、赤白带下、虚损腰痛、手足逆冷。

【配伍治病】命门配肾俞、太溪，防治遗精、早泄。

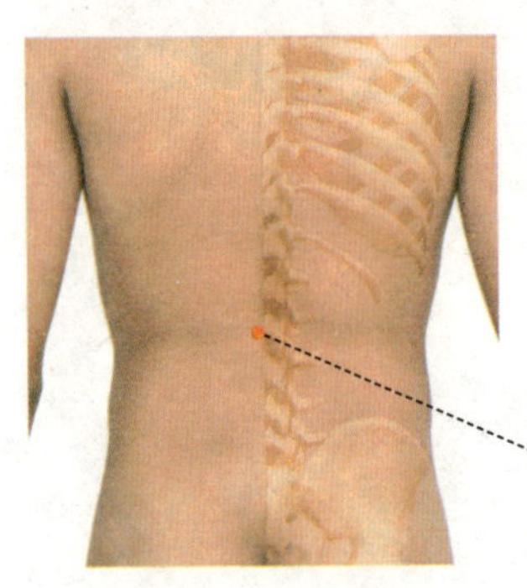

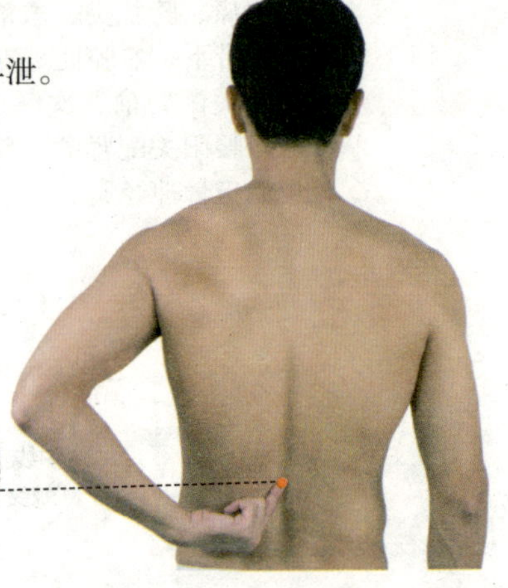

精准取穴

在腰部，当后正中线上，第2腰椎棘突下凹陷中。

【穴位理疗】

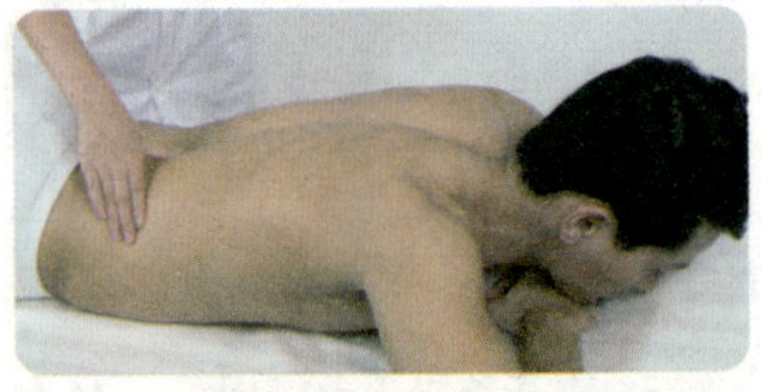

按摩：用拇指按揉命门穴 100 ~ 200 次，每天坚持，可改善遗尿、尿频。

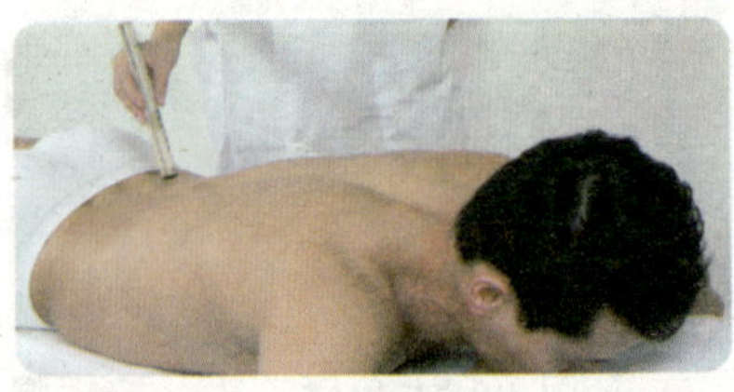

艾灸：用艾条温和灸命门穴 5 ~ 10 分钟，1 天 1 次，可改善头晕、耳鸣、泄泻等。

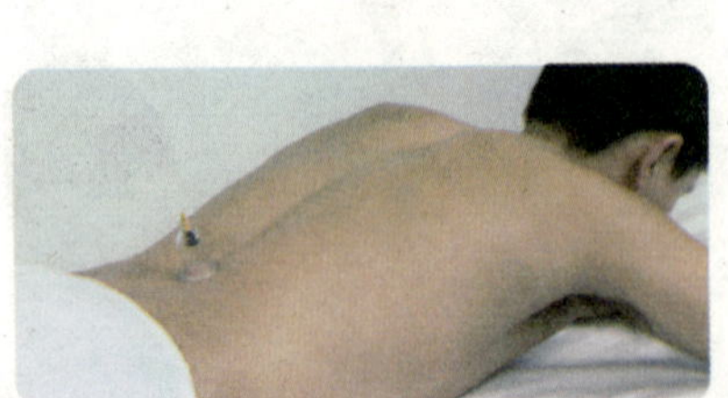

拔罐：用气罐吸拔命门穴，留罐 10 ~ 15 分钟，隔天 1 次，可缓解虚损腰痛、手足逆冷。

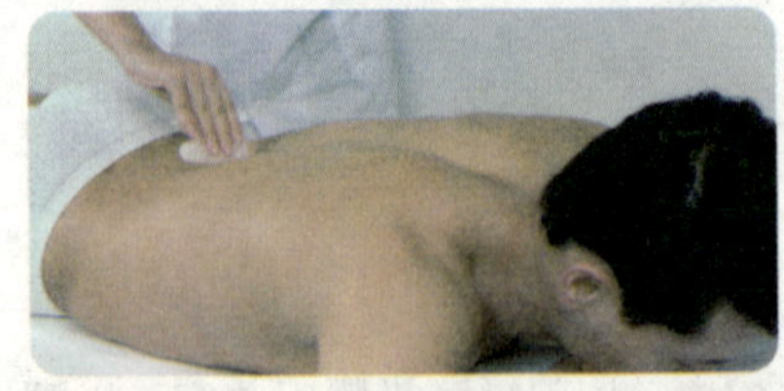

刮痧：用面刮法刮拭命门穴 1 ~ 2 分钟，1 天 1 次，可改善遗精、阳痿、早泄等。

脊中 温阳健脾亦安神

【功效主治】温阳健脾，利湿安神。主治胃痛、腹胀、腹泻、风湿痛、脱肛、癫痫。

【配伍治病】脊中配足三里、中脘，防治腹胀、胃痛。

【穴位理疗】按摩：用拇指指腹按揉脊中穴3分钟，每天坚持，可改善黄疸、疳积、癫痫等。拔罐：用火罐吸拔脊中穴，留罐10分钟，1天1次，可缓解风湿痛、脱肛。

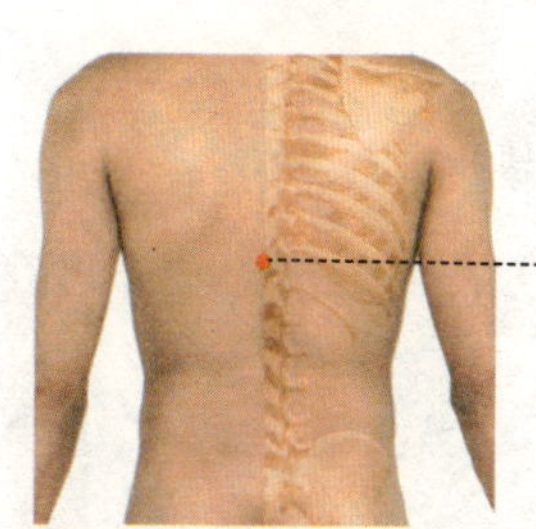

精准取穴

在背部，当后正中线上，第11胸椎棘突下凹陷中。

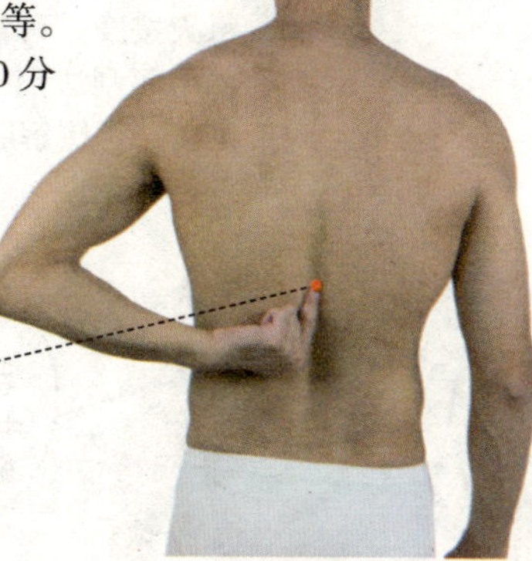

中枢 散寒止痛健脾胃

【功效主治】健脾利湿，清热止痛。主治腰背疼痛、胃痛、食欲缺乏、腹满、黄疸、呕吐。

【配伍治病】中枢配命门、阳陵泉、后溪，主治腰脊痛。

【穴位理疗】按摩：用手指指腹按揉中枢穴3～5分钟，每天按摩，可改善胃痛、腰痛。艾灸：用艾条温和灸中枢穴5～10分钟，1天1次，可缓解腹满、黄疸、呕吐。

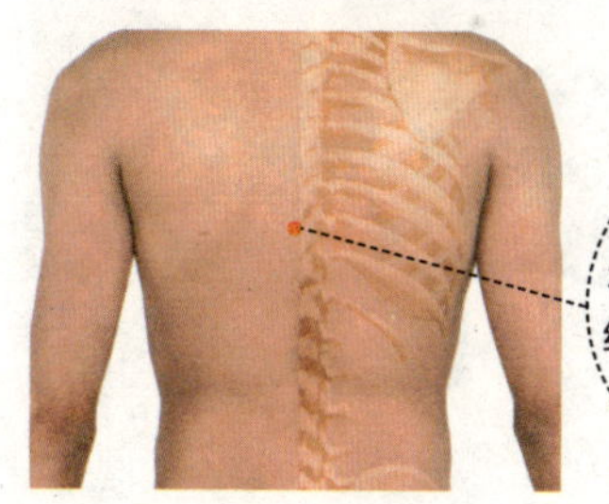

精准取穴

在背部，当后正中线上，第10胸椎棘突下凹陷处。

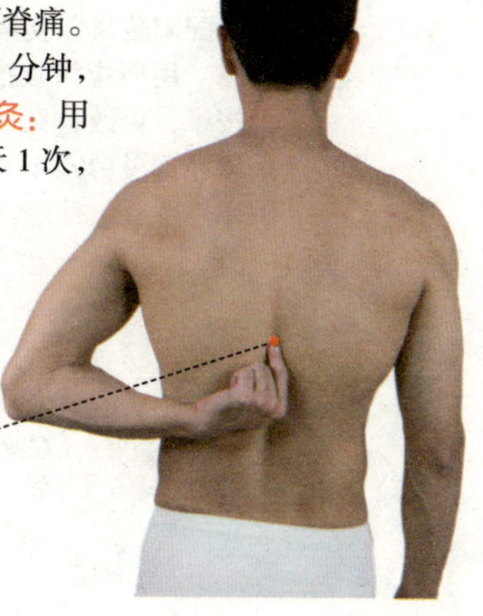

至阳 宽胸利膈治气喘

【功效主治】利胆退黄，宽胸利膈。主治胃痉挛、膈肌痉挛、胸闷、气喘、黄疸、肋间神经痛。

【配伍治病】至阳配心俞、内关，防治心律不齐、胸闷。

【穴位理疗】按摩：用拇指指尖点按至阳穴 200 ~ 300 次，每天按摩，可治疗胃痉挛、膈肌痉挛。刮痧：用面刮法刮拭至阳穴，以出痧为度，隔天 1 次，可缓解肋间神经痛。

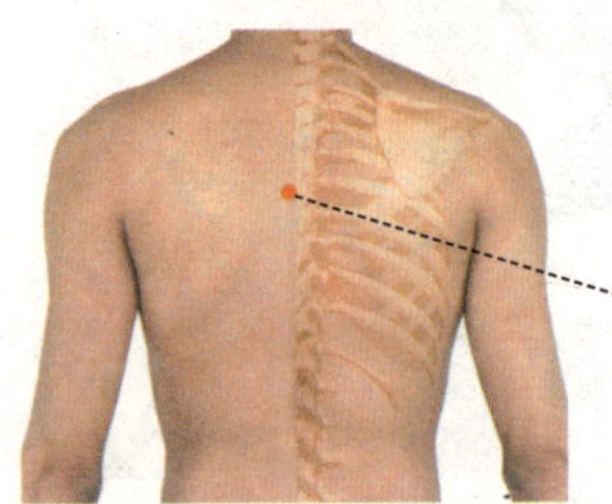

精准取穴

在背部，当后正中线上，第7胸椎棘突下凹陷中。

灵台 止咳定喘清湿热

【功效主治】清热化湿，止咳定喘。主治感冒、咳嗽、气喘、胃痛、项强、脊痛、疔疮。

【配伍治病】灵台配阳陵泉、支沟，主治胸胁痛。

【穴位理疗】按摩：用拇指指腹推按灵台穴 1 ~ 3 分钟，每天按摩，可改善久咳哮喘、疔疮。艾灸：用艾条温和灸灵台穴 5 ~ 10 分钟，1 天 1 次，可缓解寒热感冒、疔疮。

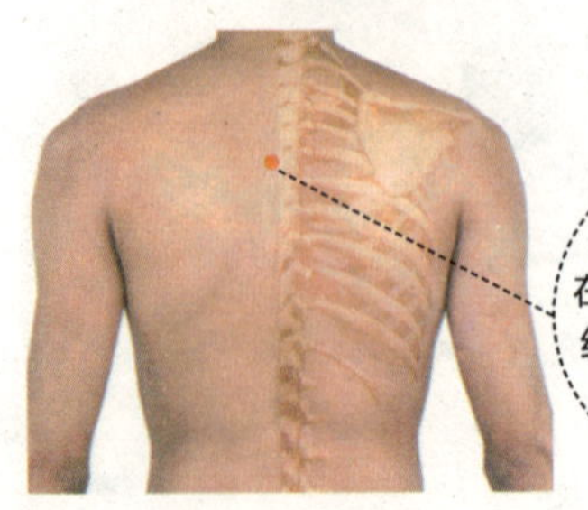

精准取穴

在背部，当后正中线上，第6胸椎棘突下凹陷中。

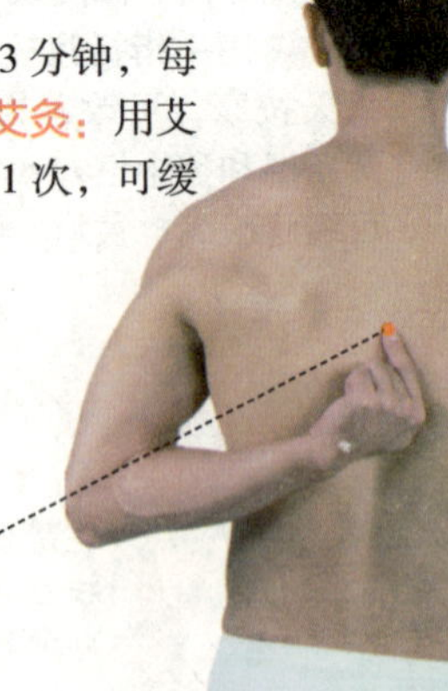

身柱 肺系疾病按身柱

【功效主治】宣肺清热，宁神镇咳。主治咳嗽、哮喘、肺炎、头痛、感冒、多梦。

【配伍治病】身柱配风池、合谷、大椎，主治咳嗽。

【穴位理疗】按摩：将食指、中指并拢按揉身柱穴 3 分钟，每天坚持，可改善咳嗽、哮喘。

艾灸：用艾条温和灸身柱穴 10 分钟，1 天 1 次，可缓解头痛、感冒、多梦。

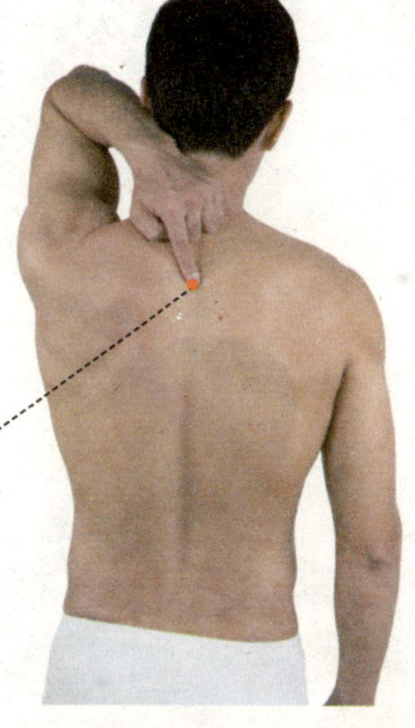

精准取穴

在背部，当后正中线上，第3胸椎棘突下凹陷中。

大椎 截疟清热特效穴

【功效主治】清热解表，截疟止痫。主治风疹、热病、呃逆、项强、骨蒸潮热、五劳虚损。

【配伍治病】大椎配定喘、孔最，防治哮喘。

【穴位理疗】按摩：用指腹按揉大椎穴 100 ~ 200 次，每天坚持，可防治风疹、热病。

拔罐：用火罐吸拔大椎穴留罐 15 分钟，隔天 1 次，可缓解项强、骨蒸潮热。

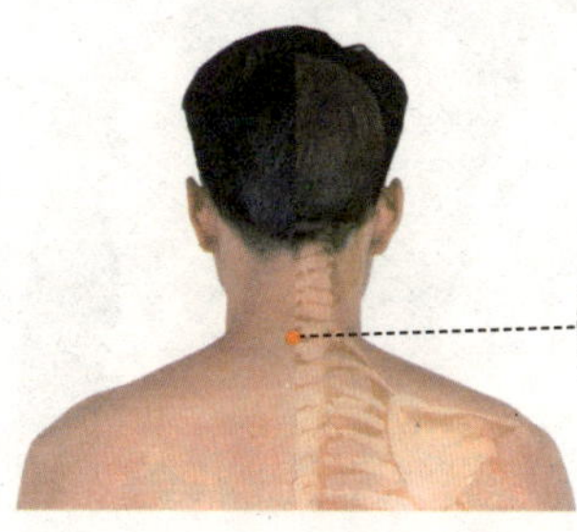

精准取穴

在后正中线上，第7颈椎棘突下凹陷中。

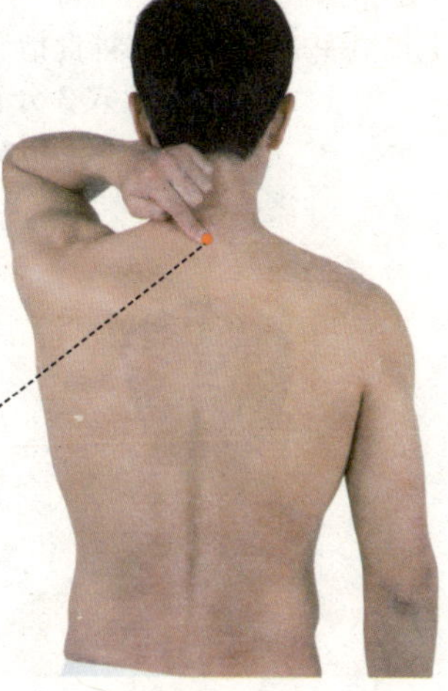

哑门 平肝息风能治哑

【功效主治】开窍醒神，平肝息风。主治中风昏厥、癫痫、头痛、头晕、癔症。
【配伍治病】哑门配人中、廉泉，防治暴喑、咽喉炎。
【穴位理疗】按摩：将食指、中指并拢，用两指指腹按揉哑门穴3分钟，每天按摩，可改善癫痫。艾灸：用艾条温和灸哑门穴10 ~ 15分钟，1天1次，可缓解头痛。

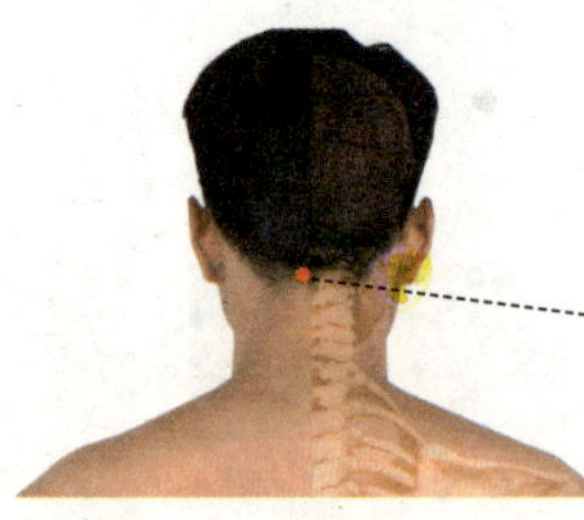

精准取穴
在项部，当后发际正中直上0.5寸，第1颈椎下。

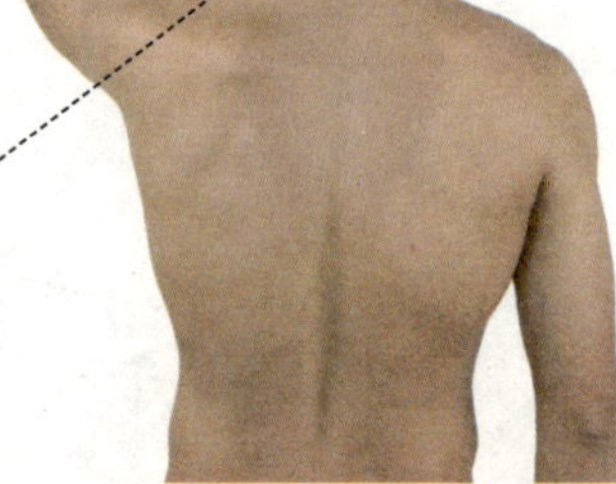

风府 散风息风通关窍

【功效主治】散风息风，通关开窍。主治失音、癫狂、中风、头痛、颈项强、眩晕。
【配伍治病】风府配二间、迎香，防治鼻出血。
【穴位理疗】按摩：将食指、中指并拢，用两指指腹按揉风府穴3分钟，每天坚持，可改善癫狂。刮痧：用刮痧板角部刮拭风府穴30次，1天1次，可缓解颈项强、眩晕。

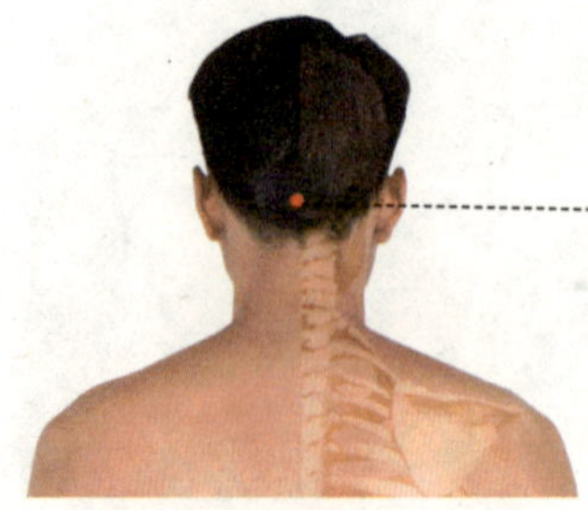

精准取穴
在项部，当后发际正中直上1寸，枕外隆凸直下，两侧斜方肌之间凹陷中。

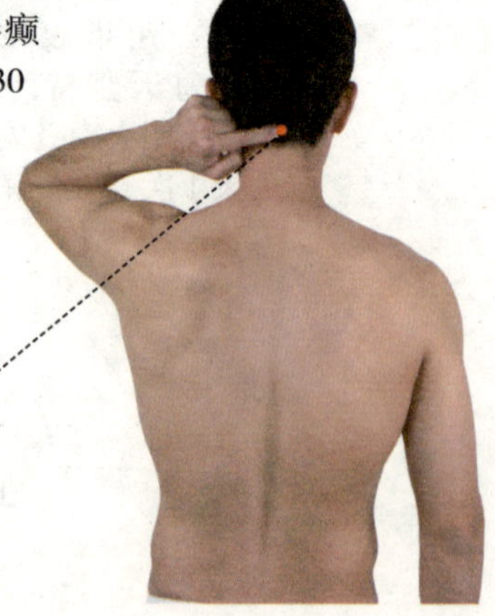

百会 提神醒脑防脱发

【功效主治】息风醒脑，升阳固脱。主治脱发、中风失语、头痛、鼻塞、眩晕。

【配伍治病】百会配人中、足三里，防治低血压。

【穴位理疗】按摩：用拇指指腹按揉百会穴 60 ~ 100 次，每天按摩，可防治脱发、中风失语。

艾灸：用艾条回旋灸百会穴 10 ~ 15 分钟，1 天 1 次，可缓解头痛、鼻塞。

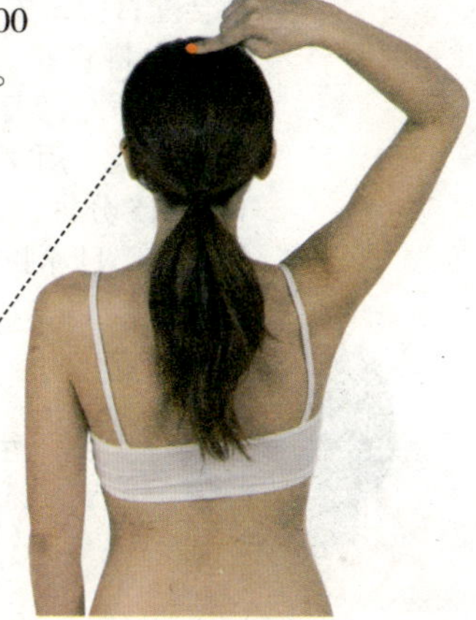

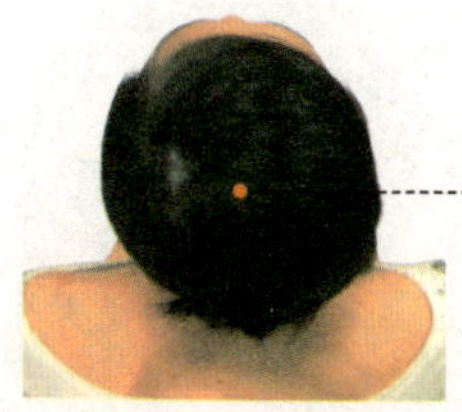

精准取穴

在头部，当前发际正中直上5寸，或两耳尖连线的中点处。

前顶 清热泻火宁心神

【功效主治】息风镇静，安神醒脑。主治头痛、头晕、目眩、鼻炎、癫痫、高血压。

【配伍治病】前顶配百会，主治目赤肿痛、头痛、眩晕。

【穴位理疗】按摩：将食指、中指并拢按揉前顶穴 3 分钟，每天坚持，可改善高血压、偏瘫。艾灸：用艾条回旋灸前顶穴 10 ~ 15 分钟，1 天 1 次，可缓解头痛、目眩。

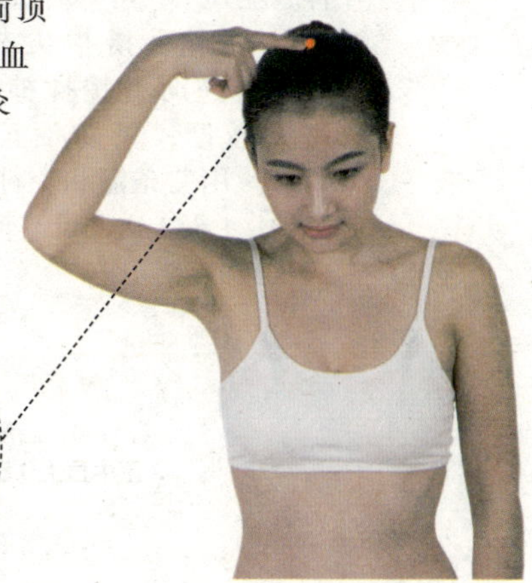

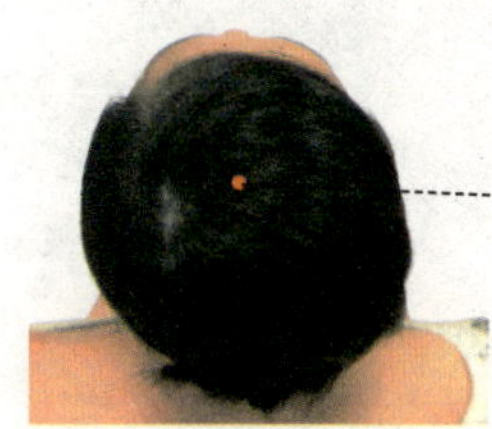

精准取穴

在头部，当前发际正中直上3.5寸（百会前1.5寸）。

囟会 润肺清热利鼻窍

【功效主治】安神醒脑，清热消肿。主治头痛、目赤肿痛、目眩、鼻炎、心悸、高血压。

【配伍治病】囟会配百会，主治嗜睡。

【穴位理疗】按摩：将食指、中指并拢按揉囟会穴3分钟，每天坚持，可改善高血压。艾灸：用艾条回旋灸囟会穴10～15分钟，1天1次，可缓解头痛、目赤肿痛、鼻炎。

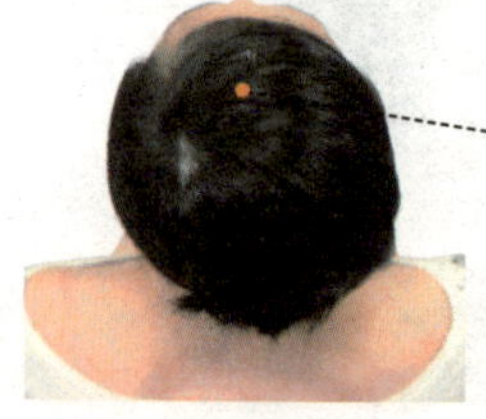

精准取穴

在头部，当前发际正中直上2寸（百会前3寸）。

神庭 失眠心悸止头痛

【功效主治】安神醒脑，降逆平喘。主治失眠、头痛、心悸、记忆力减退、癫痫、咳喘。

【配伍治病】神庭配人中，可防治寒热头痛。

【穴位理疗】按摩：用手指指尖先顺时针按揉，再逆时针按揉神庭穴100次，每天按摩，可防治记忆力减退。艾灸：用艾条温和灸神庭穴5～10分钟，1天1次，可改善失眠。

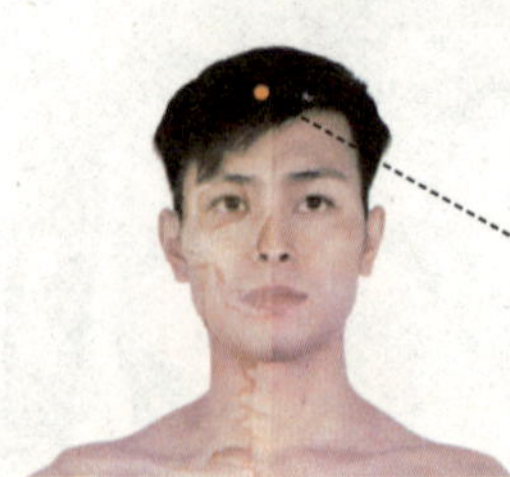

精准取穴

在头部，当前发际正中直上0.5寸。

素髎 通利鼻窍消肿热

【功效主治】清热消肿，通利鼻窍。主治鼻塞、鼻出血、喘息、惊厥、新生儿窒息等。

【配伍治病】素髎配迎香、合谷，主治鼻渊。

【穴位理疗】按摩：用食指指腹按揉素髎穴60 ~ 100次，每天坚持，可防治鼻部疾患。艾灸：用艾条温和灸素髎穴5 ~ 10分钟，可缓解鼻塞、鼻出血、惊厥、昏迷。

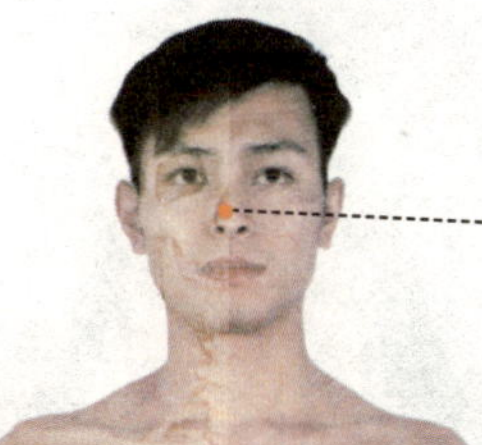

精准取穴

在面部，当鼻尖的正中央。

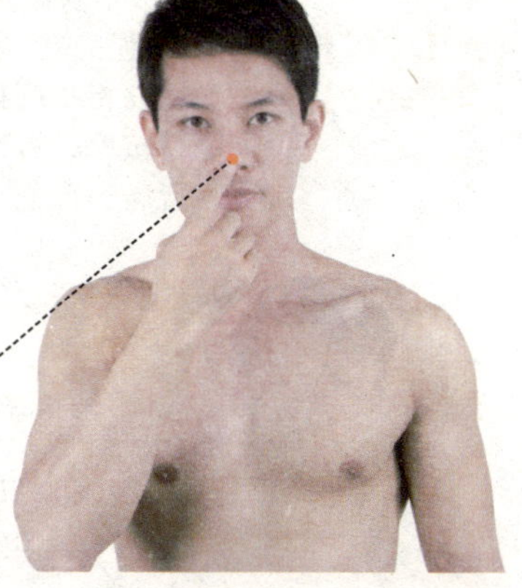

人中 中风昏迷急救穴

【功效主治】回阳救逆，疏通气血。主治癫痫、中风昏迷、腰背强痛、小儿惊风、面肿。

【配伍治病】人中配上星、风府，主治流鼻涕。

【穴位理疗】按摩：用食指指腹按揉人中穴30 ~ 50次，每天按摩，可治疗癫痫、中风昏迷、小儿惊风、面肿、腰背强痛等；急救时用拇指指甲掐按人中穴。

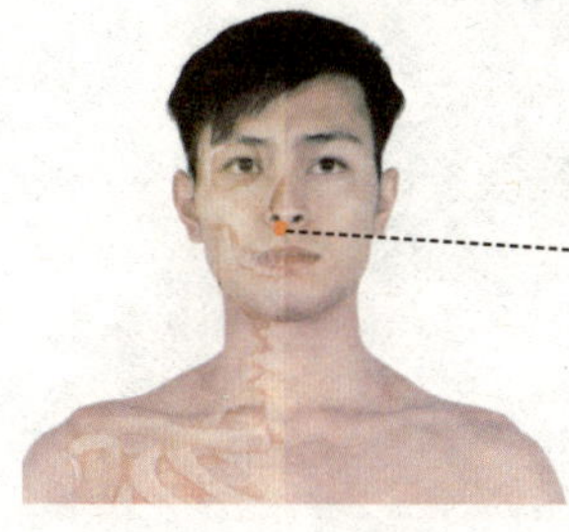

精准取穴

在面部，当人中沟的上1/3与中1/3交点处。

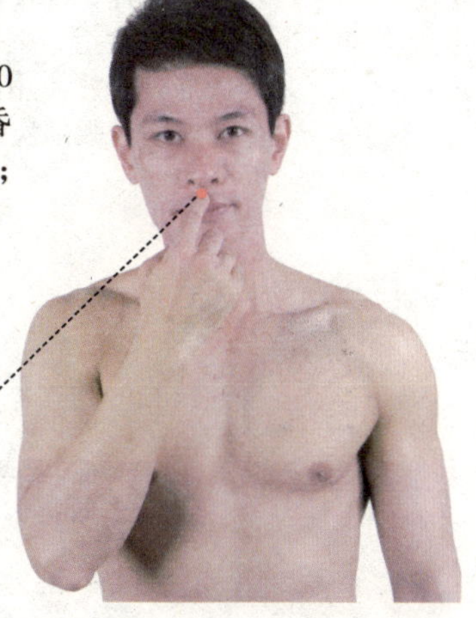

兑端 口气清新更健康

【功效主治】安神醒脑，生津止渴。主治昏迷、癫狂、黄疸、癔症、消渴、口疮、口臭、口噤、齿痛、舌干、鼻塞等。

【配伍治病】兑端配本神，主治癫痫吐涎。

【穴位理疗】按摩：用食指指腹按揉兑端穴1～2分钟，每天坚持按摩，可改善消渴、口疮、口臭、口噤、齿痛、舌干、鼻塞。

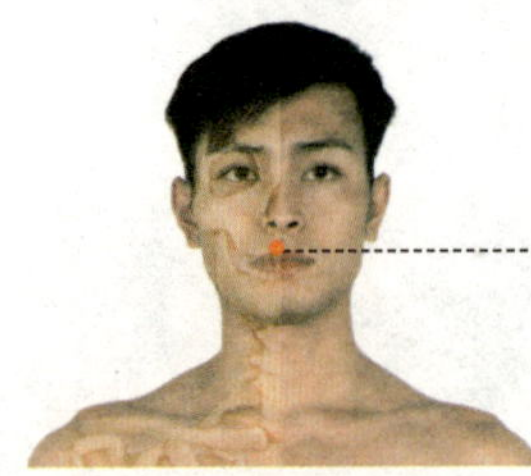

精准取穴

在面部，当上唇的尖端，人中沟下端的皮肤与唇的移行部。

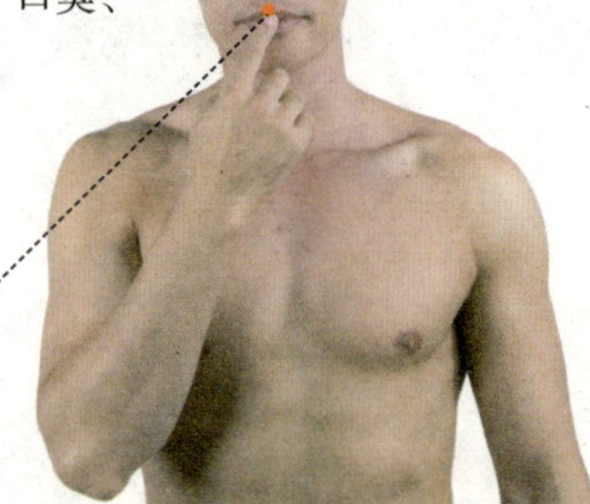

印堂 头痛头晕太阳配

【功效主治】安神定惊。主治头痛、头晕、三叉神经痛、失眠。

【配伍治病】印堂配迎香、合谷，主治鼻炎、鼻塞。

【穴位理疗】按摩：将食指、中指并拢，用两指指腹按揉印堂穴2～3分钟，可改善头痛。刮痧：用刮痧板角部刮拭印堂穴2分钟，隔天1次，可改善鼻部疾病、眼部疾病。

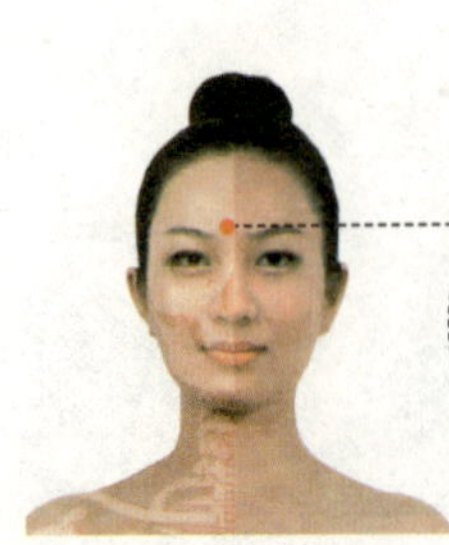

精准取穴

在额部，当两眉头的中间。

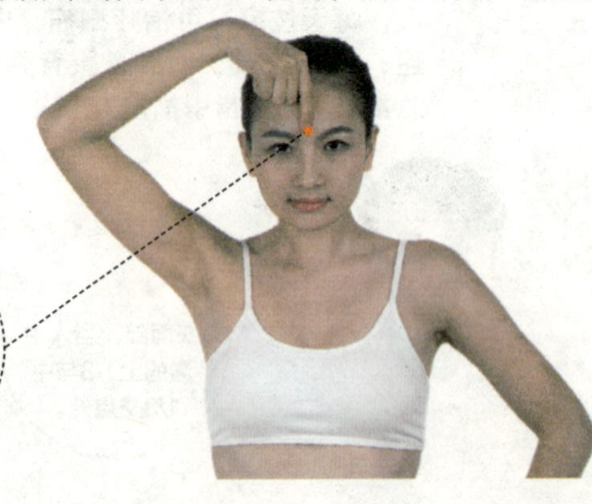

第十六章

经外奇穴

●经外奇穴是指不归属于十四经脉，但又具有一定名称、固定位置和一定主治作用的腧穴。经外奇穴一般都是在阿是穴的基础上发展而来的，其中部分穴位如膏肓俞、厥阴俞等，后来被补充到十四经穴中。此外，有的经外奇穴并不专指某一个部位，而是指一组腧穴，如十宣、八邪、八风等。经外奇穴在临床应用上的针对性、特异性较强，如四缝治疳积、太阳治目赤等。

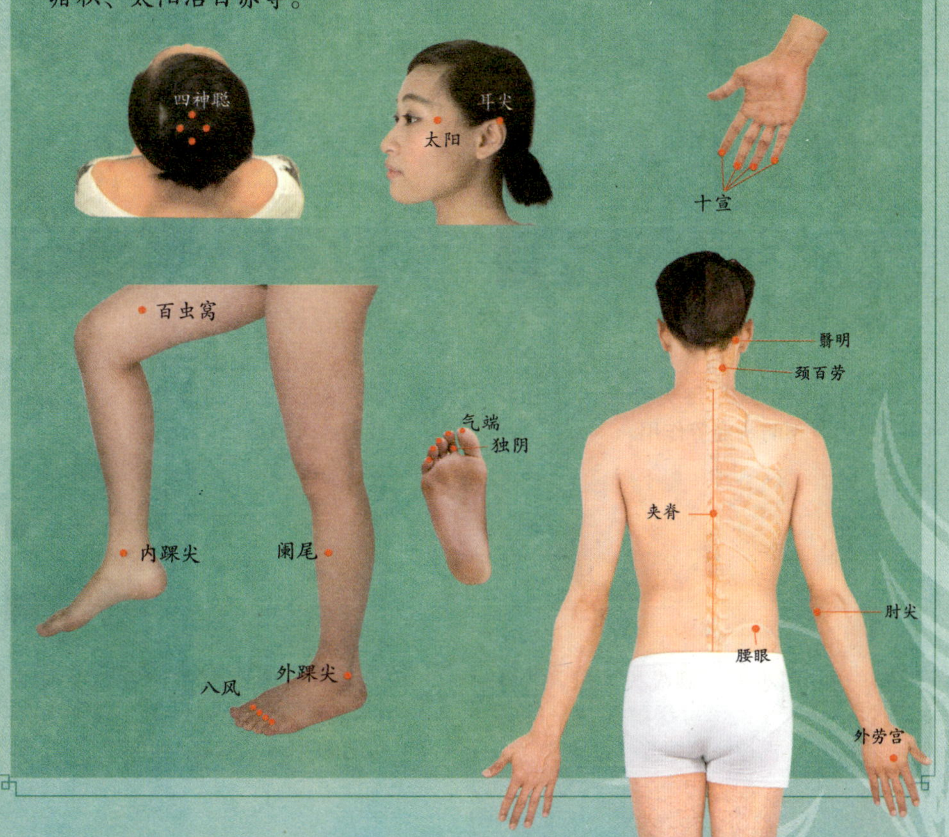

太阳 清热护眼消疲劳

【功效主治】清肝明目，通络止痛。主治偏头痛、头痛、头晕、目眩、眼睛疲劳、牙痛、三叉神经痛、视神经萎缩。

【配伍治病】太阳配当阳、耳尖，主治急性结膜炎。太阳配通里、风池，主治头晕、目眩、眼花。

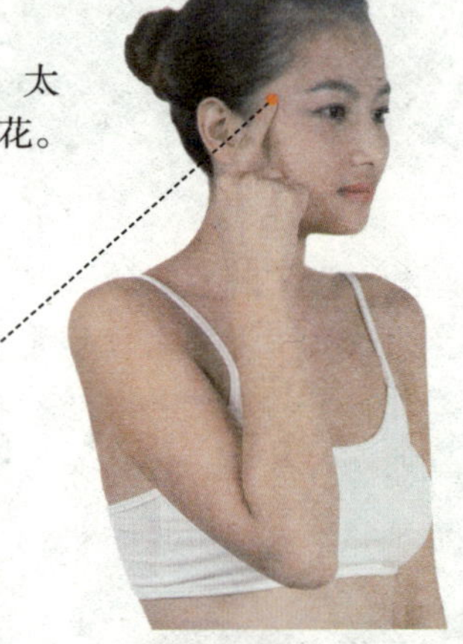

精准取穴

在颞部，当眉梢与目外眦之间，向后约1横指的凹陷处。

【穴位理疗】

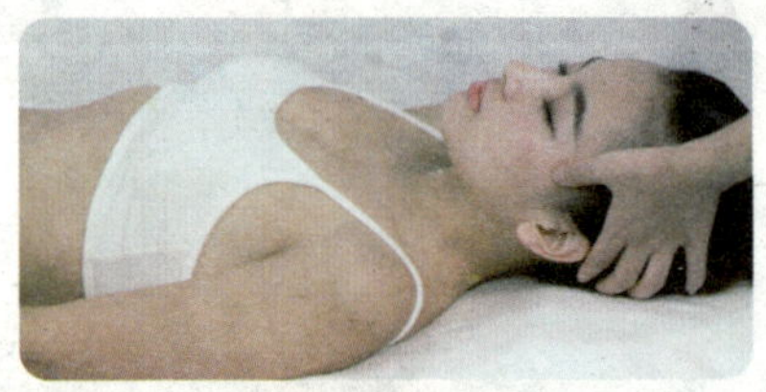

按摩：用拇指指腹顺时针按揉太阳穴30～50次，每天按摩，有改善视力，预防头痛等作用。

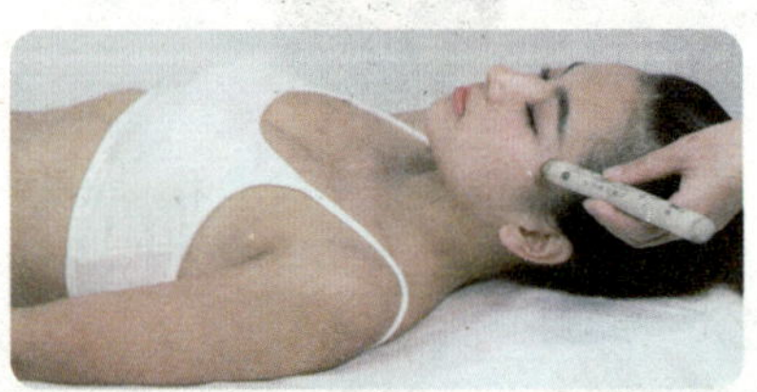

艾灸：用艾条温和灸太阳穴10分钟，1天1次，可改善偏头痛、眼睛疲劳、牙痛等。

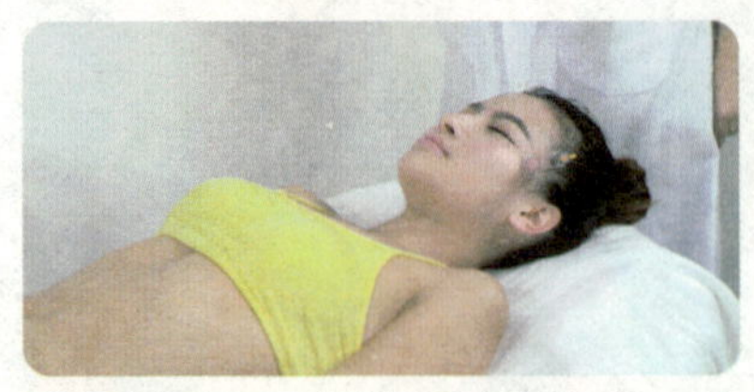

拔罐：用小号气罐吸拔太阳穴5分钟，隔天1次，可缓解头痛、三叉神经痛、视神经萎缩等。

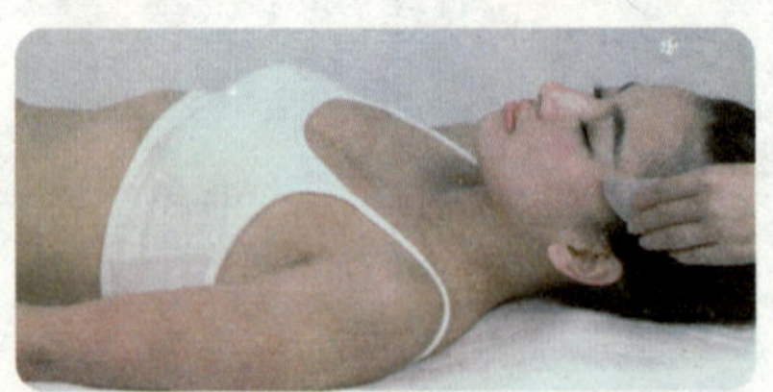

刮痧：用刮痧板边缘刮拭太阳穴1～2分钟，力度轻柔，隔天1次，可缓解头痛、头晕、目眩等。

耳尖 清热祛风疗目赤

【功效主治】清热祛风，解痉止痛。主治目赤肿痛、偏头痛、急性结膜炎。

【配伍治病】耳尖配肩俞、肩贞，主治肩周炎。

【穴位理疗】按摩：将食指、中指并拢按揉耳尖穴3～5分钟，1天1次，可治疗目赤肿痛。艾灸：用艾条温和灸耳尖穴10分钟，1天1次，可治疗偏头痛、角膜炎等。

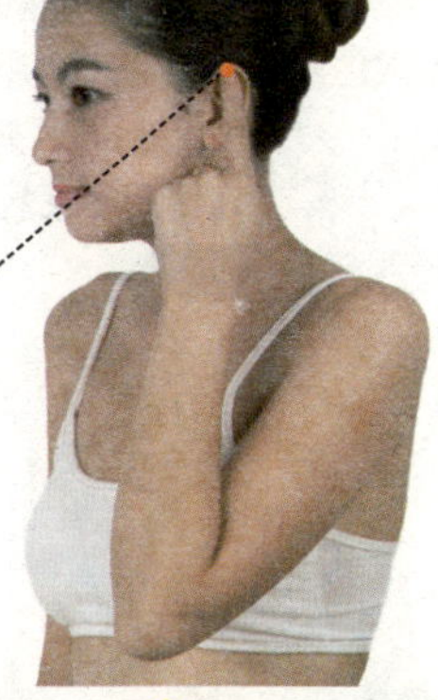

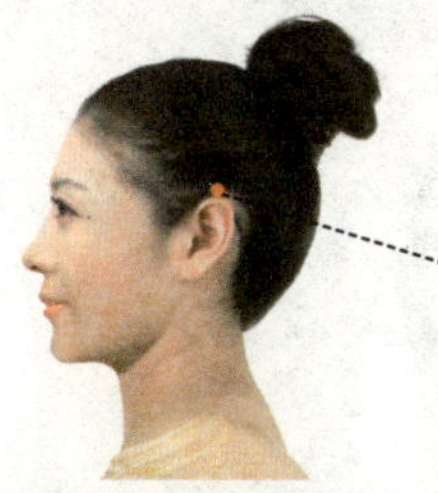

精准取穴

在耳郭的上方，当折耳向前，耳郭上方的尖端处。

四神聪 提神醒脑治失眠

【功效主治】镇静安神，清头明目。主治头痛、眩晕、失眠、健忘、神经衰弱、高血压。

【配伍治病】四神聪配神门、三阴交，主治失眠。

【穴位理疗】按摩：用中指指尖点按四神聪穴100～200次，每天按摩，可改善头痛、眩晕。艾灸：用艾条回旋灸四神聪穴10～15分钟，1天1次，可缓解神经性头痛、高血压。

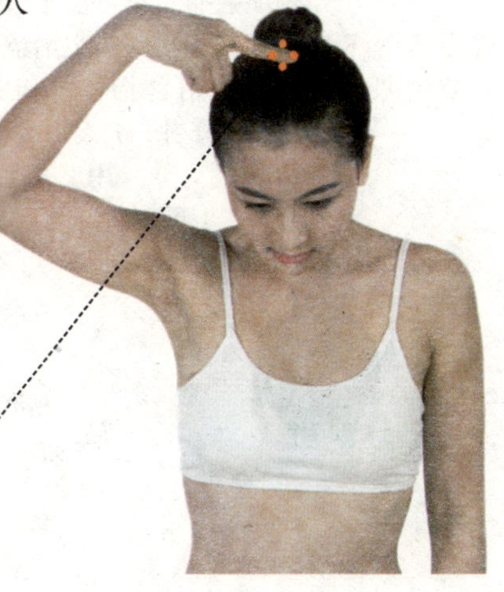

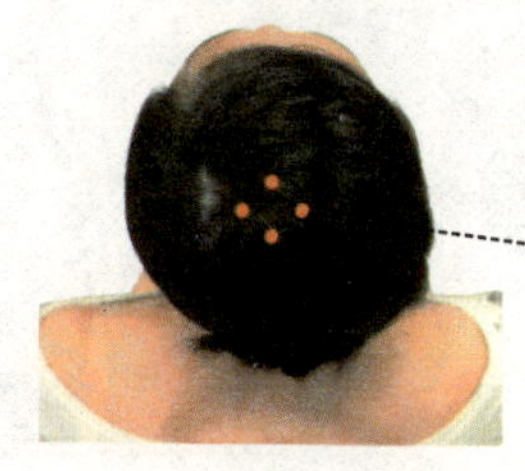

精准取穴

在头顶部，当百会前后左右各1寸，共4穴。

夹脊 舒筋活络调脏腑

【功效主治】调节脏腑，舒筋活络。主治坐骨神经痛、腰痛、心肺疾病、肠胃疾病。

【配伍治病】夹脊配肺俞、心俞，主治胸肺部疾患。

【穴位理疗】按摩：用双手拇指沿脊柱两侧由上至下反复推揉夹脊穴5分钟，每天坚持，可防治腰背疾病。

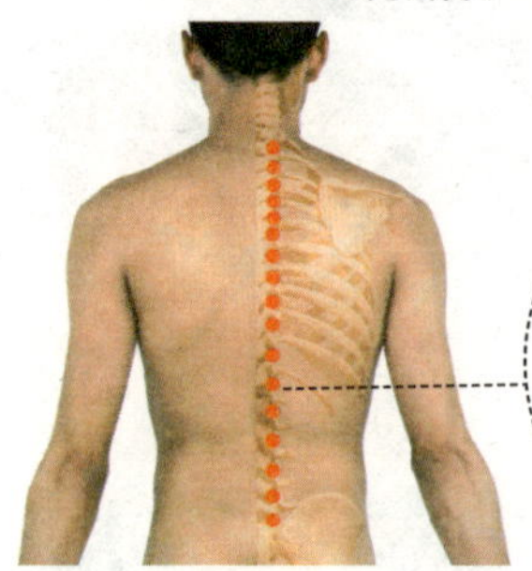

精准取穴

在背腰部，当第1胸椎至第5腰椎棘突下两侧，后正中线旁开0.5寸，一侧17穴。

颈百劳 养肺止咳长按摩

【功效主治】养肺止咳，舒筋活络。主治哮喘、肺结核、颈项强痛、角弓反张、瘰疬（淋巴结结核）。

【配伍治病】颈百劳配阴郄，主治盗汗。

【穴位理疗】按摩：用食指、中指并拢按揉颈百劳穴3～5分钟，1天1次，可改善哮喘、肺结核。艾灸：用艾条温和灸颈百劳穴10分钟，1天1次，可改善瘰疬。

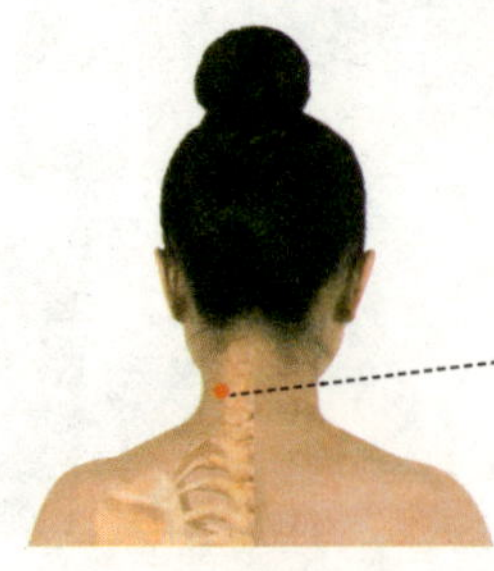

精准取穴

在项部，当大椎直上2寸，后正中线旁开1寸。

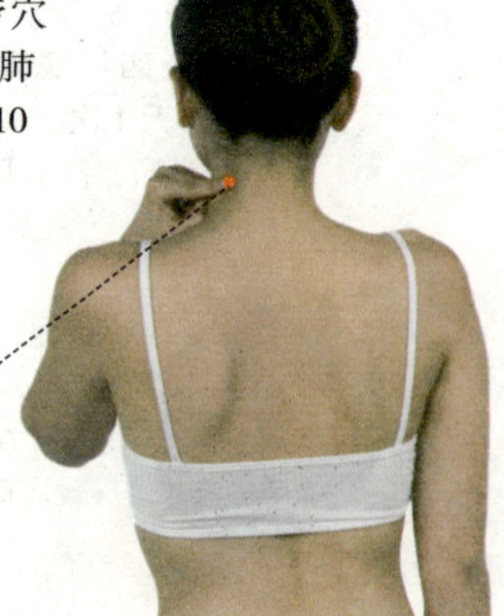

翳明　明目安神又补肾

【功效主治】明目安神。主治头痛、耳鸣、失眠、近视、远视。

【配伍治病】翳明配球后、睛明，主治早期白内障。

【穴位理疗】按摩：将食指、中指并拢点揉翳明穴100次，每天坚持，可防治眼部疾患。艾灸：用艾条温和灸翳明穴10～15分钟，1天1次，可缓解头痛、耳鸣、失眠。

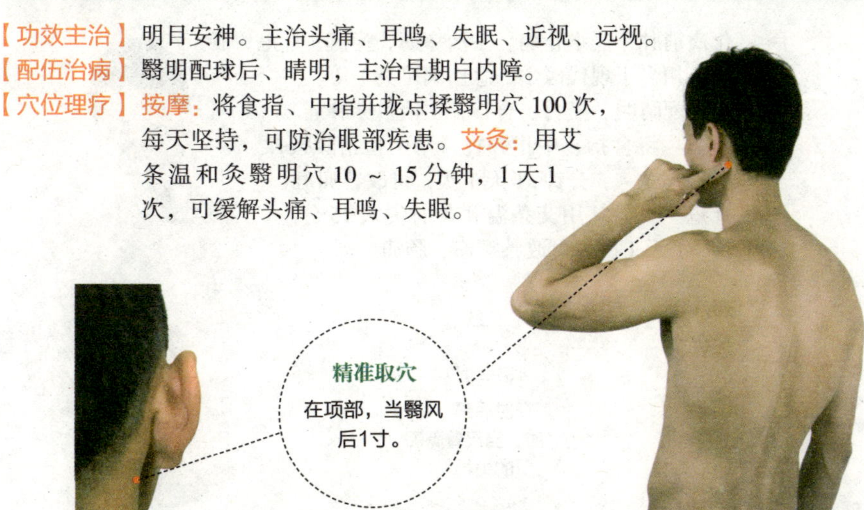

腰眼　延年益寿强腰身

【功效主治】强腰健肾，畅通气血。主治腰肌劳损、腰腿疼痛、腹痛、消渴、子宫内膜炎。

【配伍治病】腰眼配命门、阳陵泉、后溪，主治腰脊痛。

【穴位理疗】按摩：用手掌大鱼际着力，按揉腰眼穴2～3分钟，每天坚持按摩，可改善腰腿痛。拔罐：用火罐吸拔腰眼穴，留罐10分钟，1天1次，可治疗腰痛、腰肌劳损。

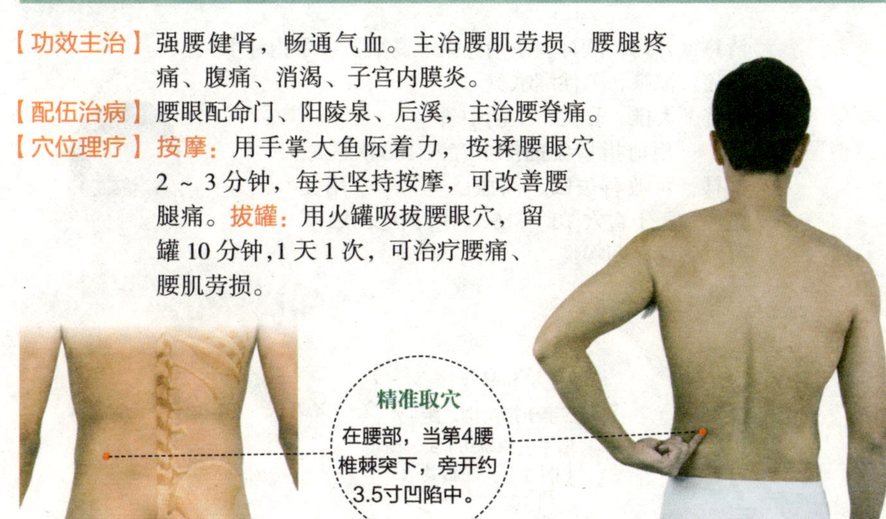

肘尖　化痰消肿通经络

【功效主治】化痰消肿，通络止痛。主治瘰疬、痈疽、疔疮、肠痈（相当于现代医学的急性阑尾炎）等。

【配伍治病】肘尖配睛明、攒竹、合谷，主治目赤肿痛。

【穴位理疗】按摩：将食指、中指并拢，用两指指腹按揉肘尖穴 3 ~ 5 分钟，1 天 1 次，可改善痈疽、疔疮。艾灸：用艾条温和灸肘尖穴 15 分钟，1 天 1 次，可改善瘰疬、肠痈。

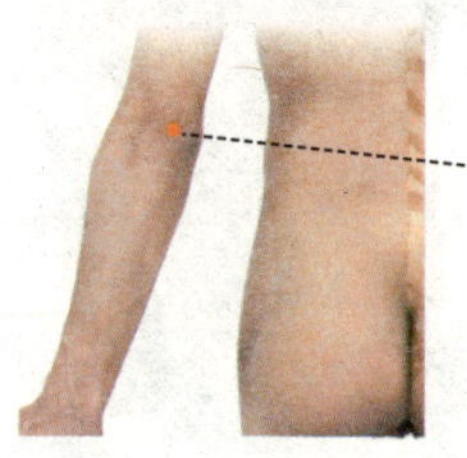

精准取穴

在肘后部，屈肘，当尺骨鹰嘴的尖端。

十宣　清热开窍能醒神

【功效主治】清热，开窍，醒神。主治失眠、高血压、手指麻木、癔症、惊厥、急性咽喉炎。

【配伍治病】十宣配大椎、耳尖，主治中暑。

【穴位理疗】按摩：用拇指指尖掐揉十宣穴 100 次，每天掐揉，可改善失眠、高血压。艾灸：用艾条温和灸十宣穴 10 ~ 15 分钟，1 天 1 次，可改善急性咽喉炎。

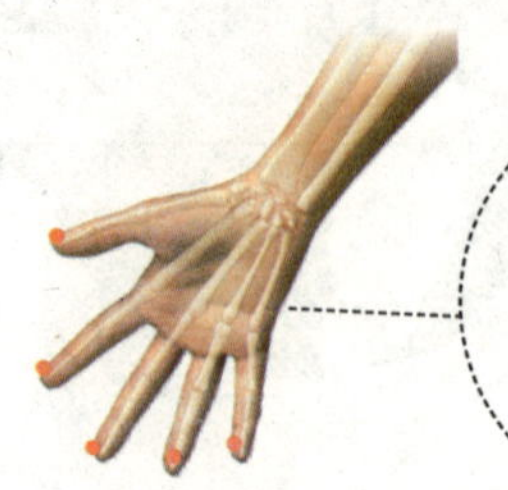

精准取穴

在手十指尖端，距指甲游离缘0.1寸（指寸），左右共10穴。

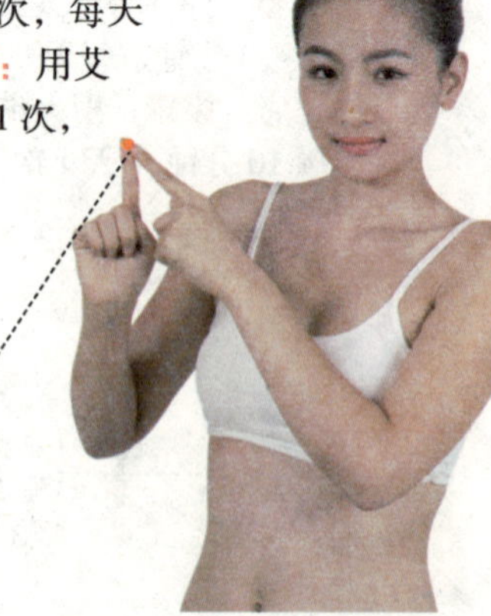

外劳宫　祛风止痛活经血

【功效主治】祛风通络，舒筋活血。主治落枕、消化不良、腹痛、泄泻、手背红肿疼痛。

【配伍治病】外劳宫配后溪，主治落枕。

【穴位理疗】按摩：用拇指指尖顺时针按揉外劳宫穴3～5分钟，每天按摩，可改善手背红肿疼痛。艾灸：用艾条温和灸外劳宫穴3～5分钟，1天1次，可改善消化不良。

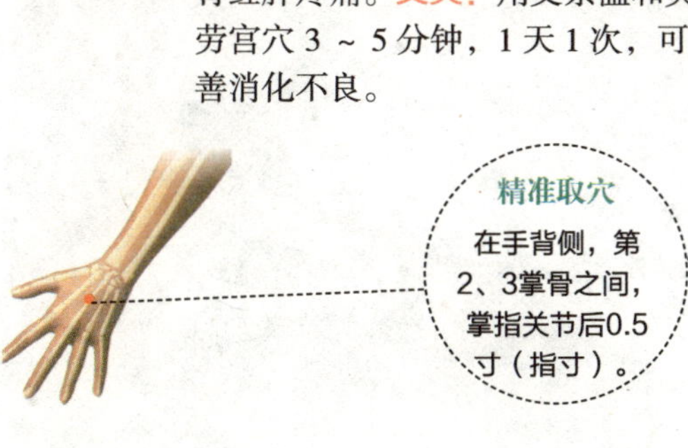

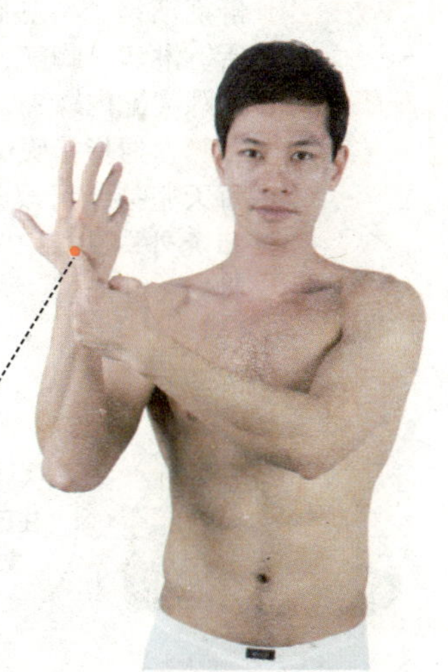

阑尾　阑尾专治阑尾炎

【功效主治】调理肠腑。主治阑尾炎、肠炎、消化不良、腹痛、吐泻。

【配伍治病】阑尾配曲池、合谷，主治阑尾炎高热。

【穴位理疗】按摩：将食指、中指并拢按揉阑尾穴3～5分钟，每天按摩，可防治消化不良。艾灸：用艾条温和灸阑尾穴5～10分钟，1天1次，可缓解消化不良、腹痛、吐泻。

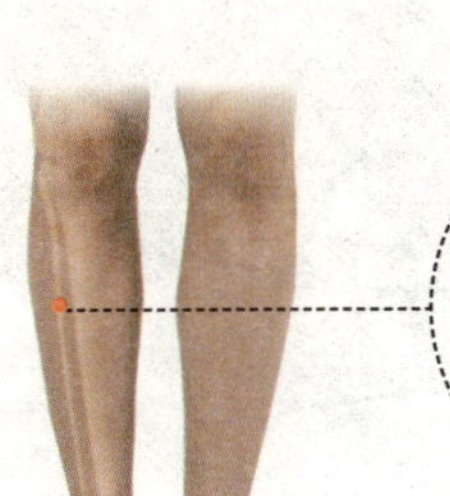

精准取穴

在小腿前侧上部，当外膝眼下5寸，胫骨前缘旁开1横指。

外踝尖 舒筋活络治脚气

【功效主治】舒筋活络，清热解毒。主治腓肠肌痉挛、小儿重舌、淋病、脚气、牙痛。

【配伍治病】外踝尖配内踝尖，治脚气、牙痛。

【穴位理疗】**按摩：**拇指指腹微用力按揉外踝尖穴 3 ~ 5 分钟，每天坚持，可改善腓肠肌痉挛。**艾灸：**用艾条温和灸外踝尖穴 10 分钟，1 天 1 次，可改善淋病、脚气、牙痛。

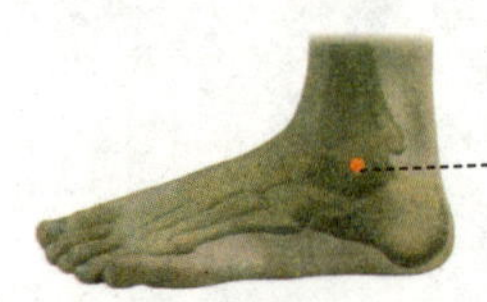

内踝尖 清热解毒解痉挛

【功效主治】舒筋活络，清热解毒。主治牙痛、腓肠肌痉挛、小儿不语、扁桃体炎等。

【配伍治病】内踝尖配颊车、合谷，主治牙痛。

【穴位理疗】**按摩：**拇指指腹微用力按揉内踝尖穴 3 ~ 5 分钟，每天坚持，可改善腓肠肌痉挛。**艾灸：**用艾条温和灸内踝尖穴 5 ~ 10 分钟，1 天 1 次，可改善扁桃体炎。

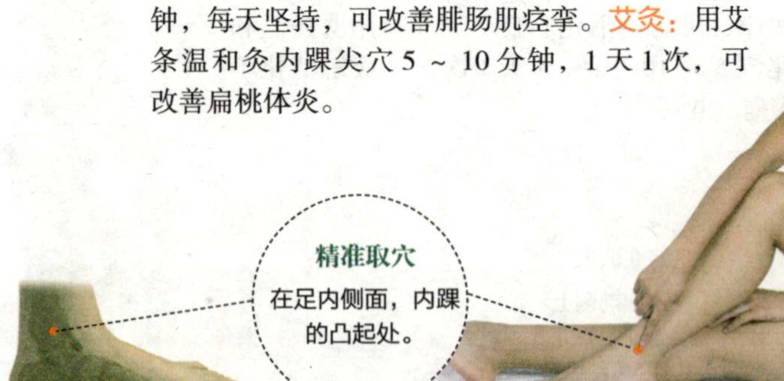

八风 祛风通络调月经

【功效主治】祛风通络，清热解毒。主治头痛、牙痛、胃痛、足跗肿痛、月经不调。

【配伍治病】八风配气端，防治脚气。

【穴位理疗】按摩：用拇指指尖掐揉八风穴 50 次，长期按摩，可改善牙痛、足跗肿痛。艾灸：用艾条温和灸八风穴 10 ~ 15 分钟，1 天 1 次，可改善月经不调、头痛。

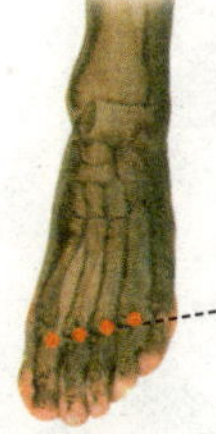

精准取穴

在足背侧，第1至第5趾间，趾蹼缘后方赤白肉际处，一侧4穴，左右共8穴。

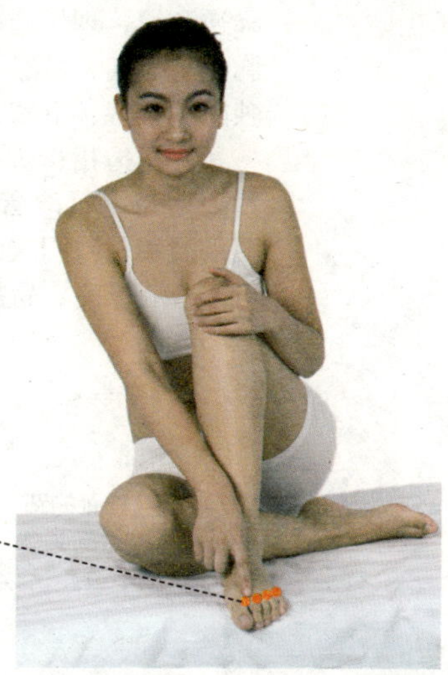

气端 通络止痛治脚麻

【功效主治】通络开窍。主治足痛、脚气、睑腺炎、足趾麻木、中风和脑血管病急救等。

【配伍治病】气端配十宣，用于中风急救。

【穴位理疗】按摩：用拇指指尖微用力掐揉气端穴 100 次，每天坚持，可改善脚气。艾灸：用艾条温和灸气端穴 10 ~ 15 分钟，1 天 1 次，可改善睑腺炎、足趾麻木。

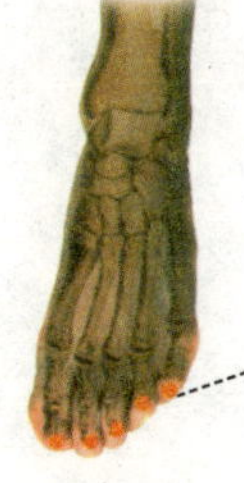

精准取穴

在足十趾尖端，距趾甲游离缘0.1寸（指寸），左右共10穴。

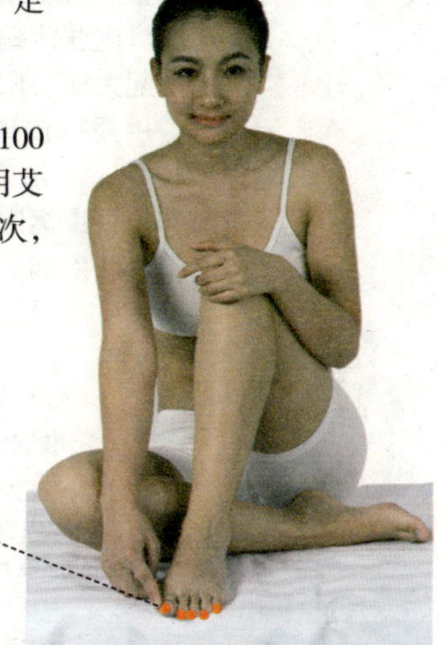

独阴 理气活血止绞痛

【功效主治】降逆和胃，理气止痛。主治心绞痛、胃痛、胸痛、疝气、月经不调等。

【配伍治病】独阴配中髎、下髎、太冲，可治阴痛。

【穴位理疗】按摩：用拇指指尖掐按独阴穴 1 ~ 2 分钟，每天坚持，可改善疝气、胃痛。艾灸：用艾条温和灸独阴穴 10 ~ 15 分钟,1 天 1 次，可改善心绞痛、胃痛、胸痛。

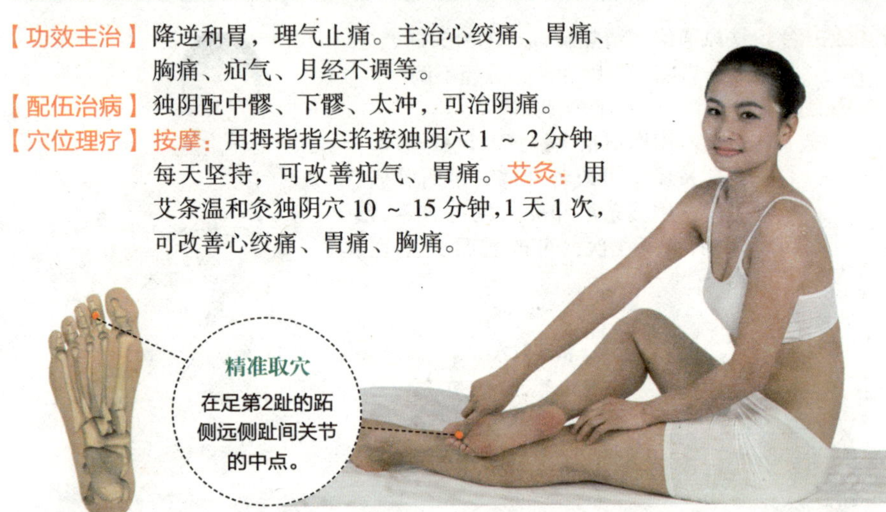

百虫窝 驱虫止痒虫窝治

【功效主治】祛风活血，驱虫止痒。主治膝关节病、下肢痿痹、皮肤疾病、蛔虫病。

【配伍治病】百虫窝配大横、阳陵泉，主治胆道蛔虫病。

【穴位理疗】按摩：用拇指按揉百虫窝穴 200 ~ 300 次，每天按摩，可治疗膝关节病。艾灸：用艾条温和灸百虫窝穴 5 ~ 10 分钟，1 天 1 次，可改善皮肤疾病、蛔虫病。

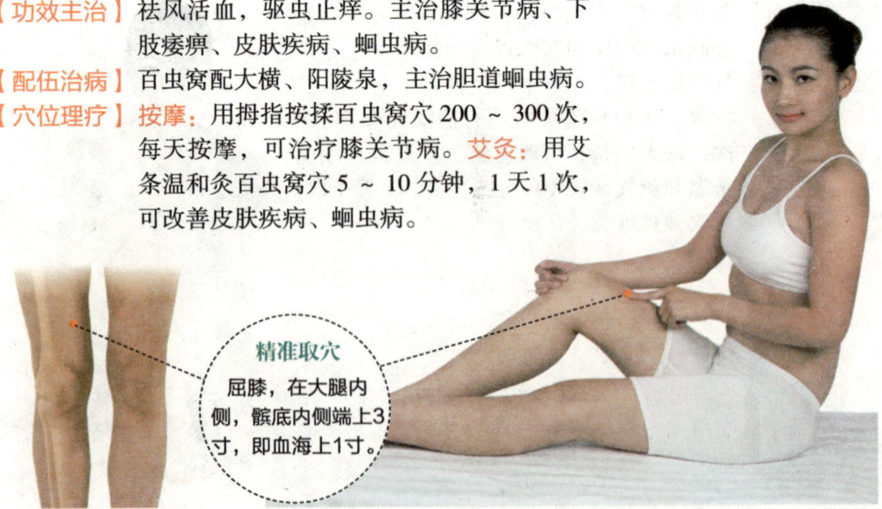